健康中国战略下民族地区
医疗保障体系优化策略研究

黄瑞芹◎著

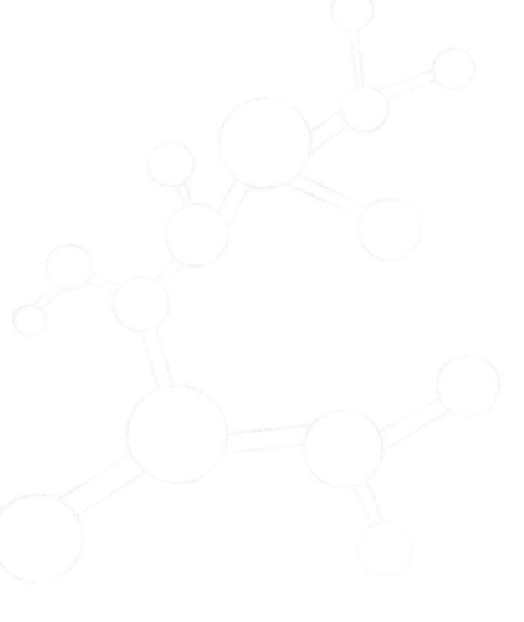

华中科技大学出版社
http://press.hust.edu.cn
中国·武汉

图书在版编目(CIP)数据

健康中国战略下民族地区医疗保障体系优化策略研究／黄瑞芹著 . -- 武汉：华中科技大学
出版社，2024.12. -- ISBN 978-7-5772-0367-6

Ⅰ.R197.1

中国国家版本馆 CIP 数据核字第 20243FC786 号

健康中国战略下民族地区医疗保障体系优化策略研究
Jiankang Zhongguo Zhanlüe Xia Minzu Diqu Yiliao Baozhang Tixi
Youhua Celüe Yanjiu

黄瑞芹　著

策划编辑：饶　静　李娟娟

责任编辑：田金麟

封面设计：孙雅丽

责任校对：刘　竣

责任监印：朱　玢

出版发行：华中科技大学出版社（中国·武汉）　　电话：(027)81321913
　　　　　武汉市东湖新技术开发区华工科技园　　邮编：430223

录　　排：孙雅丽

印　　刷：武汉科源印刷设计有限公司

开　　本：710mm×1000mm　1/16

印　　张：17.5

字　　数：324千字

版　　次：2024年12月第1版第1次印刷

定　　价：68.00元

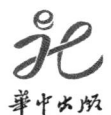

目　　录

第一章 导 论

中国共产党自成立之日起就把保障人民健康同争取民族独立、人民解放的事业紧紧联系在一起①。以习近平同志为核心的党中央坚持把人民健康放在优先发展的战略位置，党中央提出的"健康中国战略"是一项重要的国家战略安排。人民健康是经济社会发展的基础条件，是社会主义现代化强国的重要指标，也是全国各族人民的共同追求。建设健康中国的根本目的是提高全体人民的健康水平，为实现中华民族伟大复兴的中国梦打下坚实的健康基础②。

第一节 研究问题的提出

一、研究背景及意义

中共中央、国务院发布实施的《"健康中国2030"规划纲要》要求把促进人民健康的理念融入公共政策制定实施的全过程，开启健康中国建设新征程。经过不断努力，我国走出了一条中国特色卫生健康事业改革发展之路，健康领域改革发展取得显著成就，人民健康水平持续提高，主要健康指标总体上优于中高收入国家的平均水平。中国特色基本医疗卫生制度逐步健全，卫生健康体系更加完善，是"十四五"国民健康规划的重要发展目标。

我国的医疗保障制度作为保障居民健康权利的一项基础性制度，经过最近二十余年的迅速发展，已经逐步形成全世界规模最大、覆盖全民的基本医疗保障网。现有医疗保障制度体系建立的初衷是解决群众"看病难、看病贵"的问题，防止其"因病致贫、因病返贫"。比如2003年开始在部分地区进行试点的新型农村合作医疗制度，就是为了"减轻农民因疾病带来的经济负担"。2015

---

① 金振娅.人民至上、生命至上的生动诠释[N].光明日报，2021-04-29.

② 中共中央，国务院."健康中国2030"规划纲要[EB/OL].http://www.gov.cn/zhengce/2016-10/25/content_5124174.htm.

年全面实施的城乡居民大病保险制度的主要目的是避免居民因患大病发生的高额医疗费用而陷入贫困或返贫。从总体上看，我国全民医保体系已初步建成，"病有所医"的目标基本实现。

在我国向"第二个百年奋斗目标"迈进时，医疗保障制度所处的外部环境已经发生了深刻变化。随着我国经济发展从高速增长阶段进入高质量发展阶段、健康中国战略的实施、人口老龄化程度加深、城镇化步伐加快、疾病谱不断演变，人民群众对医疗保障和健康的需求也随之不断升级，这就迫切需要重新审视新时期医疗保障的目标定位。医疗保障的目标不应仅仅停留在患病后的诊治和修复层面，降低疾病风险、维护居民健康才是最终目的。因此，新时代我国医疗保障体系的建设和发展应从"保疾病"向"保健康"转变，从解决"病有所医"的"小医保"向保障健康需求的"大医保"转变。只有这样才能更好地满足人民群众不断增长的健康保障需求。

以健康为导向的医疗保障体系必须与健康中国战略、医药卫生体制高度协同，各方自觉承担自身责任、充分发挥各自优势，才能形成整体合力，保护人民的健康。医疗保障体系既是疾病经济风险的承担者，也是医药卫生服务的购买者，如何充分发挥自身的机制优势，保障人民健康是新时期以健康为导向的医疗保障体系要解决的核心问题。民族地区医疗保障体系是我国医疗保障体系的重要组成部分。与其他地区相比，民族地区面临着特殊的自然环境、经济环境和社会文化环境，民族地区医疗保障体系发展不平衡、不充分的问题更加突出。民族地区医疗保障制度建设能否跟上全国医疗保障制度发展的步伐，不仅直接影响全国医疗保障高质量发展的进程，而且影响民族地区居民健康水平的提高，从而影响全民健康、共同富裕这一战略目标的实现。

因此，剖析民族地区医疗保障体系面临的经济环境、社会环境和自然环境，在这些相对特殊的外部环境下，结合民族地区医疗保障体系运行机制，测算各个医疗保障制度的水平和结构，仿真模拟各个医疗保障制度方案，评估各个医疗保障制度的健康效应，从而提出以健康为导向的民族地区医疗保障体系的优化策略，还有待进一步研究，这些都赋予了本课题重要的理论与现实意义。

二、基本概念界定

（一）民族地区

民族地区是指少数民族聚集居住的地方，根据少数民族聚居区人口的多少、区域面积的大小，我国民族自治地方分为自治区、自治州、自治县（自治旗）

三级。截至 2020 年，我国共建立了 155 个民族自治地方，即 5 个自治区、30 个自治州、120 个自治县（旗）①。云南省、贵州省、青海省三省由于是少数民族分布比较集中的多民族省份，一般也被纳入民族地区范围之内，与内蒙古自治区、新疆维吾尔自治区、广西壮族自治区、宁夏回族自治区、西藏自治区等 5 个自治区共同组成"民族八省区"。

本研究着重描述"民族八省区"的医疗保障实施状况，并描述了部分不在"民族八省区"范围内但有少数民族居住的地区，还选取了部分民族地区自治州和自治县进行实地调查，以探明民族地区医疗保障的实施现状，在健康中国战略背景下，深入分析民族地区医疗保障体系的优化策略。

（二）医疗保障体系

医疗保障体系由功能作用不同的四个层次组成。第一层是主体层，即基本医疗保险，包括城镇职工基本医疗保险制度和城乡居民基本医疗保险制度。城镇职工基本医疗保险制度是我国社会医疗保险的一项基本制度，旨在解决城镇职工的基本医疗需求。城乡居民基本医疗保险制度是整合城镇居民基本医疗保险和新型农村合作医疗两项制度后建立的。第二层是补充层，即补充医疗保险，包括城乡居民大病保险制度、职工大额医疗费用补助制度、公务员大额补助制度和企业补充医疗保险制度。第三层是托底层，即医疗救助，城乡医疗救助制度是政府通过财政、政策和技术上的支持，帮助贫困人群直接获得部分或全部基本的医疗健康服务，以改善贫困人群健康状况的一种机制。第四层是其他层，即其他医疗保障，包括商业健康保险、医疗互助和慈善捐赠，主要为人民群众提供其他的医疗保障。

我国多层次医疗保障体系如图 1-1 所示。主体层、补充层和托底层一起构成了由政府主导的三重医疗保障制度体系，第四层是由民间主办的为满足人民群众不同层次医疗需求的项目构成。在不同时期，我国医疗保障制度改革的侧重点也有区别，"十四五"时期改革的主要任务是使基本医疗保险制度更加成熟定型，"十五五"时期改革的主要任务是全面建成三重医疗保障制度与商业健康保险、慈善捐助和医疗互助共同发展的医疗保障制度体系。因此，在现阶段，本研究着重探讨由政府主导的三重医疗保障制度体系，其中城镇职工基本医疗保险、城乡居民基本医疗保险、城乡居民大病保险和城乡医疗救助是三重医疗保障制度体系的重点，也是本研究的重点。

---

① 国家民族事务委员会. 民族自治地方[EB/OL]. https://www.neac.gov.cn/seac/ztzl/mzzzdf/index.shtml.

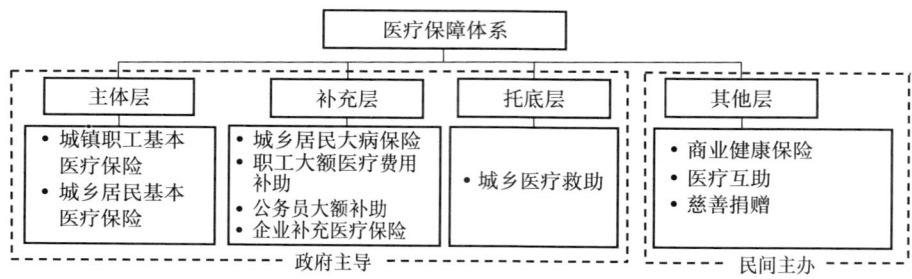

图1-1　我国多层次医疗保障体系

第二节　相关研究综述

本研究采用文献计量法和可视化运营工具CiteSpace，以1998—2021年中国知网数据库收录的2038篇医疗保障制度研究主题的相关论文为样本，分析国内二十多年医疗保障制度的研究热点及发展趋势，旨在为今后研究医疗保障制度及相关议题提供理论参考。

一、医疗保障制度研究发展历程

将检索关键词设置为"医疗保障""城镇职工基本医疗保险""城乡居民基本医疗保险""医疗救助""补充医疗保险""大病保险""商业保险"，检索期刊年限设定为1998年1月至2021年12月，在删除会议、报告等文献后，共检索到22555条结果。为保证选取文献的权威性，开源期刊限定为CSSCI（含扩展版）期刊，最终筛选出2038篇相关文献作为数据样本。

文献涉及医药卫生方针政策与法律法规研究、保险、投资、社会学及统计学等多个学科领域。本研究绘制了医疗保障制度研究发文量时序图、关键词时间线图、关键词时区图谱以及关键词突现图谱，分析我国医疗保障制度研究领域的发展历程；绘制了关键词共现图谱、关键词聚类图谱、文献作者与研究机构合作网络图谱，分析我国医疗保障制度研究领域的高频词汇以及热点方向的特征。

（一）医疗保障制度研究发文量的时序分析

图1-2为1998—2021年医疗保障制度相关文献年际发布图。从图1-2可以看出，我国医疗保障制度的研究呈现出"上升—爆发—平稳"的轨迹。2002年以

前我国医疗保障制度改革处于初步探索阶段，各项制度还没有完全建立起来，医疗保障制度研究年平均发文量较低。2003年医疗保障制度开始受到关注，发文量急剧上升，2009年达到顶峰。随后相关研究的发文量一直保持平稳态势，研究成果大量涌现。

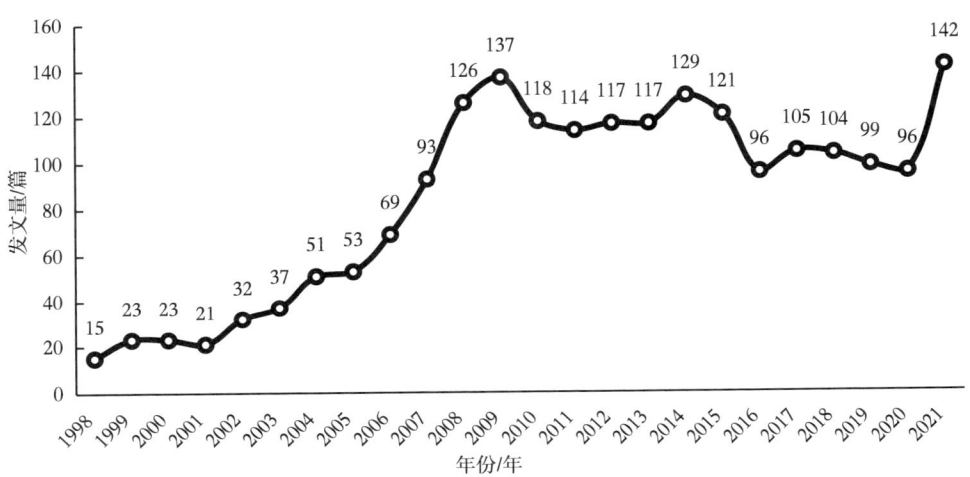

图1-2　1998—2021年医疗保障制度相关文献年际发布图

由我国医疗保障制度的发展进程可以发现，发文量的年序变化与我国医疗保障制度的发展紧密相联。1998年，国务院正式提出在全国范围内建立城镇职工基本医疗保险制度。以此为起点，2003年，新型农村合作医疗制度在全国部分市（县）试点，并逐步实现基本覆盖全国农村居民。在此背景下，农村地区的医疗保障制度成为学术界研究的热点问题。2007年，国务院决定开展覆盖城镇非从业居民的城镇居民基本医疗保险制度的试点，至此实现了基本建立覆盖城乡全体居民的医疗保障制度的目标。随后，学术界关于医疗保障制度的研究达到高潮，发文量也达到最高峰。2008年发表在CSSCI（含扩展版）期刊上的相关文献126篇，2009年发文量达到137篇。2015年，国务院决定全面实施城乡居民大病保险制度。这一时期，学术界对医疗保障制度的研究热度一直保持在较高水平。2016年，国务院要求逐步在全国范围内建立起统一的城乡居民基本医疗保险制度，我国医疗保障制度的框架基本形成。

（二）医疗保障制度研究热点的变化趋势

1.关键词时区分析

关键词时区图谱是在聚类图的基础上加入时间因素，可以显示每个关键词的发展趋势。图 1-3 描述的是 1998—2021 年医疗保障制度研究关键词时区图谱。图中每一个节点代表一个关键词，连线代表关键词之间的联系。节点表示的是关键词首次出现的年份，后续再出现该关键词需在节点处累加。其中节点边框粗细代表中介中心性的大小，中介中心性描述该节点关键词在文献中的中介作用。

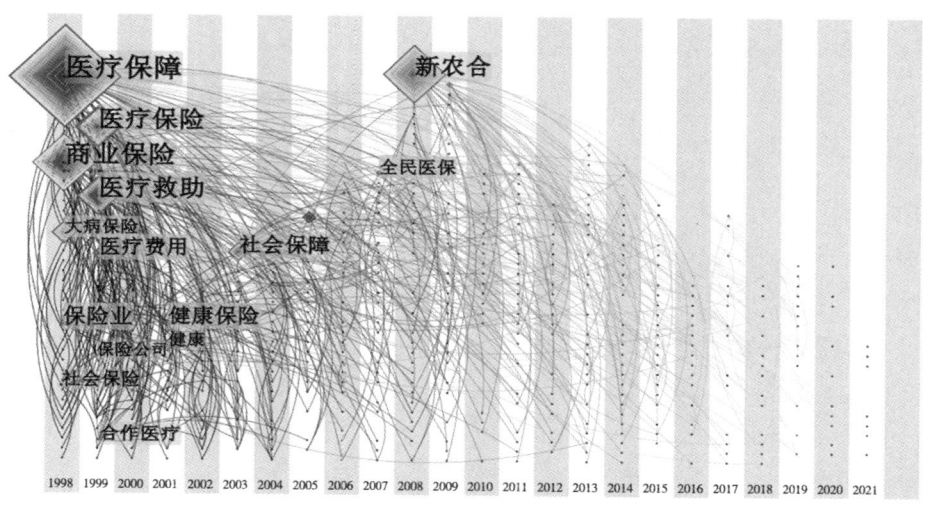

图 1-3　1998—2021 年医疗保障制度研究关键词时区图谱

从图 1-3 可以看出，1998 年关键词"医疗保障""商业保险""大病保险"节点较大。1999 年"医疗保险""医疗救助"节点较大。2003 年"社会保障"和 2008 年"新农合"（全称为新型农村合作医疗）节点较大。我国医疗保障制度的重点主要是"医疗保障""医疗保险""医疗救助""商业保险""新农合"等关键词。从节点延伸线的密度可知，医疗保障制度研究领域的研究热点与时代背景联系紧密，"医疗保障"是始终贯穿医疗保障制度研究领域的关键词；新型农村合作医疗制度在 2008—2014 年中发文量猛增。此外，诸如"保险业""医疗费用""全民医保"等节点较小而边框较粗（中心性大）的关键词发挥了中介效果，但学界对其研究较少，代表学术界未来值得深入研究的方向。

2.关键词突现分析

关键词突现是指在某一阶段或时期中某一关键词出现频次突然增加的现象，代表新的研究方向。图 1-4 为 1998—2021 年医疗保障制度研究关键词突现图谱。图中共出现了 16 个突现关键词，黑色加粗部分代表关键词突现的时间段，"Year"表示选取的论文样本中首次出现关键词的年份，"Begin"表示关键词突现的起始时间，"End"表示关键词突现的结束时间，"Strength"表示突现率。

Top 16 Keywords with the Strongest Citation Bursts

Keywords	Year	Strength	Begin	End	1998 — 2021
合作医疗	2002	3.93	**2002**	2011	
医疗保障	2001	4.88	**2005**	2006	
农民工	2005	8.64	**2006**	2010	
医疗救助	2001	5.05	**2006**	2008	
和谐社会	2006	4.31	**2006**	2008	
对策	2007	4.67	**2007**	2011	
全民医保	2007	3.89	**2009**	2010	
影响因素	2009	4.37	**2010**	2015	
满意度	2011	5.2	**2011**	2016	
城乡统筹	2009	3.25	**2011**	2013	
新农合	2008	9.31	**2012**	2014	
流动人口	2013	3.99	**2013**	2018	
大病保险	2013	15.9	**2014**	2019	
基本医保	2014	3.82	**2014**	2015	
农村居民	2016	4.16	**2016**	2018	
商业保险	2002	4.52	**2018**	2021	

图1-4　1998—2021年医疗保障制度研究关键词突现图谱

　　由图1-4可以看出，2002—2006年的突现关键词是"合作医疗""医疗保障""农民工""医疗救助""和谐社会"，其中"合作医疗"的突现时间跨度较长；2007—2012年的突现关键词为"对策""全民医保""影响因素""满意度""城乡统筹""新农合"，这一时期新农合和城镇居民医疗保险制度均已实施，正处在全国试点的阶段。其中的"影响因素""满意度"这两个突现关键词说明学者们广泛关注城乡居民医疗保险方面的政策反应，学术界的研究热潮也处于高涨阶段。2013—2016年的突现关键词为"流动人口""大病保险""基本医保""农村居民"，且"流动人口"与"大病保险"的突现时间跨度较长，均持续了5年。这一时期，我国基本医疗保险已经基本实现覆盖全民，但是随着社会转型带来流动人口增多，灵活就业人员的医疗保障问题迫切需要得到解决，因此"流动人口"和"大病保险"成为研究热点词。2016年新型农村合作医疗和城镇居民基本医疗保险合并为城乡居民基本医疗保险，引起一段研究高潮。2018年至2021年的突现关键词为"商业保险"，这一时期我国致力于完善多层次的医疗保障制度，积极鼓励商业健康保险的发展。从图1-4可以看出，"商业保险"从2018年开始突现，一直持续到2021年。

3.医疗保障制度研究热点的阶段性特征

综合关键词时区分析和关键词突现分析，可把医疗保障制度研究分为三个阶段。

第一阶段：2006年以前。这是我国医疗保障制度的初步探索时期。我国从借鉴外国医疗保障制度经验到逐步从中国实际出发，在国家层面实施了一系列改革政策，1998年我国建立了城镇职工基本医疗保险制度；2003年建立新型农村合作医疗制度来保障农村居民的医疗需求。这一时期，医疗保障制度研究需要新模式、新思维、新改革。

第二阶段：2007—2012年。这是我国医疗保障制度的快速发展时期。我国在2007年建立了城镇居民基本医疗保险制度，基本实现了医疗保险覆盖全民的目标。这一阶段的理论研究也更加深入，内容涉及医疗保障制度的完善、全民普及医疗保险的实现途径、居民参保意愿影响因素以及城乡一体化的建议措施等。医疗保障制度对减轻老年人的医疗负担有显著作用，并且这种作用主要是以城镇职工基本医疗保险和公费医疗的形式展现。因此，进一步推进全民医疗保险制度建设是很有必要的。全民医保的实现路径应是从"重治疗、轻预防"和"保大病、轻小病"到"重预防、大小病兼保"[①]。

第三阶段：2013—2021年。这是我国医疗保障制度稳步完善时期。社会转型期出现了新的就业形势，灵活就业人员的医疗需求一直得不到很好的保障，流动人口成为医疗保障制度研究领域重点关注的群体。参加任何一种社会医疗保险均能提高流动人口在居住地的医疗服务利用率。我国应建立"四重医疗保障"反贫困政策体系，充分发挥基本医疗保险、大病保险、医疗救助、专项医疗扶助等制度的反贫困功能，同时加强医疗费用控制[②]。商业保险在构建多层次医疗保障制度框架中起到重要作用，对减轻患者家庭的医疗负担起到一定作用。

二、医疗保障制度相关研究

国务院已明确提出要建立完善以基本医疗保险为主体的多层次医疗保障制度。近年来，国内学术界持续高度关注多层次医疗保障体系的建设进程，对于建立多层次医疗保障体系的必要性和面临的挑战，学术界已基本达成

---

①刘国恩，蔡春光，李林.中国老人医疗保障与医疗服务需求的实证分析[J].经济研究,2011,46(3):95-107＋118.

②张仲芳.精准扶贫政策背景下医疗保障反贫困研究[J].探索,2017(2):81-85.

共识①②③。

（一）研究者与研究机构合作网络分析

1.研究者合作网络分析

表1-1为1998—2021年医疗保障制度研究年发文量5篇以上研究者。以医疗保障制度研究为主题，发文量在5篇以上的研究者共有16位，排在前三位的学者分别是顾昕、仇雨临、朱铭来。发文量最多的是顾昕，共发表21篇相关文章，被引用频次最多的文献是《自愿性与强制性之间——中国农村合作医疗的制度嵌入性与可持续性发展分析》，该文研究农村合作医疗的改革与发展。发文量第二多的是仇雨临，被引用频次最高的论文是《城乡医疗保障的统筹发展研究：理论、实证与对策》，该文主要讨论在全民医保的背景下，通过公平筹资和均等受益统筹城乡医疗保障，分阶段、有步骤地改革。发文量第三多的是朱铭来，被引用频次最高的文献是《论商业健康保险在新医疗保障体系中的地位》，该文探讨商业健康保险和社会医疗保险合理分配的意义，以及商业保险在医疗保障制度中的重要作用。

表1-1 1998—2021年医疗保障制度研究年发文量5篇以上研究者

研究者	发文量/篇	研究者	发文量/篇
顾昕	21	申曙光	8
仇雨临	20	李琼	7
朱铭来	15	于长永	6
刘国恩	13	贾洪波	6
顾海	10	李华	6
孙淑云	10	刘畅	6
何文炯	8	曾益	6
周绿林	8	白晨	6

图1-5为1998—2021年医疗保障制度研究者合作网络图谱。圆点代表网络

---

①郑功成.理性促使医保制度走向成熟——中国医保发展历程及"十三五"战略[J].中国医疗保险，2015(12):9-13.

②王宗凡,董朝晖.我国医疗保障体系面临的主要问题和完善建议[J].中国医疗保险,2015(5):8-11.

③段迎君,李林.我国多层次医疗保障体系及其衔接——基于5个典型城市的分析[J].中国卫生事业管理,2013,30(1):29-31.

节点，节点处作者姓名字号越大，作者的发文量越多；节点处姓名字号越小，作者的发文量越少。连线代表节点间的相互联系，连线颜色越深说明彼此之间的合作越紧密。节点间的连线数代表作者之间联系的频率，可以发现医疗保障制度领域研究者较多，且研究者之间的连线也多，表示他们之间合作关系紧密。对作者合作网络图谱进行类团分析，选取发文量较多的4个大类团，即顾昕、仇雨临、朱铭来、刘国恩所在类团。其中顾昕与白晨、高梦滔都有合作，与白晨的合作最为紧密。仇雨临与王昭茜、郝佳、冉晓醒、刘潇都有合作，与王昭茜、郝佳的合作较为紧密。朱铭来与宋占军、于新亮、丁继红、乔丽丽都有合作，与宋占军的合作最为紧密。刘国恩与臧文斌、胡宏伟、赵绍阳、甘犁、刘立藏等都有合作。

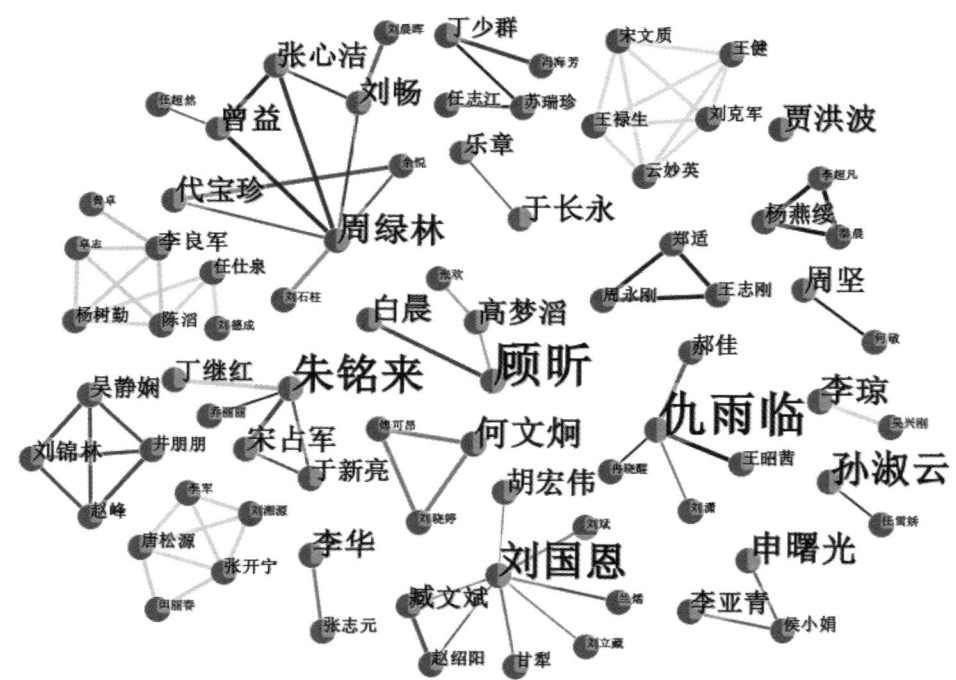

图1-5　1998—2021年医疗保障制度研究者合作网络图谱

　　仇雨临是我国较早进行医疗保障制度研究的学者之一，她在CSSCI（含扩展版）期刊共发表20篇医疗保障制度相关文献。其中，2010—2011年，仇雨临主要研究城乡医疗保障制度的筹资、管理与支付的统筹衔接问题。2013—2014年，在基本实现全民医保的背景下，医疗卫生服务中的非公平性问题尚待进一步解决；流动人口增多，农民工的医疗保障问题没有得到很好的解决。仇雨临在此期间发表的3篇文章主要是围绕流动人口医疗保险转移接续制度以及大病保险的研究。2016年，仇雨临主要研究城乡统筹、整合城乡居民医疗保险。2017—2020年，其研究主题主要为医疗保险助力反贫困效果，其中涉及创新大病保险发展模式、保障医疗保险制度公平性和医疗保险体系完善化，实现医疗保险制度高质量发展。

2.研究机构合作网络分析

表1-2为1998—2021年发文量在20篇以上的研究机构。由表1-2可知，中国人民大学在医疗保障制度研究领域贡献颇多，共发表110篇文章。通过整理发现，研究内容主要包括农村医疗保障制度的建立与完善、城乡医疗保险统筹发展、解决大病致贫的问题与讨论、"三重医疗保障"的反贫困效果等。发文量较多的机构还有北京大学、中国社会科学院、中南财经政法大学、中山大学、武汉大学、上海财经大学、中央财经大学、西南财经大学、南开大学。

表1-2　1998—2021年发文量在20篇以上的研究机构

序号	研究机构	发文量/篇
1	中国人民大学	110
2	北京大学	55
3	中国社会科学院	47
4	中南财经政法大学	46
5	中山大学	36
6	武汉大学	33
7	上海财经大学	33
8	中央财经大学	31
9	西南财经大学	31
10	南开大学	25

图1-6为1998—2021年医疗保障制度研究者和研究机构的合作网络图谱。由图1-6可知，研究者与研究机构的合作主要发生在研究者自身所处的研究机构内部，研究者与外部研究机构的合作并不频繁，如仇雨临和中国人民大学劳动人事学院的合作较密集，产生多条合作网络线；顾昕和北京大学政府管理学

院、北京师范大学社会发展与公共政策学院都有合作；顾海与南京大学政府管理学院、南京农业大学经济管理学院都有合作；何文炯与浙江大学公共管理学院、中国社会保障学会合作紧密；周绿林与中南财经政法大学公共管理学院、江苏大学管理学院有合作；朱铭来、宋占军与南开大学经济学院有合作研究。

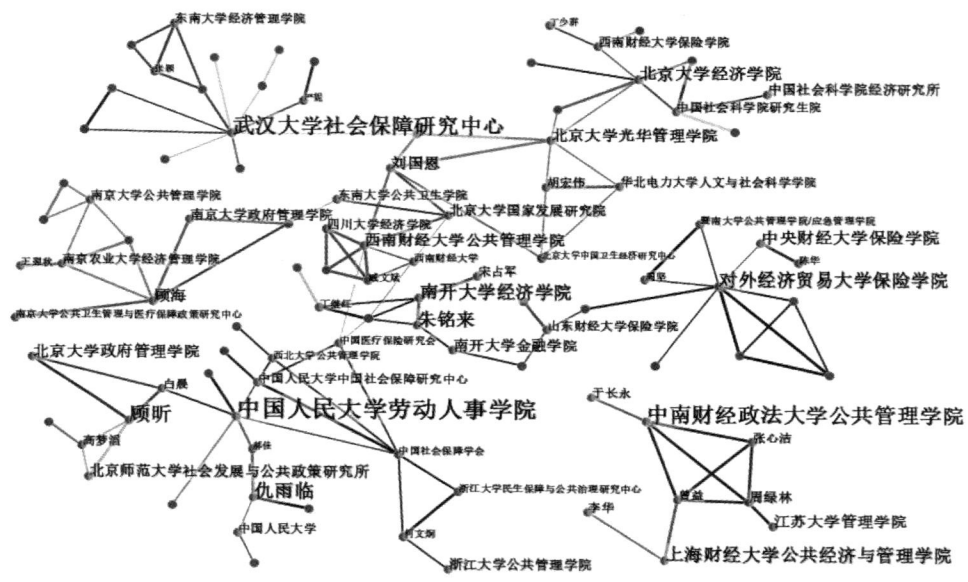

图1-6　1998—2021年医疗保障制度研究者与研究机构合作网络图谱

　　研究机构与研究机构之间主要以中国人民大学为核心展开校际合作，虽然研究我国医疗保障制度的机构众多，但机构间的合作较为缺乏。今后的研究应更加重视研究机构之间的合作。以中国人民大学劳动人事学院为核心，进行直接或间接联系的研究机构有中国社会保障学会、北京大学政府管理学院、西北大学公共管理学院、北京师范大学社会发展与公共政策研究所等。也有部分进行小范围直接或间接合作的研究机构，如武汉大学社会保障研究中心与东南大学经济管理学院，南京大学政府管理学院与南京农业大学经济管理学院，中南财经政法大学公共管理学院与江苏大学管理学院、上海财经大学公共经济与管理学院。

　　（二）医疗保障制度研究关键词共现分析

　　关键词是对研究主题和内容的高度概括，对关键词进行共现研究，可以用最直观的方法展现某一领域的研究热点。将2038篇文献导入CiteSpace软件，节点类型设置为 keyword 后运行，得到医疗保障制度研究的关键词共现图谱，如图 1-7 所示。

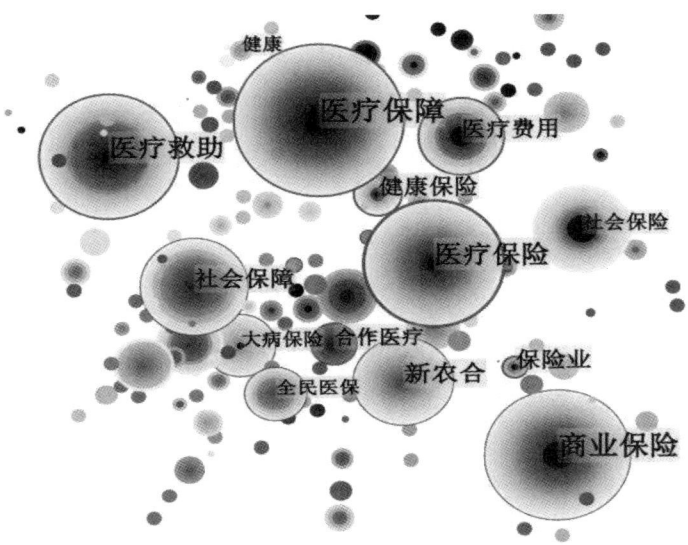

图 1-7　1998—2021 年医疗保障制度研究关键词共现图谱

在 1998—2021 年医疗保障制度研究关键词共现图谱中，关键词节点代表该领域的研究热点词。节点越大，关键词出现的频次越多，对应的圆圈越大。节点的中心性影响关键词在图谱中的位置，中心性高的节点更接近图谱的中心。具有高中介中心性的节点有圆圈外环，外环线条的粗细代表中介中心性的大小。由图 1-7 可以看出，关键词频次较高的分别为"医疗保障""商业保险""医疗保险""医疗救助""新农合"等，其中节点中心性最高的是"医疗保险"。这些关键词也代表我国医疗保障制度研究的热点主题。节点小而中心性高的关键词代表在某个研究领域该关键词研究不多，但作为中介来连接其他关键词的频次较高，如"保险业""健康保险""合作医疗"等。

表 1-3 为 1998—2021 年医疗保障制度研究高频关键词，表中频次代表该关键词出现的次数；中介中心性是指一个节点担任其他两个节点之间最短的桥梁的次数，一个节点充当中介的次数越多，它的中介中心性越大，一般大于 0.1 的高频关键词称为关键节点；年份表示高频关键词首次出现的年份。"医疗保障""商业保险""新农合""医疗保险""医疗救助"等关键词具有高频次、高中心性的特点。"农民工""社会保险"的频次也较高，但中介中心性不高。

表 1-3　1998—2021 年医疗保障制度研究高频关键词

序号	关键词	频次	中介中心性	年份	序号	关键词	频次	中介中心性	年份
1	医疗保障	248	0.30	1998	6	大病保险	60	0.12	1998
2	商业保险	149	0.18	1998	7	社会保障	56	0.15	2003
3	新农合	145	0.15	2008	8	农民工	40	0.09	2005
4	医疗保险	106	0.56	1999	9	社会保险	36	0.07	1998
5	医疗救助	96	0.29	1999	10	医疗费用	33	0.29	1999

（三）医疗保障制度研究关键词聚类分析

图 1-8 是 1998—2021 年医疗保障制度研究关键词聚类图谱，可见得到了 10 组聚类标签。聚类群的编号越小说明聚类的规模越大，聚类中包含的关键词越多。每个聚类由多个紧密相关的词组成，每个聚类会选出一个最具代表性的词作为标签。在关键词聚类分析中，围绕医疗保障制度研究的主要是#0 医疗救助、#1 医疗保障、#2 医疗保险、#3 商业保险、#4 医疗费用、#5 保险业、#6 社会保障、#7 新农合、#8 合作医疗、#9 大病保险，共 10 组聚类标签。

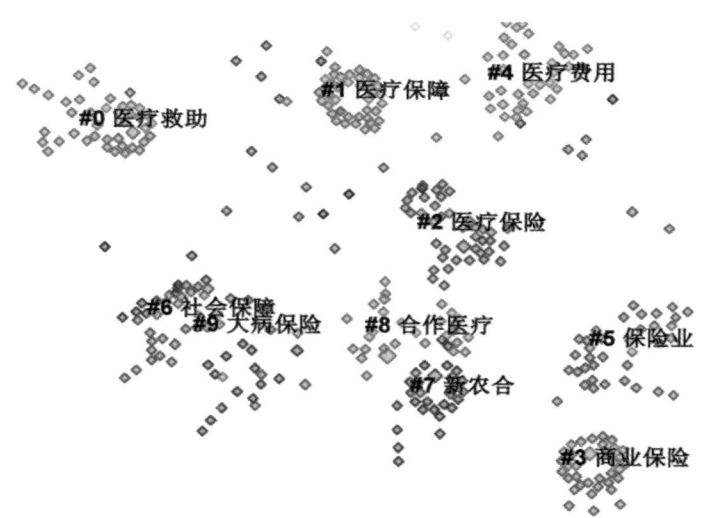

图 1-8　1998—2021 年医疗保障制度研究关键词聚类图谱

通过整理相关文献、归纳研究者的学术观点发现，医疗保障制度研究的对象主要围绕基本医疗保险、补充医疗保险和医疗救助三重医疗保障制度，关注的视角主要集中在基金的筹集、补偿与监管机制方面。

1. 发挥基本医疗保险在医疗保障制度中的主体作用

在筹资机制方面，我国城镇职工基本医疗保险筹资渠道是社会统筹与个人账户相结合，城乡居民基本医疗保险则采用以个人缴费和政府补助相结合为主的筹资方式。梳理相关文献发现，2008年之前学术界主要讨论基本医疗保险制度的改革与完善，2009年开始对基本医疗保险基金的可持续发展进行研究，涉及参保主体范围、缴费水平与适度缴费率等。在老龄化问题日益严重的背景下，我国应推进基本医疗保险的筹资立法，减轻医疗保险的筹资压力。弱化甚至取消城镇职工基本医疗保险个人账户，城镇职工基本医疗费用可以分为基本医疗门诊费用和基本医疗住院费用。做实医疗保险基金地市级统筹，推进省级统筹，最终达到全国统筹[1][2]。关于城乡居民大病保险制度，有的学者认为大病保险作为一项独立制度，其筹资不应从城乡居民基本医疗保险基金的结余或者提高的筹资中划拨[3]；也有学者认为城乡居民大病保险制度是基本医疗保障制度的拓展和延伸，大病保险在性质上不是一个独立的险种，应逐步融合到现有的基本医疗保险之中[4]。

在补偿机制方面，学术界的关注点聚焦于基本医疗保险的受益公平性。有些学者认为，不同收入群体在基本医疗保险受益公平性方面存在显著差异，且由于低收入人群的健康水平更差，基本医疗保险均等化补偿制度会加剧健康不公平，但在商业保险的限制下，群体差异性有一定程度的降低，因而可以适当通过相应的补充制度介入，提升基本医疗保险的受益公平性[5]。还有些学者认为，随着医疗保障制度越来越完善，基本医疗保险的覆盖范围越来越大，待遇支付水平越来越高，社会医疗保险会对商业保险产生挤出效应[6]。在医疗费用支出方面，有些学者发现，医疗费用支出的降低对缓解基金支付危机起到重要作用，而延迟退休对其影响并不显著[7]。还有些学者认为，实行延迟退休，统筹基

---

①李文沛.关于城镇基本医疗保险的筹资问题[J].理论探索,2010(1):96-97＋102.

②贾洪波.中国基本医疗保险适度缴费率模型与测算[J].预测,2010,29(1):54-59.

③董曙辉.关于大病保险筹资与保障范围的思考[J].中国医疗保险,2013(4):9-11.

④金维刚.重特大疾病保障与大病保险的关系解析[J].中国医疗保险,2013(8):47.

⑤刘欢,戴卫东,向运华.公共服务均等化视角下城乡居民基本医疗保障受益公平性研究[J].保险研究,2020(5):110-127.

⑥刘玉娟.社会医疗保险对商业医疗保险的挤出效应[J].学术交流,2011(12):99-102.

⑦王晓燕,宋学锋.老龄化过程中的医疗保险基金:对使用现状及平衡能力的分析[J].预测,2004,23(6):5-9.

金余额出现赤字的时间将往后推迟，论证了延迟退休对基本医疗保险基金的重要影响[1]。

在监管机制方面，合理合规使用医疗保险基金（简称"医保基金"）有助于医保基金的稳定和安全。为了充分发挥医保基金的功能，保护参保人的生命安全，应严厉打击套取、挪用医保基金的违法行为[2][3]。实行职工基本医疗保险、居民基本医疗保险一体化管理，将"两个板块"基金整合成"一个板块"基金进行管理，建立城乡一体化的基本医疗保险基金，扩大基金的调剂范围，进一步提高基本医疗保险基金的抗风险能力。探索建立大病保险省级调控基金，提高统筹层次，减轻大病保险基金的管理成本[4]。

2. 提高补充医疗保险对多层次医疗保障制度的重要作用

在筹资体系方面，国内关于补充医疗保险的研究主要集中在理论和价值分析方面。有些学者认为，补充医疗保险的参保率不仅受所覆盖的医疗费用风险损失、价格以及家庭收入的影响，更重要的是取决于本人的保险意识、态度与信息获取能力[5]。有些学者研究补充医疗保险的参保率发现，已参保人群的示范效应、用人单位的推动、补充医疗保险的管理方式和保障能力对补充医疗保险参保率有显著正向影响[6]。但还有些学者认为，年龄对参加大病医疗保险有正向影响，有固定工作的人更易参保，同时也认同医疗费用风险会提高补充医疗保险的参保率[7]。

在补偿体系方面，有些学者认为商业医疗保险既在基本医疗保险的水平上扩大了保险金额，又扩大了基本医疗保险的覆盖面。有些学者认为随着基本医疗保险制度的日益完善，社会基本医疗保险会对商业医疗保险产生挤出效应。在某些地区补充医疗保险只是在基本医疗保险的基础上简单地补偿了患者的重

---

① 何文炯,徐林荣,傅可昂,等.基本医疗保险"系统老龄化"及其对策研究[J].中国人口科学,2009(2):74-83＋112.

② 邓大松,李芸慧.新中国70年社会保障事业发展基本历程与取向[J].改革,2019,307(9):5-18.

③ 封进.社会医疗保险的财政需求与财政支付能力探究[J].中国医疗保险,2019,(3):14-18.

④ 罗健,郭文.我国医疗保险基金面临的问题及对策[J].湖南师范大学社会科学学报,2014,43(4):84-88.

⑤ 陈文,应晓华,胡善联,等.补充医疗保险的需求研究[J].中国卫生经济,2002(12):17-21.

⑥ 贾洪波.补充医疗保险迎来难得的发展机遇——我国补充医疗保险参保的影响因素研究[J].价格理论与实践,2015(5):13-16.

⑦ 臧文斌,王静曦,周磊.居民参加大病补充医疗保险影响因素研究——基于成都市的实证分析[J].保险研究,2014(4):94-101.

特大疾病医疗费用，短期内可以吸引一些客户，但在长期看来，没有足够的吸引力①。基本医疗保险保障范围的扩大和待遇水平的提高会减少人们对商业医疗保险的需求。因此，商业保险公司需要调整医疗支付政策，提高医疗支出额度。

在监管体系方面，补充医疗保险以商业保险的形式举办或由社会保险机构经办，由于有第三方组织机构介入，因而可以有效遏制不合理医疗费用增长过快的问题。由于补充医疗保险采取的是市场化的管理，对补充医疗保险的风险管控尤为重要。有些学者认为，信息不对称导致医疗风险的管控难度较大，保险公司难以介入医疗服务过程，无法监控不合理医疗行为②；还有些学者认为，基本医疗保险的政策业务定位不准确，使得某些补充医疗保险业务由医疗保险机构垄断，加大了补充医疗保险风险管控的难度③。

3. 完善城乡医疗救助的兜底保障功能

在筹资体系方面，我国医疗救助制度实行的是地方政府财政拨款、上级政府财政专项转移支付以及社会捐赠的筹资方式。针对当前医疗救助筹资中出现的突出问题，学术界从纵向失衡与横向不平等两个方面展开探讨。有些学者认为，长期以来，我国医疗救助筹资责任分配存在纵向失衡问题，中央政府和县级政府承担了医疗救助筹资中的较大份额，使筹资责任分配呈现"两头大，中间小"的不均衡状态。各级政府财政体制应进行合理的结构化改革，强化省级政府在医疗救助筹资中的作用④。还有些学者认为我国城市医疗救助的筹资与给付水平存在横向不平等问题，东部地区显著高于中西部地区⑤。

在补偿体系方面，我国医疗救助实行现金支付和基本医疗保险补偿两种形式。我国学者对医疗救助补偿体系的研究主要集中在实施效果方面。有些学者认为，随着医疗保障补偿范围的扩大，尤其是医疗救助介入后，对于灾难性医疗支出人群产生了较好的扶贫效果。农村地区应探索实行按费救助，取消医疗费用的起付线⑥。还有些学者认为，医疗救助补助水平总体在补助医疗支出20％及以下，补助水平相对偏低，医疗救助对患大病的家庭所起的作用有限，

①郑功成.全面深化医保改革:进展、挑战与纵深推进[J].行政管理改革,2021,(10):12-25.

②梁涛.商业健康保险发展现状与展望[J].中国金融,2010(15):39-41.

③贾洪波,阳义南.中国补充医疗保险发展:成效、问题与出路[J].中国软科学,2013(1):81-92.

④顾昕,白晨.中国医疗救助筹资的不公平性——基于财政纵向失衡的分析[J].国家行政学院学报,2015(2):35-40.

⑤高梦滔,顾昕.城市医疗救助筹资与给付水平的地区不平等性[J].南京大学学报,2007(3):34-41.

⑥戴卫东,徐谷雄.农村医疗救助的扶贫效果及其制约因素的实证研究——基于"国家扶贫改革试验区"丽水市的调查[J].中国软科学,2020(4):56-69.

应加强重特大疾病医疗救助制度，降低大病起付线[①]。

在监管体系方面，医疗救助过程涉及多个政府部门、医疗服务机构、个人以及社会组织，各利益主体之间协调难度大，运行成本高。因此，要完善医疗救助相关法律法规，防止各参与机构自行设法分散成本。鼓励基层政府机构探寻简便易行的制度体系，对医疗救助基金的收支进行追踪检测[②]。

综合以上分析，学者们普遍认为我国医疗保障体系在解决居民"病有所医""因病致贫"问题上发挥了重要作用。但我们也应该看到，现阶段我国医疗保障体系依然面临发展不平衡、不充分的问题。这主要表现在三个方面：一是医疗保障制度发展不平衡，存在地区差异和身份差异。同一项医疗保障制度在不同地区之间的筹资标准、待遇水平、起付线、报销比例、封顶线等规定存在较大差异；同一地区不同身份人群的医疗保障制度的筹资标准、待遇水平、起付线、报销比例、封顶线等规定也存在较大差异。这在一定程度上影响了医疗保障的公平性。二是多层次医疗保障体系发展不充分。虽然我国已经建立了多层次医疗保障体系，但是基本医疗保险制度一"制"独大，补充医疗保险发展缓慢，商业健康保险、医疗互助和慈善捐助发展程度更低的特征尤为明显。三是医疗保障基金收支平衡面临严峻挑战。从全国层面看，医保基金略有结余，短期内实现了收支平衡。但从地区层面看，有些地区已经越过"满足6—9个月支付需求"的红线，有些地区甚至已经出现收不抵支的现象[③]。

要解决医疗保障体系发展不平衡、不充分的问题，就需要不断优化医疗保障制度的筹资机制、补偿机制和监管机制。在建设和优化医疗保障制度筹资机制时应充分考虑政府的财政能力、个人和用人单位的承受能力，做到量力而行。应根据医疗保障基金筹资能力来合理确定保障水平，不盲目提高待遇给付标准。在优化医疗保障制度的治理机制时，尽可能地提高行政效率，使群众能更加公平地、便捷地享受相应的公共服务。因此，本研究着重从医疗保障制度的筹资机制、补偿机制和治理机制三个方面展开深入分析。

---

①尹航，林闽钢.弱势群体医疗救助实施效果评估——基于"城乡困难家庭社会政策支持系统建设项目"调查数据的分析[J].社会保障研究，2017(1):57-64.

②朱玲.农村医疗救助项目的管理成本与效率[J].中国人口科学，2006(4):16-27＋95.

③马颖颖，申曙光.引入市场力量促进医保科学控费的机制与实现路径研究——基于公私合作(PPP)的视角[J].学术研究，2018(1):91-98＋198.

三、民族地区医疗保障制度相关研究

将关键词设置为"民族地区""医疗保障""医疗保险""医疗救助""大病保险""商业保险""内蒙古自治区""宁夏回族自治区""新疆维吾尔自治区""广西壮族自治区""西藏自治区""云南省""贵州省"和"青海省",检索期刊年限设定为1998年1月至2021年12月。为保证选取文献的权威性,开源期刊限定为CSSCI(含扩展版)期刊,在删除会议、报告等文献后,最终共检索到334篇民族地区医疗保障制度研究相关文献。

（一）研究者与研究机构合作网络分析

表1-4列出了1998—2021年民族地区医疗保障制度研究发文量在5篇以上的研究者。范艳存共发表17篇相关文献,其被引用频次最高的论文是《基于内蒙古自治区城乡居民基本医疗保险一体化的医药补偿费用测算》,该文测算了不同补偿方案下医疗保险基金中的医药补偿费,进而推算出城乡居民基本医疗保险所需要的筹资额,分析了基本医疗保险筹资的可行性。发文量居第二位的是薛清元,其被引用频次最高的论文是《内蒙古自治区卫生总费用预测及影响因素研究:基于灰色系统理论模型》,该文讨论了内蒙古自治区卫生总费用处于高速并持续增长的状态,政府可以通过制定相关政策对不合理的卫生费用的增长进行有效管控。发文量居第三位的是刘玉娟,其被引用频次最高的论文是《广西城乡居民基本医疗保险一体化运行研究》,该文主要探讨城乡居民基本医疗保险一体化运行的可行性,并提出提高统筹层次,扩大保障范围,进一步向全民医保迈进。发文量5篇以上的作者还有孙静、魏晶晶、唐景霞、冯启明、刘金宝和于彩霞。

表1-4　1998—2021年民族地区医疗保障制度研究发文量在5篇以上的研究者

研究者	发文量/篇	研究者	发文量/篇
范艳存	17	唐景霞	6
薛清元	9	冯启明	5
刘玉娟	7	刘金宝	5
孙静	7	于彩霞	5
魏晶晶	6		

图1-9为1998—2021年民族地区医疗保障制度研究者与研究机构合作网络图谱。节点处研究者名字或研究机构名称字号的大小,表示其发文量的多少,

研究者或研究机构的名字或名称字号越大，表示其发文量越多；名字或名称字号越小，表示其发文量越少。节点之间的连线表示研究者之间、研究机构之间或者研究者与研究机构之间的合作紧密程度，连线颜色越深表示彼此之间的合作越紧密。研究机构中发文量较多的有内蒙古医科大学卫生管理学院、新疆医科大学公共卫生学院、广西医科大学信息与管理学院等；研究者发文量较多的有范艳存、薛清元等。图1-9显示，从研究者与研究机构合作网络形成的聚类团可以看出，孙静、薛清元、周书美和于彩霞与内蒙古医科大学卫生管理学院有较紧密的合作关系；魏晶晶、张晓明、刘金宝等研究者与新疆医科大学公共卫生学院联系紧密；冯启明、罗红叶、罗萍和赵歆妍等与广西医科大学信息与管理学院联系密切。对作者合作网络进行聚类形成聚类团，可以看出，孙静、薛清元、杜惠峰、于彩霞和范艳存的合作关系较为紧密；魏晶晶、张晓洁、唐丽花等研究者有合作关系；冯启明、赵歆妍、罗红叶等也有合作关系。总体来看，研究者之间以及研究者与研究机构之间的合作较多，合作关系密切，研究机构之间的合作较少。

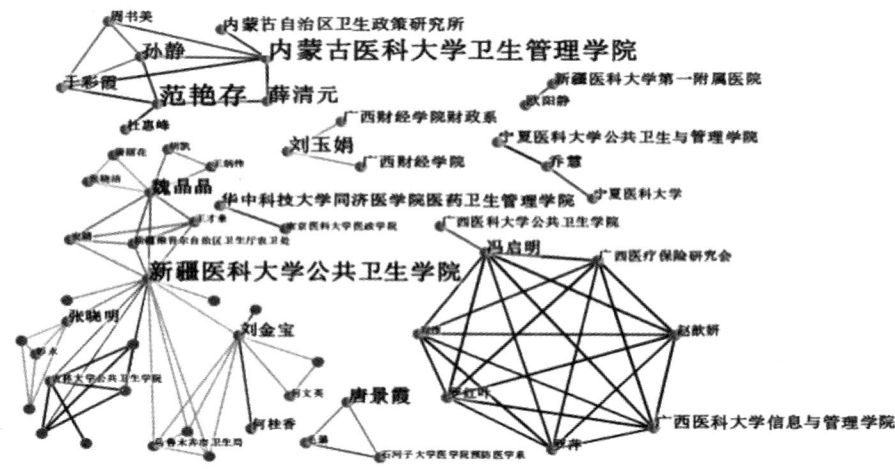

图1-9　1998—2021年民族地区医疗保障制度研究者与研究机构合作网络图谱

（二）民族地区医疗保障制度研究关键词共现分析

表1-5描述的是1998—2021年民族地区医疗保障制度研究高频关键词，具体包括14个频次超过6次（含6次）的关键词，以及每个关键词出现的频次、中心性、首次出现的年份。高频关键词是对文献的高度总结和凝练，频次较高的关键词可以用来描述民族地区医疗保障制度研究的热点领域和重要主题。由表1-5可知，"少数民族""影响因素""民族地区""新疆""新农合""城乡居

民""医疗费用""医疗保障"具有高频次、高中心性的特点，在一定程度上反映出民族地区医疗保障制度研究的热点问题。而"农村居民""医疗机构"等关键词的频次不太高但中心性较高，这类低频次、高中心性的关键词代表着未来可以深入研究的方向。

表1-5　1998—2021年民族地区医疗保障制度研究高频关键词

序号	关键词	频次	中心性	首次出现的年份	序号	关键词	频次	中心性	首次出现的年份
1	少数民族	24	0.17	2007	8	城乡居民	12	0.11	2011
2	内蒙古	20	0.09	2006	9	医疗保险	11	0.05	2006
3	影响因素	15	0.26	2007	10	医疗保障	10	0.16	2008
4	新农合	14	0.16	2007	11	医疗费用	10	0.13	1999
5	民族地区	14	0.12	2005	12	公平性	10	0.07	2010
6	新疆	14	0.11	2008	13	农村居民	9	0.19	2006
7	广西	14	0.07	2008	14	医疗机构	6	0.17	2006

将检索到的334篇1998—2021年民族地区医疗保障制度研究相关文献导入CiteSpace中，Node types设为keyword，Pruning设为pathfinder，绘制出民族地区医疗保障制度研究关键词共现图谱（见图1-10）计算节点中心性。

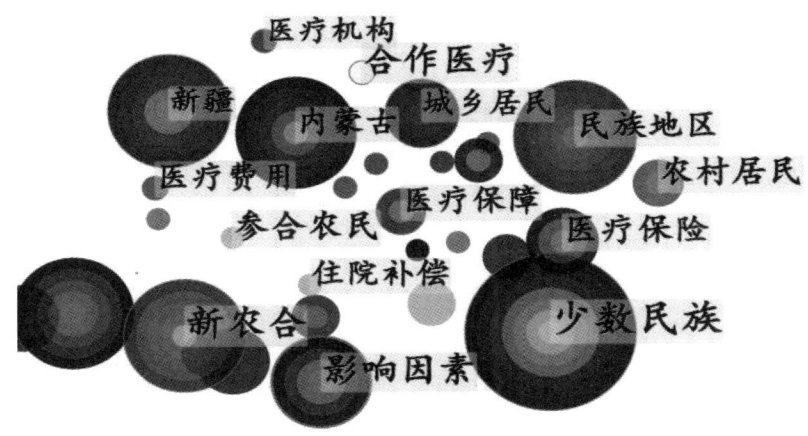

图1-10　1998—2021年民族地区医疗保障制度研究关键词共现图谱

在关键词共现图谱中，关键词节点大小可以体现出民族地区医疗保障制度研究的热度。由图1-10可知，节点较大的关键词有"少数民族""民族地区"

"内蒙古""新疆""新农合""影响因素"等。这说明新农合是民族地区医疗保障制度的研究热点，民族地区大多是经济欠发达地区，医疗费用的补偿是医疗保障的重中之重。民族地区存在大量农村居民，统筹城乡一体化、提高农村居民的医疗保障水平也是民族地区医疗保障制度研究的热点。

（三）民族地区医疗保障制度研究关键词聚类分析

图 1-11 为 1998—2021 年民族地区医疗保障制度研究关键词聚类图谱，除去相似表达的关键词，共得到 10 组聚类标签。聚类群的编号越小说明聚类的规模越大，每个聚类是由多个紧密相关的词组成的。由图 1-11 可知，#0 城乡居民的聚类规模最大，包含的关键词最多；其余依次为 #1 住院补偿、#2 影响因素、#3 少数民族、#4 公平性、#5 新疆、#6 民族地区、#7 医疗救助、#8 合作医疗、#9 医疗保险。

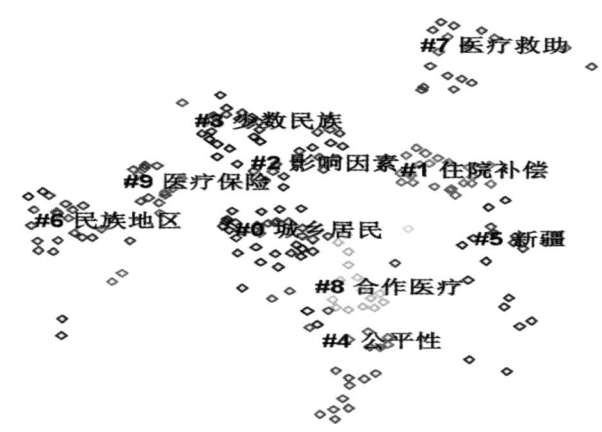

图 1-11　1998—2021 年民族地区医疗保障制度研究关键词聚类图谱

每个聚类中具体包含的词组如下：在聚类 #0 城乡居民中包含的主要关键词有"医疗保障""内蒙古""农村牧区""健康贫困""筹资"等，主要探讨民族地区医疗保障资金筹集和健康扶贫；在聚类 #1 住院补偿中主要关键词有"新农合""封顶线""受益率""参合率"等，主要讨论新型农村合作医疗制度实施效果和医保基金的有效利用；聚类 #2 影响因素包含的主要关键词有"满意度""参保情况""健康教育"等，主要探讨民族地区居民参保情况和传染性疾病防治措施；聚类 #3 少数民族中包含的主要关键词有"健康素养""住院""医学研究"等，主要探讨少数民族健康和民族医学发展；聚类 #4 公平性包含的主要关键词有"医疗机构""公共服务""城乡"等，主要探讨民族地区公共服务和医疗资源的分配问题；聚类#5新疆中包含的主要关键词有"农村""住院患者"，主要探讨民族地区农村居民大病医疗保险的实施效果；聚类#6民族地区中主要关键词有"农村居民""医疗卫生"等，主要探讨民族地区农村医疗卫生体系的构建与完善；聚类#7医疗救助中主要关键词有"城乡居民""效果评价"等，聚类#8合作医疗中主要关键词有"门诊治疗""家庭账户""大病统筹"等，这两个聚类主要探讨民族地区不同医疗保障制度的实施效果；聚类#9医疗保险中包含的主要关键词有"农村居民""公共政策""保险扶贫""健康"等，主要探讨民族地区医疗保险与其他制度安排的协调统筹。

1.民族地区基本医疗保险制度相关研究

部分学者探讨了民族地区医疗保险制度。薛清元等通过测算内蒙古自治区不同补偿方案下基本医疗保险基金的医药补偿费，分析了内蒙古自治区城乡居民基本医疗保险一体化进程中的筹资可行性，为准确评估医药补偿费奠定基础[①]。蒋谨慎通过对贵州省黔东南民族地区的调查，发现农户对新型农村合作医疗制度总体满意度较高，但对医药价格、缴费额度、补偿比例的满意度较低[②]。张淑芳对四川藏区新型农村合作医疗的筹资问题进行了研究，认为可以实施分类缴费和缴费累计等激励机制，并适当提高大病县外就医的报销比例[③]。再努尔·买买提以新疆叶城县为例，对西部民族地区新型农村合作医疗的实施效果进行了分析，发现新型农村合作医疗的覆盖范围逐渐扩大，但还存在报销手续烦琐和补偿体系不完善等问题[④]。李琼以湘西土家族苗族自治州为例，探讨了西部民族地区新型农村合作医疗制度的巩固与发展，认为应不断探索高效、低成本的筹资方式，控制医疗费用不合理增长的现象，并探索了大病统筹加门诊统筹相结合的补偿模式[⑤]。

---

①薛清元,张楠,范艳存.基于内蒙古自治区城乡居民基本医疗保险一体化的政府与社会筹资额度及可行性研究[J].中国卫生经济,2018,37(6):51-54.

②蒋谨慎.民族地区新型农村合作医疗制度运行现状实证分析——以贵州省黔东南为例[J].贵州民族研究,2017,38(9):59-62.

③张淑芳.四川藏区新型农村合作医疗筹资问题研究[J].西北民族大学学报(哲学社会科学版),2017(2):63-68＋120.

④再努尔·买买提.西部民族地区新型农村合作医疗实施效果分析——以新疆叶城县为例[J].贵州民族研究,2016,37(9):64-67.

⑤李琼.发展和巩固西部贫困地区新型农村合作医疗制度的路径探讨——以湘西土家族苗族自治州为例[J].中南民族大学学报(人文社会科学版),2010,30(4):105-108.

2.民族地区医疗救助制度相关研究

关于民族地区医疗救助制度的研究屈指可数。宁亚芳以澜沧县为例分析了农村社会救助的减贫成效以及制约因素，认为农村医疗救助对贫困人口的减贫作用要优于社会救助的其他项目，但农村社会救助自身的不足、特殊县情以及扶贫开发等因素也会对民族地区农村医疗救助减贫效果产生制约[①]。焦克源和冯彩丽以甘肃省甘南藏族自治州为调查对象，在评估藏区农牧民医疗救助体系实施效果的基础上，从医疗救助体系的总量、质量和流量三方面进行指标设计，对医疗救助体系的整个实施过程进行了全面的测评[②]。王希隆和贾毅对东乡族自治县的农村医疗救助进行调研时发现，群众对医疗救助的整体满意度较低，影响该地医疗救助的因素主要包括自然灾害频发、经济基础薄弱、人均受教育程度较低以及受部分传统思想的束缚[③]。宁健对广西农村社会救助体系分析发现，由于大病救助资金有限，救助对象多为五保户和重点优抚对象，农村特困群众患大病致贫问题仍无法得到完全解决[④]。

3.民族地区补充医疗保险制度相关研究

目前关于民族地区补充医疗保险制度的研究没有引起学者们的关注，仅有个别学者注意到民族地区的城乡居民大病保险制度。时媛媛、李林贵和杨丹琳通过比较宁夏回族自治区商业保险公司和社会医疗保险部门经营大病补充保险的成本发现，政府医疗保险部门承担补充医疗保险业务，可以减少运行成本，提高服务效率[⑤]。王婉比较了全国25个省（自治区、直辖市）大病保险的实施方案发现，青海省筹资水平较高，青海省、西藏自治区、甘肃省率先实行了省级统筹[⑥]。

综合以上分析，梳理相关研究学术史及研究进展，国内外已有相关研究为

①宁亚芳.滇西边境农村社会救助减贫成效及其制约因素——以澜沧县为例[J].云南民族大学学报(哲学社会科学版),2016,33(4):111-117.

②焦克源,冯彩丽.藏区农牧民医疗救助体系运行效果评价及其指标设计——以甘肃省甘南藏族自治州为例[J].内蒙古社会科学(汉文版),2012,33(1):85-89.

③王希隆,贾毅.东乡族自治县农村医疗救助问题研究[J].西北民族大学学报(哲学社会科学版),2012(2):143-148.

④宁健.关于完善广西农村社会救助体系的思考[J].广西社会科学,2011(10):22-26.

⑤时媛媛,李林贵,杨丹琳.大病补充保险该由谁做:商业保险和社会医疗保险的博弈[J].中国卫生事业管理,2013,30(12):907-909.

⑥王琬.大病保险筹资机制与保障政策探讨——基于全国25省《大病保险实施方案》的比较[J].华中师范大学学报(人文社会科学版),2014,53(3):16-22.

民族地区医疗保障体系的进一步完善奠定了坚实的基础，但是还有三个方面需要进一步深入研究。第一，从研究对象看，民族地区与其他地区的经济发展水平不同，对于民族地区居民健康水平和健康素养、民族地区医疗保障的健康效果等主题，目前还没有专门的研究。第二，从研究视角看，已有研究更多关注某个单一医疗保障制度，如民族地区新型农村合作医疗制度或医疗救助制度，而对民族地区补充医疗保险制度的研究较少，更缺乏从系统协同理论的视角对民族地区医疗保障体系进行整体性设计。第三，从研究方法看，已有研究大多运用定性方法进行分析，提出目前民族地区医疗保障存在筹资能力差、保障水平低、监督不规范等问题[1][2][3]。但是对于究竟筹资水平和补偿水平达到多少才合适，筹资结构和补偿结构如何设计才能使资金配置达到最优，民族地区医疗保障体系的三个层次在管理体制上如何协调才能实现绩效最大化，目前还缺乏定量分析为其提供科学依据。

第三节　健康中国战略下民族地区医疗保障体系研究框架

一、研究目标与技术路线

本研究的主要目标是从健康中国战略视角出发，剖析民族地区医疗保障体系运行的外部环境，探明民族地区医疗保障体系运行现状，评价民族地区医疗保障健康效应，测算民族地区医疗保障最优筹资水平并进行政策模拟，估计民族地区医疗保障最优补偿水平与结构，分析民族地区医疗保障治理能力，在此基础上提出以健康为导向的民族地区医疗保障体系优化策略。

本研究将按照以下思路展开：首先，查阅并梳理国内外相关文献，构建民族地区医疗保障体系运行的理论分析框架；其次，归纳民族地区医疗保障体系所处外部环境的特点，并描述民族地区医疗保障体系各个制度的运行现状；再次，借鉴国际经验，结合民族地区经济发展水平，明确民族地区居民健康水平和健康素养，根据实地调查数据对民族地区医疗保障健康效应进行评价；最后，

---

[1]王建伟,严锦航.民族地区健康促进与医疗保障研究述评[J].西藏民族大学学报(哲学社会科学版),2018,39(2):120-126.

[2]仇雨临,张忠朝.贵州少数民族地区医疗保障反贫困研究[J].国家行政学院学报,2016(3):69-75.

[3]左克源.少数民族地区农村医疗保障现状及问题研究[J].贵州民族研究,2014,35(9):13-16.

测算或甄别民族地区医疗保障体系各层次及其内部各制度在筹资机制和补偿机制上的最优组合，并根据实地访谈资料总结民族地区医疗保障治理机制的成效和问题，在此基础上提出进一步优化民族地区医疗保障体系的策略。

具体技术路线如图1-12所示。

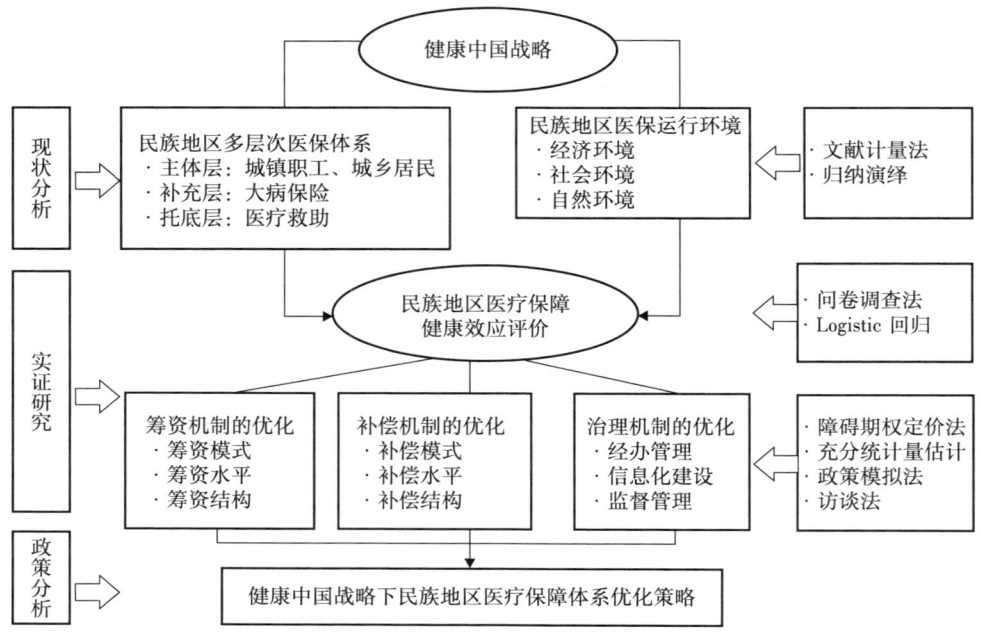

图1-12　本研究技术路线图

二、研究内容与研究方法

（一）研究内容

本研究主要内容分为三大部分：第一部分是对民族地区医疗保障体系运行现状的研究，描述所处外部环境、评价健康效应，具体包括第一章、第二章和第三章的内容；第二部分是对民族地区医疗保障三个内在运行机制的研究，以实证分析为主，具体包括第四章、第五章和第六章的内容；第三部分是研究结论与优化策略，具体包括第七章的内容。

第一章是导论，主要阐述开展本研究的背景及意义，以及本研究的技术路线和研究方法、调查数据和资料采集，并对本研究基本概念进行界定。

第二章是论述民族地区医疗保障运行的外部环境。本章首先论述了经济环境、社会环境和自然环境与医疗保障之间的关系，然后描述了民族地区医疗保障运行的经济环境、社会环境和自然环境，进而探讨民族地区外部环境对医疗保障制度运行的影响。

第三章是民族地区医疗保障健康效应评价。本章首先描述了民族地区居民健康水平，其次从健康知识知晓、健康技能具备和健康行为的形成三方面探讨了民族地区居民健康素养的水平及其影响因素，最后深入分析了医疗保障对民族地区居民健康的影响。

第四章是民族地区医疗保障筹资机制及其优化。本章描述了民族地区医疗保障筹资机制的运行现状，理清了民族地区医疗保障筹资机制中存在的问题，利用障碍期权定价模型测算出民族地区各个医疗保障制度的最优筹资水平，并在此基础上设计模拟方案，以期探寻符合民族地区经济发展水平的筹资机制。

第五章是民族地区医疗保障补偿机制及其优化。本章首先描述了民族地区医疗保障补偿机制运行现状，其次探明民族地区医疗保障实际补偿水平与结构，测算民族地区医疗保障制度的最优补偿水平，最后模拟民族地区医疗保障补偿方案，在此基础上提出优化民族地区医疗保障补偿机制的策略。

第六章是民族地区医疗保障治理机制及其优化。本章结合调查地区实际，分别对民族地区省级、地市级和县级等不同层级政府在医疗保障经办管理、信息化建设和监督管理三个方面的治理实践进行了对比分析，在此基础上完善了民族地区医疗保障治理机制的优化对策。

第七章是研究结论和优化策略。本章首先梳理了前六章的研究结论，在此基础上有针对性地提出增强民族地区医疗保障健康效应及改进民族地区医疗保障筹资机制、补偿机制和治理机制的优化策略，最后指出本研究还有待进一步完善的地方。

（二）研究方法

1. 文献计量分析法

在查找、收集和整理相关文献时，采用文献计量分析法。利用CiteSpace信息可视化软件绘制医疗保障制度领域中研究热点与主题演进的科学知识图谱，以清晰的可视化效果展示该研究领域的发展概况。本研究绘制研究者与研究机构合作网络图谱，探析医疗保障研究领域的合作关系；绘制关键词共现图谱，分析医疗保障研究领域出现的高频关键词；绘制关键词聚类图谱，掌握医疗保障领域的研究热点；绘制关键词时区图，理清医疗保障研究领域热点的变化趋势；绘制关键词突现图谱，预测未来医疗保障领域新的研究方向。

2.障碍期权定价法

在测算医疗保障各个制度的最优筹资水平时,采用障碍期权定价法。Merton[①]最早将期权定价模型应用于医疗保险领域,它克服了传统医疗保险精算技术的局限性。把起付线、补偿比例和最高支付限额的不同组合以及居民住院医疗费用等变量分别代入障碍期权定价模型,计算得出各个医疗保障制度的最优筹资水平。

3.充分统计量估计法

在测算医疗保障各个制度的最优补偿水平时,采用充分统计量估计法。在社会福利最大化模型上,采用充分统计量估计法将民族地区医疗保障的社会福利净效果表示出来,利用实地调查数据对充分统计量及相关参数进行估计,进而判断医疗保障各个制度的补偿水平是否达到最优。

4.政策模拟法

在设计适合不同经济发展水平下的医疗保障筹资方案时,采用政策模拟法。政策模拟法是将不同政策方案通过政策变量及其外生变量取值输入建立的经济模型,在分析模拟结果的基础上进行评价的方法。本研究通过调整各项医疗保障制度的起付线、补偿比例和最高支付限额,利用个人收入、企业利润、财政支出等变量模拟计算出符合经济发展水平的各项医疗保障制度的最优筹资水平。

5.问卷调查法

在测算民族地区居民健康素养水平时,采用问卷调查法收集相关数据。结合民族地区的实际情况,课题组成员和相关专家在"全国居民健康素养监测调查问卷"的基础上,共同研讨设计出"民族地区居民健康素养调查问卷"。本研究组织经过培训的课题组成员到湖北省恩施土家族苗族自治州对居民进行了入户调查。依托此调查数据,对民族地区居民健康素养及其影响因素进行实证分析。

6.访谈法

在分析民族地区医疗保障治理机制时,采用访谈法获得相关资料。课题组选取内蒙古自治区、贵州省和河北的民族地区为调查地点。每个省区抽取1个市(盟、州),每个市(盟、州)抽取1个县,每个县抽取2个乡镇,每个乡镇

---

①MERTON R C. An analytic derivation of the cost of deposit insurance and loan guarantees An application of modern option pricing theory[J]. Journal of Banking &.Finance.1977,(11):3-11.

抽取 3～4 个村。经过培训的课题组成员对调查地区市、县、乡医疗保障局和医保中心的工作人员进行座谈交流，对村医、村民就医疗保障相关工作、就医行为等进行深入访谈。

三、实地调研与数据采集

本研究使用数据分为三类：第一类是实地调研数据，课题组分别对内蒙古自治区兴安盟及其所辖乌兰浩特市、贵州省黔东南苗族侗族自治州及其所辖三穗县、湖北省恩施土家族苗族自治州的鹤峰县和建始县以及河北省承德市宽城满族自治县进行了实地调查；第二类是微观调查数据，主要包括 2018 年中国健康与养老追踪调查数据（简称 CHARLS）和 2020 年中国家庭追踪调查数据（简称 CFPS）；第三类是宏观统计数据[①]。

（一）内蒙古自治区一盟一市调研内容

1. 兴安盟调研内容

兴安盟位于内蒙古自治区东北部，地处大兴安岭向松嫩平原过渡带，地形以山地丘陵为主。全盟总面积近 6 万平方千米，现辖 2 个县级市、1 个县、3 个旗。截至 2022 年末，兴安盟户籍人口 161.89 万人，少数民族人口占总人口的47％，其中蒙古族人口占 42％，是全国蒙古族人口比例较高地区。全盟 2022 年的地区生产总值达 681.53 亿元，城镇常住居民人均可支配收入 36315 元，农村牧区常住居民人均可支配收入 15399 元[②]。

课题组于 2021 年 7 月对兴安盟医疗保障体系运行状况进行了实地调研。此次调研以访谈形式为主，主要了解兴安盟医疗保障治理机制的现状，具体包括三个部分的内容：第一部分是了解医疗保障经办机制的基本情况，主要涉及经办管理体制、经办能力建设和经办实施效果；第二部分是了解医疗保障信息化的建设情况，主要涉及信息系统建设、信息安全维护和信息化建设效果；第三部分是了解医疗保障监督管理的基本情况，主要涉及医疗保障服务的监督管理和基金的监督管理。

2. 乌兰浩特市调研内容

乌兰浩特市位于兴安盟东部，处于大兴安岭南麓、科尔沁草原与松辽平原

---

①本书中的数据如果没有特殊说明，均来自历年的《中国统计年鉴》和各省（自治区、直辖市）历年的统计年鉴。

②兴安盟行政公署.2022 年兴安盟主要经济指标增速与全国、全区对比情况[EB/OL].[2023-01-01].http://xam.gov.cn/xam/index/index.html.

接合处，地势西北高、东南低。全市土地总面积2353.5平方千米，辖5个镇、10个街道办事处、3个园区。截至2022年末，乌兰浩特市户籍人口32.22万人，居住着蒙古族、汉族、满族、回族、朝鲜族等19个民族，少数民族人口占总人口的39％。全市2022年的地区生产总值达218.15亿元，城镇和农村牧区常住居民人均可支配收入分别达到39505元和22379元[①]。

课题组分别于2019年8月和2021年7月两次到乌兰浩特市进行实地调研。调研内容包括三个方面：第一，收集乌兰浩特市医疗保障制度的相关资料，具体包括相关政策文件和近三年的工作报告；第二，与乌兰浩特市医疗保障局相关工作人员进行座谈，了解城镇职工基本医疗保险制度、城乡居民基本医疗保险制度、城乡居民大病保险制度和城乡医疗救助制度的运行情况；第三，与乌兰浩特市人民医院的相关工作人员进行访谈，并收集乌兰浩特市人民医院2018—2020年居民就诊医保结算系统相关资料。

（二）贵州省一州一县调研内容

1. 黔东南苗族侗族自治州调研内容

黔东南苗族侗族自治州位于贵州省东南部，地处云贵高原向湘桂丘陵盆地过渡地带，总体地势西、南、北面高而东部低。全州总面积30282平方千米，辖1个市、15个县。截至2022年末，黔东南苗族侗族自治州户籍人口489.6万人，少数民族人口约占总人口的82％，其中苗族人口约占43.6％，侗族人口约占30.6％。全州2022年的城镇常住居民人均可支配收入39299元，农村常住居民人均可支配收入13148元。

课题组于2022年1月对黔东南苗族侗族自治州医疗保障体系运行状况进行了实地调研。此次调研采用访谈形式，了解医疗保障治理机制的现状，主要涉及医疗保障的经办机制、信息化建设和监督管理运行的基本情况和实施效果。

2. 三穗县调研内容

三穗县位于黔东南苗族侗族自治州东北部，全县总面积1035平方千米，辖7个镇、2个乡、2个街道、90个中心村、9个居民社区和1个省级经济开发区。截至2022年末，三穗县总人口23万人，其中苗族、侗族等14个少数民族占总人口的67.2％，是一个少数民族聚居县。全县2022年的地区生产总值55.6504亿元，城镇居民人均可支配收入39749元，农村居民人均可支配收入13576元[②]。

---

① 乌兰浩特市2022年国民经济和社会发展统计公报。
② 2022年三穗县国民经济和社会发展统计公报。

　　课题组于2022年1月在三穗县开展实地调研。调研内容分为四个方面：第一，收集三穗县医疗保障制度的相关资料，具体包括相关政策文件和近三年工作报告；第二，分别与县医疗保障局、县医疗保障事业服务中心、县中医院等相关领导和工作人员进行座谈，了解三穗县医疗保障经办管理、信息化建设和监督管理的基本情况；第三，与乡镇医保中心工作人员进行座谈交流，了解经办、信息化建设和基金监管在基层实施的基本情况；第四，访谈当地的村医、村民，深度了解农村居民对医疗保障和医疗服务的需求与评价。

　　（三）宽城满族自治县调研内容

　　河北省承德市宽城满族自治县地处两省四市交界，属于山区县，全县总面积1952平方千米，辖1个省级经济开发区、10个镇、8个乡、205个行政村和5个社区。截至2022年末，宽城满族自治县户籍总人口26.0227万人，其中满族人口占75.6%。全县2022年的地区生产总值实现156.5744亿元，城镇居民人均可支配收入41120元，农村居民人均可支配收入18538元[①]。

　　课题组于2021年8月在宽城满族自治县开展实地调研。调研内容分为三个方面：第一，收集宽城满族自治县医疗保障制度的相关资料，具体包括相关政策文件和近三年工作报告；第二，与县医保局相关工作人员围绕医疗保障治理机制问题展开访谈，主要了解医疗保障经办管理体制运行、医疗保障信息化建设和医疗保障监督管理的实施效果；第三，访谈当地的村医、村民，深度了解农村居民对医疗保障和医疗服务的需求与评价。

　　（四）恩施土家族苗族自治州两县调研内容

　　恩施土家族苗族自治州位于湖北省西南部，地貌以碳酸盐岩组成的高原型山地为主体。全州总面积2.4万平方千米，辖2个市、6个县。截至2022年末，全州户籍人口400.25万人，除汉族外，还居住着土家族、苗族、侗族、白族、蒙古族、回族等28个少数民族。2022年全州地区生产总值达1402.2亿元，城镇常住居民人均可支配收入35927元，农村常住居民人均可支配收入14384元。

　　课题组于2017年8月对湖北省恩施土家族苗族自治州的农户进行了问卷调查。此次调查采取多阶段分层整群随机抽样的方法，以鹤峰县和建始县为样本，每个县抽取2～3个乡镇，每个乡镇抽取2～3个村，每个村抽取60户。共发放780份调查问卷，回收有效问卷730份，回收率93.6%。调查主要围绕民族地区

---

　　①宽城满族自治县二〇二二年国民经济和社会发展统计公报。

居民健康素养的基本情况展开，具体包括三个方面的内容：一是居民的健康知识知晓状况；二是居民的健康技能具备状况；三是居民的健康行为形成状况。

（五）微观调查数据

1.中国健康与养老追踪调查数据

中国健康与养老追踪调查（China Health and Retirement Longitudinal Study，CHARLS）是由武汉大学和北京大学共同执行的大型跨学科调查项目，旨在收集一套代表中国45岁及以上中老年人家庭和个人的高质量微观数据，用以分析我国人口老龄化问题，推动老龄化问题的跨学科研究。CHARLS全国基线调查于2011年开展，覆盖150个县级单位，450个村级单位。本研究采用CHARLS（2018年）数据库中居住地为民族八省（自治区）的样本，内容涉及个人基本信息、健康状况、收支状况和医疗保险等信息。[①]

2.中国家庭追踪调查数据

中国家庭追踪调查（简称CFPS）由北京大学中国社会科学调查中心实施的一项全国性、综合性的社会追踪调查项目，旨在通过追踪收集个体、家庭、社区三个层面的数据，反映中国社会、经济、人口、教育和健康的变迁。CFPS于2010年开始在全国范围内正式开展调查，样本覆盖25个省（自治区、直辖市），最终样本规模为14960户，调查对象包含样本家户中的全部家庭成员，每两年访问一次。本研究采用CFPS（2020年）数据库中居住地为民族八省区的样本，主要涉及个人基本信息、个人收入、是否住院、医疗总费用、自付费用和报销比例等信息。

（六）宏观统计数据

本研究采用的宏观统计数据来源主要包括历年的《中国统计年鉴》《中国卫生健康统计年鉴》《中国民族统计年鉴》《中国西部统计年鉴》以及各省（自治区、直辖市）历年的《统计年鉴》《卫生健康统计年鉴》等。同时，本研究通过查找国家统计局、人力资源和社会保障部、国家医疗保障局、国家卫生健康委员会、国家民族事务委员会、民政部、教育部以及各省（自治区、直辖市）相关部门官网收集相应宏观统计数据和政策文件等资料。

---

①中国健康与养老追踪调查[EB/OL].https://charls.pku.edu.cn/gy/gyxm.htm.

第二章　民族地区医疗保障运行的外部环境

医疗保障体系的构建与完善受到多种外部因素的影响，如经济环境、社会环境和自然环境等。这些因素相互作用并共同制约着医疗保障体系的发展[①]。与东部发达地区相比，民族地区大多属于经济欠发达地区，在医疗保障各项目的参保率、医疗服务利用水平以及医疗卫生资源分配方面与东部发达地区存在较大差距[②③④⑤]。民族地区居民对医疗保障的需求也与其他地区有所不同，因此，在完善和优化民族地区医疗保障体系的过程中，必须充分考虑医疗保障体系运行的外部环境的特点，对医疗保障的筹资机制、补偿机制和治理机制进行设计，构建具有中国特色的民族地区医疗保障体系，继续巩固脱贫攻坚成果，逐步提升民族地区居民健康水平，提升民族地区居民的获得感和幸福感。

第一节　民族地区医疗保障运行的经济环境

稳定的经济基础是医疗保障供给能力持续发挥作用的决定性因素。由于地理位置和自然环境的限制，民族地区经济发展相对落后，生活水平普遍低于其他地区，居民收入水平普遍偏低，医疗保障供款能力较弱，居民参保积极性不高。此外，民族地区医疗保障体系面临很多问题，如现有的医疗保障体系没有覆盖所有民族地区居民、财政投入力度不足、卫生基础设施建设落后，等等。

①穆怀中.社会保障国际比较[M].北京:中国劳动社会保障出版社，2007:7.

②郭振友,石武祥,张丽华,等.西部民族地区某高校大学生城居医保参保情况及影响因素分析[J].郑州大学学报(医学版),2013,48(1):109-111.

③周明华,张青锋,冯毅.贵州省少数民族地区卫生资源配置及服务利用差异性分析[J].中国卫生经济,2019,38(6):45-48.

④樊长佳,黄葭燕,梁笛.西部某地区居民卫生服务利用研究[J].中国医院管理,2021,41(7):37-42.

⑤柳建文.防控能力建设、资源优化配置与国际协作:我国民族地区公共卫生治理研究[J].云南民族大学学报(哲学社会科学版),2021,38(1):102-109.

因此，需要分析民族地区的经济环境，为优化民族地区医疗保障体系奠定基础。

一、经济环境与医疗保障的关系

医疗保障事业只有在与社会经济发展的互动中才能得到发展，国家的医疗保障水平应当与其经济发展水平相适应。一个国家或地区经济发展水平的高低决定了其医疗保障水平的高低。一般来说，经济发展水平较高的国家或地区，其医疗保障水平相对较高；经济发展水平较低的国家或地区，其医疗保障水平也相对较低。

（一）经济发展水平影响医疗保障制度的需求和利用

经济发展水平是影响医疗需求最重要的因素之一[①]，不同经济收入的人对医疗保障的需求和利用存在差异。经济收入越高，人们参加社会基本医疗保险和商业健康保险的概率越高，越有可能享受到更多的医疗资源，从而降低医疗费用对家庭的冲击力度，医疗需求收入弹性较低[②③④⑤]。经济收入越低，人们参加社会基本医疗保险和商业健康保险的概率越低。尤其是经济困难的群体，即使参加了社会基本医疗保险，一旦患大病，自付部分的费用仍难以承受，从而减少就医，甚至放弃就医[⑥]。

（二）经济发展水平影响医疗保障基金的收支平衡

经济发展水平是影响医保基金收支平衡运行的重要因素之一[⑦]。不同经济发展水平对医保基金收支平衡的影响存在差异。一个地区的经济发展水平越高，

[①]CHOU W L, WANG Z. Regional inequality in China's health care expenditures. Health Economics, 2009,18:137-146.

[②]丁少群，苏瑞珍.我国农村医疗保险体系减贫效应的实现路径及政策效果研究——基于收入再分配实现机制视角[J].保险研究,2019(10):114-127.

[③]周坚，申曙光.社会医疗保险政策对医疗服务需求影响效应的实证研究——基于广东省云浮市参保群体的分析[J].保险研究,2010(3):63-71.

[④]叶明华.医疗服务于农民：奢侈品还是必需品？——基于1990—2009年城乡医疗需求收入弹性比较研究[J].农业经济问题,2011,32(6):30-35+110.

[⑤]祝嫦娥，宋宝香.经济水平、户籍与医疗保险——基于CGSS2015的实证数据[J].中国卫生事业管理,2019,36(8):587-591.

[⑥]李亚青.医疗保障对健康平等的影响机制和精准化改进路径[J].社会保障评论,2022,6(2):59-73.

[⑦]王晓燕，宋学锋.老龄化过程中的医疗保险基金:对使用现状及平衡能力的分析[J].预测,2004,(6):5-9.

意味着该地区居民的收入水平越高，政府的财政能力越强，从而能有效地补足医保基金收支缺口，有利于医保基金的收支平衡[①]。经济发展水平越低的地区，地方财政无力弥补医保基金收支缺口，不利于医保基金的收支平衡。

二、民族地区的经济发展状况

改革开放以来，我国对民族地区的扶持力度持续增强，民族地区的经济发展水平不断提升，但其增长速度普遍低于全国平均水平。本研究将从地区生产总值和产业结构两个方面来比较民族地区和全国经济发展平均水平的差异。

（一）民族地区的地区生产总值

地区生产总值是经济核算体系中一个重要的综合性指标，也是衡量地区经济实力和经济发展水平的核心指标。表2-1描述了2016—2020年全国平均GDP[②]和民族地区的地区生产总值。由表2-1可知，我国民族地区的地区生产总值近年来持续增长，这与全国经济发展的整体趋势相吻合，但民族地区的地区生产总值在全国GDP(国内生产总值)中的比重在整体上呈下降趋势，由2016年的10.7%下降到了2020年的10.3%。

表2-1　2016—2020年全国平均GDP和民族地区的地区生产总值（单位：亿元）

地区和全国	2016年	2017年	2018年	2019年	2020年
内蒙古自治区	18128.10	16096.21	17289.22	17212.53	17359.82
广西壮族自治区	18317.64	18523.26	20352.51	21237.14	22156.69
宁夏回族自治区	3168.59	3433.56	3705.18	3748.48	3920.55
新疆维吾尔自治区	9649.70	10881.96	12199.08	13597.11	13797.58
西藏自治区	1151.41	1310.92	1477.63	1697.82	1902.74
青海省	2572.49	2624.83	2865.23	2965.95	3005.92
云南省	14788.42	16376.34	17881.12	23223.75	24521.90
贵州省	11776.73	13540.83	14806.45	16769.34	17826.56

---

①姜兆秋.我国医疗保险基金支出水平的影响因素研究——基于2011—2017年省级面板数据的实证分析[D].济南：山东大学,2019.

②本书采用的各项统计数据均不包含香港特别行政区、澳门特别行政区及台湾地区数据。部分数据因四舍五入原因，存在与分项合计不全等的情况。

续表

地区和全国	2016年	2017年	2018年	2019年	2020年
全国平均GDP	24004.10	26681.34	29042.24	31963.39	32773.74
民族地区地区生产总值	79553.08	82787.91	90576.42	100452.12	104491.80
民族地区地区生产总值占全国GDP的比例/（％）	10.7	10.0	10.1	10.1	10.3

除内蒙古自治区的地区生产总值呈现"W形"增长外，其他民族地区的地区生产总值均呈直线增加态势。民族地区的地区生产总值均低于全国平均水平，地区经济实力较弱。其中，宁夏回族自治区、青海省和西藏自治区的地区生产总值远低于其他五个民族地区，尤其是西藏自治区，地区生产总值年均只有一千多亿元，是全国GDP规模排名最后的省份，经济发展相对落后。

地区生产总值指数/GDP指数是反映一定时期内地区生产总值/国内生产总值变动的相对数，能够直观地展现一个地区或国家经济发展的程度及其变化趋势。图2-1描述了2011—2020年民族地区地区生产总值指数与全国GDP指数的发展趋势。由该图可知，我国民族地区的经济增长速度一直以来都高于全国平均水平，这源于民族地区拥有更多的发展空间和更多的政策倾斜。但是近年来，受到全国经济新态势的转变和新冠病毒感染疫情的双重影响，民族地区经济增长率出现明显的下降趋势，民族地区在经济发展过程中遭遇障碍，出现后劲不足的现实问题。

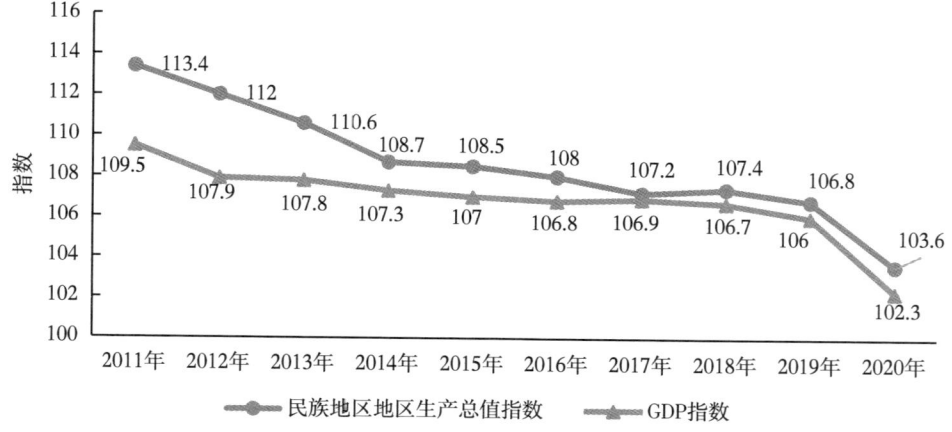

图2-1　2011—2020年民族地区地区生产总值指数与全国GDP指数发展趋势

（二）民族地区的产业结构

产业结构是指三次产业及其内部的比例关系，一个国家不同的发展阶段，有着不同的产业结构。一般一个国家的产业结构发展大体上会经历"一、二、三"格局、"二、一、三"格局和"三、二、一"格局，分别对应的是"以传统农业为主体的发展阶段""工业化发展阶段""高效益的综合发展阶段"。目前我国的产业结构已经处于"高效益的综合发展阶段"，2020年我国三次产业的总量比为7.7：37.8：54.5。但是，我国民族地区之间的产业结构仍然存在差异，表2-2描述的是2018—2020年全国平均和民族地区的产业结构。

表2-2　2018—2020年全国平均和民族地区的产业结构　（单位：亿元）

地区和全国		第一产业			第二产业			第三产业		
		2018年	2019年	2020年	2018年	2019年	2020年	2018年	2019年	2020年
内蒙古自治区		1753.8	1863.2	2025.1	6807.3	6818.9	6868.0	8728.1	8530.5	8466.7
广西壮族自治区		3019.4	3387.7	3555.8	8072.9	7077.4	7108.5	9260.2	10772.0	11492.4
宁夏回族自治区		279.9	279.9	338.0	1650.3	1584.7	1609.0	1775.1	1883.8	1973.6
新疆维吾尔自治区		1692.1	1781.8	1981.3	4923.0	4795.5	4744.5	5584.0	7019.9	7071.9
西藏自治区		130.3	138.2	150.7	628.4	635.6	798.3	719.0	924.0	953.8
青海省		268.1	301.9	334.3	1247.0	1159.8	1143.6	1350.1	1504.3	1528.1
云南省		2498.9	3037.6	3598.9	6957.4	7961.6	8287.5	8424.8	12224.6	12635.5
贵州省		2159.5	2280.6	2539.9	5755.5	6058.5	6211.6	6891.4	8430.3	9075.1
全国平均		2088.6	2273.3	2507.5	11768.9	12456.9	12404.0	15796.8	17270.0	17747.1
民族地区	产业总值	11802.0	13070.9	14524.0	36041.8	36092.0	36771.0	42732.7	51289.4	53197.1
	产业比重/（％）	13.0	13.0	13.9	39.8	35.9	35.2	47.2	51.1	50.9
	占全国比例/（％）	18.23	18.55	18.68	9.88	9.35	9.56	8.73	9.58	9.67

由表2-2可知，民族地区的"一、二、三"产业整体呈增长趋势，大部分民族地区的第三产业增加值高于第二产业和第一产业的增加值，有部分民族地区的"二、三"产业增加值低于全国平均水平，民族地区的"二、三"产业比

重整体呈下降趋势，在全国生产总值中占比较低。除广西壮族自治区、云南省和贵州省外，其他民族地区的第一产业增加值也均低于全国平均水平。

2018—2020年民族地区第一产业的总量比重均高于全国第一产业的总量比重，第三产业的总量比重均低于全国第三产业的总量比重。以2020年为例，民族地区第一产业的比重比全国平均第一产业比重（7.7%）高出6.2个百分点，第三产业的比重较全国第三产业比重（54.5%）低了3.6个百分点。这表明，我国民族地区虽然同样拥有着"三、二、一"产业格局，但与全国其他省份相比，第一产业比重还有下降的空间，第二、三产业比重还有提升的空间，产业结构还有待进一步优化。

三、民族地区的财政收支状况

为促进民族地区社会经济的发展，缩小与其他地区的差距，我国一般通过各类财政转移支付和其他方式，增加对民族地区的资金投入[①]。一般公共预算是以税收为主体的财政收入，是主要用于保障和改善民生、推动经济社会发展、维护国家安全、维持国家机构正常运转等方面的收支预算，在一定程度上可以反映某一地区的政府财力。2018—2020年全国平均和民族地区的一般公共预算收支的基本情况如表2-3所示。

表2-3　2018—2020年全国平均和民族地区的一般公共预算收支（单位：亿元）

地区和全国	一般公共预算收入			一般公共预算支出		
	2018年	2019年	2020年	2018年	2019年	2020年
内蒙古自治区	1857.65	2059.69	2051.20	4831.46	5100.91	5270.16
广西壮族自治区	1681.45	1811.89	1716.94	5130.74	5850.96	6179.47
宁夏回族自治区	436.53	423.58	419.44	1419.06	1438.29	1480.36
新疆维吾尔自治区	1531.42	1577.63	1477.22	5012.45	5315.49	5533.16
西藏自治区	230.35	221.99	220.99	1970.68	2187.75	2210.92
青海省	272.89	282.25	297.99	1647.43	1863.67	1932.40
云南省	1994.35	2073.56	2166.69	6075.03	6770.09	6974.02
贵州省	1726.85	1767.47	1786.80	5029.68	5948.74	5739.50

①中华人民共和国中央人民政府.中国的民族区域自治[EB/OL].http://www.gov.cn/zhengce/2005-09/13/content_2615742.htm.

地区和全国		一般公共预算收入			一般公共预算支出		
		2018年	2019年	2020年	2018年	2019年	2020年
全国平均		3158.17	3260.66	3230.42	6070.85	6572.36	6793.01
民族地区	总预算	9731.49	10218.06	10137.27	31116.53	34475.90	35319.99
	占全国比例/（%）	9.94	10.11	10.12	16.53	16.92	16.77

由表2-3可知，2018—2020年，我国民族地区一般公共预算收支不平衡，各年份均呈现支出大于收入的现象。2018—2020年，新疆维吾尔自治区、内蒙古自治区和广西壮族自治区的一般公共预算收入与全国保持相同的"倒U形"变动；青海省、云南省和贵州省一般公共预算收入逐年增加；西藏自治区和宁夏回族自治区的一般公共预算收入逐年减少。除贵州省外，其他民族地区的一般公共预算支出与全国保持相同的直线上升趋势。其中，云南省这三年的一般公共预算收支在民族八省区中均为最高。

2018—2020年，除云南省外，其他民族地区的一般公共预算支出低于全国平均水平。民族地区的一般公共预算收支占全国地方一般公共预算收支的比例均未超过20%，其中，一般公共预算收入的比重在缓慢上升，一般公共预算支出的比重呈"倒U形"变动。以2020年为例，2020年全国地方一般公共预算收入为100143.16亿元，地方一般公共预算支出为210583.46亿元，民族地区的一般公共预算收入占全国一般公共预算收入的10.12%，支出占全国一般公共预算支出的16.77%，且支出超过收入25182.72亿元。由此可见，我国民族地区的一般公共预算不足，占比不高。

四、民族地区居民的收支状况

（一）民族地区居民人均可支配收入

居民可支配收入是指居民在调查期内获得的、可用于最终消费支出和储蓄的总和，即居民可以用来自由支配的收入，包括现金收入和实物收入。居民人均可支配收入是居民可支配收入除以常住人口数后得到的平均数。居民人均可支配收入是消费开支的决定性因素，因而常被用来衡量一个地区的居民生活水平。

表 2-4 描述的是 2015—2020 年全国以及民族地区居民的人均可支配收入。由表 2-4 可知，2015 年到 2018 年间，除内蒙古自治区和 2016 年的贵州省以外，其他民族地区的居民人均可支配收入均比全国的居民人均可支配收入低。从 2019 年开始，内蒙古自治区的居民人均可支配收入比全国的居民人均可支配收入低，且差距逐年拉大。以 2020 年为例，全国的居民人均可支配收入达到了 32188.8 元，比民族八省区收入最高的内蒙古自治区高 691.5 元，比收入最低的西藏自治区高 10444.7 元。

表 2-4　2015—2020 年全国以及民族地区居民人均可支配收入　　（单位：元）

地区和全国	年份					
	2015 年	2016 年	2017 年	2018 年	2019 年	2020 年
内蒙古自治区	22310.1	24126.6	26212.2	28375.7	30555.0	31497.3
广西壮族自治区	16873.4	18305.1	19904.8	21485.0	23328.2	24562.3
新疆维吾尔自治区	16859.1	18354.7	19975.1	21500.2	23103.4	23844.7
西藏自治区	12254.3	13639.2	15457.3	17286.1	19501.3	21744.1
宁夏回族自治区	17329.1	18832.3	20561.7	22400.4	24411.9	25734.9
青海省	15812.7	17301.8	19001.0	20757.3	22617.7	24037.4
云南省	15222.6	16719.9	18348.3	20084.2	22082.4	23294.9
贵州省	13696.6	25121.1	16703.6	18430.2	20397.4	21795.4
全国	21966.2	23821.0	25937.8	28228.0	30732.8	32188.8

表 2-5 描述的是 2015—2020 年全国居民按收入五等分分组的人均可支配收入发展趋势。该表将居民收入分为低收入组家庭、中间偏下收入组家庭、中间收入组家庭、中间偏上收入组家庭和高收入组家庭，并分别统计了人均可支配收入，结合表 2-4 能够更直观地看出各民族地区与全国人均水平的差距。通过比较可知，除内蒙古自治区与 2016 年的贵州省外，其余民族地区的人均可支配收入均未达到 20% 中间收入组家庭的人均可支配收入标准。2020 年，可支配收入最低的西藏自治区相较于 20% 中间收入组家庭人均可支配收入，差距达到了

4504.8元。由此可知，民族地区居民的人均可支配收入水平与全国其他地区相比普遍更低。

表 2-5　2015—2020 年全国居民按收入五等分分组的人均可支配收入发展趋势（单位：元）

组别	2015年	2016年	2017年	2018年	2019年	2020年
20% 低收入组家庭人均可支配收入	5221.2	5528.7	5958.4	6440.5	7380.4	7868.8
20% 中间偏下收入组家庭人均可支配收入	11894.0	12898.9	13842.8	14360.5	15777.0	16442.7
20% 中间收入组家庭人均可支配收入	19320.1	20924.4	22495.3	23188.9	25034.7	26248.9
20% 中间偏上收入组家庭人均可支配收入	29437.6	31990.4	34546.8	36471.4	39220.5	41171.7
20% 高收入组家庭人均可支配收入	54543.5	59259.5	64934.0	70639.5	76400.7	80293.8

（二）民族地区居民消费结构

居民消费结构是指各类消费支出在费用总支出中所占的比例。它是宏观经济的一个重要指标，能够体现出一个地区的经济发展水平和社会文化习俗。表 2-6 描述的是 2020 年全国和民族地区居民人均消费支出构成的情况。由表可知，全国范围内，居民消费类别前三名为食品烟酒、居住和交通通信，分别占居民消费总支出的 30.16%、24.59% 和 13.02%；在民族地区，消费类别的前三位与全国总体水平基本一致。例如，西藏自治区的食品烟酒消费占当地消费总支出的 36.19%，居住占当地消费总支出的 22.46%，交通通信占当地消费总支出的 15.03%。与全国总体情况相比较，部分民族地区，如内蒙古自治区、宁夏回族自治区、青海省在交通通信方面的支出高于全国平均水平，这是由于民族地区地理位置相对偏远，基础设施建设成本较高，民族地区居民使用现代交通通信设施需要负担更高的费用。同时，民族地区的食品烟酒及居住消费都低于全国人均水平，食品烟酒方面消费低是由于民族地区居民人均可支配收入低，较低的人均可支配收入抑制了居民的消费能力。居住消费略低则是因为民族地区房价较低，但随着生活水平的提高，民族地区也将面临房价上涨、居住成本提高的变化。

表2-6　2020年全国和民族地区居民人均消费支出构成　　（单位：元）

地区和全国	消费总支出	消费支出构成							
		食品烟酒	衣着	居住	生活用品及服务	交通通信	教育文化娱乐	医疗保健	其他用品及服务
内蒙古自治区	19794.5	5686.1	1568.3	4148.6	1119.2	3099.2	1835.9	1891.5	445.8
广西壮族自治区	16356.8	5591.5	595.0	3579.0	929.1	2107.9	1766.2	1540.7	247.3
新疆维吾尔自治区	16512.1	5225.9	1138.9	3304.7	1031.0	2318.9	1488.4	1611.7	392.7
贵州省	14873.8	4606.9	944.6	2998.2	901.1	2218.0	1636.7	1269.6	298.7
云南省	16792.4	5092.1	868.3	3469.8	958.5	2709.4	1835.8	1547.4	311.0
西藏自治区	13224.8	4786.6	1137.2	2970.5	838.6	1987.5	550.9	589.9	363.6
青海省	18284.2	5224.5	1301.4	3618.5	1073.4	3121.0	1521.3	1975.7	448.5
宁夏回族自治区	17505.8	4816.3	1263.9	3348.8	1037.2	2922.0	1760.6	1906.3	450.7
全国	21209.9	6397.3	1238.4	5215.3	1259.5	2761.8	2032.2	1843.1	462.2

居民消费结构中的另一个重要衡量指标是居民教育、文化和娱乐消费占消费总支出的比例。近年来，教育、文化和娱乐消费在满足人民群众日益增长的美好生活需要方面的作用日益凸显，也催生出许多新业态和新消费模式。全国居民教育、文化和娱乐人均消费达到了2032.2元，占总消费的9.58%；而民族地区的居民教育、文化和娱乐人均消费均未到达2000元，且在总消费中的占比普遍较低。

第二节　民族地区医疗保障运行的社会环境

社会环境包括社会规范、物质文化、价值观、风气习俗、人口、教育和医疗等诸多要素，是这些要素的总和[①]。我国是个多民族的国家，各民族分布在不

①王友成.试论网络时代思想政治教育活动中的社会文化环境因素[J].周口师范学院学报,2005,(4):71-73.

同区域，经济发展水平和历史经历都不尽相同，造成民族地区的人口、教育、文化和医疗卫生资源与其他地区存在差异。因此，在完善民族地区医疗保障制度的过程中，必须充分考虑文化、人口、教育和医疗卫生资源对其医疗保障制度建立与完善的影响与制约作用。

一、社会环境与医疗保障的关系

（一）文化习俗与医疗保障的关系

一个国家或地区的文化习俗对医疗保障的影响是长期且深刻的。文化习俗是影响医疗文化的重要因素之一。不同的文化习俗对医疗文化的影响存在差异。有些文化习俗有利于形成良好的医疗文化，促进医疗保障制度的发展；而有些文化习俗不利于良好医疗文化的形成，阻碍医疗保障制度的发展。不同文化背景下的疾病观念和就医行为存在差异，容易形成多元化医疗保障体系，直接影响现代医疗保障制度的构建与完善[1]。

（二）人才资源与医疗保障的关系

人才资源是第一资源，也是影响医疗保障的重要因素之一。不同地区在医疗卫生人才资源的数量、质量、结构等方面都存在差距。丰富且优质的人才资源有利于医疗服务水平的提升，促使群众有效地享受高质量医疗卫生服务。稀缺且低质量的人才资源不利于医疗服务水平的提升，无法满足人民群众对优质医疗服务的需求，不利于医疗保障制度的发展。与其他地区，尤其是发达地区相比，民族地区由于经济发展水平低、地区环境有差异、城市化进程慢等，拥有的人才数量较少，高学历、高技术、高水平人才较为短缺，且民族地区往往难以吸引年轻人才[2]。

（三）医疗卫生资源与医疗保障的关系

医疗卫生资源是维护居民健康的重要物质基础，其配置影响着医疗保障制度的公平性。受地理环境、交通条件等多种因素的影响，不同地区间的医疗卫生资源配备存在差异[3]，主要表现在以下两个方面。

---

① 王建伟，严锦航.民族地区健康促进与医疗保障研究述评[J].西藏民族大学学报（哲学社会科学版），2018,39(2):120-126.

② 姜文娟，吕伊然，毛阁琦，等.新型医疗体制改革后我国卫生人力资源现状分析[J].中国卫生产业，2021,18(3):192-194.

③ 董恩宏，李国红，蔡雨阳，等.医疗卫生资源配置区域差异化研究综述[J].中国卫生资源，2016,19(5):390-393.

一方面，医疗卫生资源配置影响医疗保障制度的受益公平性。不同医疗卫生资源的配置对医疗保障制度受益公平性的影响存在差异。医疗卫生资源配置水平越高、越集中的地区，医疗保障制度的受益公平性越好。医疗卫生资源配置水平越低、越分散的地区，医疗保障制度的受益公平性越差。医疗卫生资源配置的不合理直接影响居民可获得的医疗待遇水平和医疗保障水平，加剧地区之间资源配置的不平衡，拉大不同地区之间医疗服务的差距，造成医疗保障制度内部的不公平，不利于医疗保障制度发挥其保障人民健康、维护社会稳定的作用[1]。不同医疗卫生资源配置水平下居民的受益公平性存在差异，我国目前不合理的医疗卫生资源配置结构制约了居民受益的公平性。由于医疗卫生资源供给机制不合理，医疗卫生资源配置存在地区差异，参加同一医疗保险制度的人群无法享受相同或相近待遇水平的医疗保障待遇，医疗服务的可及性和公平性难以改善，无法发挥医疗保障制度真正的"保障"作用。

另一方面，医疗卫生资源的质量影响医疗服务质量。促进优质医疗卫生资源公平分布是医疗卫生体制改革的主要目标之一。不同质量的医疗卫生资源对医疗服务质量的影响存在差异。优质医疗卫生资源越多的地区，居民得到的医疗服务质量越好。优质医疗卫生资源较少的地区，居民难以享受较好的医疗服务。目前，我国优质医疗卫生资源主要集中在中心城市的大型公立医院，部分大城市高精尖医疗设备的配备率与医疗技术、住院条件等已接近甚至超过发达国家。而欠发达地区的医疗卫生资源配置相对匮乏，医疗技术水平落后，与之形成鲜明对比[2]。

二、民族地区的文化习俗

民族文化涉及语言文字、生活方式、婚姻家庭、宗教信仰、民族心理、风俗习惯、传统节日等许多方面，是体现民族特征的物质和精神财富的总和[3]。医疗保障在民族地区的运行必然受到地区文化的影响，其中传统就医观念和民族医药文化会直接影响居民就医行为选择，对医疗保障制度的运行产生重要影响。

---

① 李鑫梅,李跃平.基于卫生资源供给结构视角对新型农村合作医疗制度受益公平性的研究[J].中国社会医学杂志,2022,39(2):234-237.

② 安艳芳.我国优质医疗资源分布特点与改善策略[J].中国卫生质量管理,2011,18(5):110-113.

③ 崔明德,温欣.中国民族文化研究述评[J].烟台大学学报（哲学社会科学版）,2021,34(1):67-85.

（一）民族地区的传统就医理念

中国的少数民族群众大多有宗教信仰，有的民族多数群众信仰某一种宗教[1]。例如，基诺族、怒族、羌族、彝族、哈尼族、珞巴族等以信仰原始宗教为主，藏族、蒙古族、土族、裕固族等信仰藏传佛教的较多，还有部分民族群众信仰东正教、天主教和道教[2][3]。

宗教信仰会影响人们的疾病观念和就医行为，且不同的宗教信仰对人们的就医用药行为的影响存在差异。信仰原始宗教的人一般认为，疾病是由超自然的神灵、祖先、鬼怪等引起的。大多学者将这种疾病观归为"萨满"教体系。因此，在治疗选择上他们会更加侧重卜算病因、请求神助[4]。

（二）民族地区的民族医药文化

"民族医药"是指中国少数民族的传统医药[5]。我国是个多民族的国家，不同民族在长期与疾病的斗争中形成了自己独有的民族医药，例如，藏族医药、蒙古族医药、土家族医药、彝族传统医药等。截至2003年底，全国共有民族医院157个，其中藏医院55个、蒙医医院41个、维吾尔医医院35个、傣医医院1个，其他民族医院25个[6]。长期形成的民族医药文化潜移默化地影响着人们的就医行为，构成了民族医药、现代医药和民间医药的多元医药体系，形成了具有鲜明特色的民族地区医疗保障制度。

不同的民族医药之间也存在着明显差异，主要体现在三个方面。一是不同民族的医药理论存在差异。例如，藏医药的医药理论主要受五源学说和三因学说的影响[7]，但羌医药的医药理论主要来源于石病、管道学说和中周论[8]。二是

---

①中华人民共和国中央人民政府.中国的民族区域自治[EB/OL].http://www.gov.cn/zhengce/2005-09/13/content_2615742.htm.

②杜军林.对西北少数民族宗教信仰与政治文化建设的现实思考[J].世界宗教文化,2010(2):68-70.

③王静,赵可惠,张丹,等.医学人类学视野下的藏羌彝走廊民族医药文化特色初探[J].中华中医药杂志,2017,32(1):92-95.

④宋月萍,张宪.宗教信仰与健康:对老年人就医用药行为的研究[J].社会学评论,2019,7(5):71-83.

⑤翁泽红.贵州民族医药文化的挖掘、保护与开发状况及思考[J].贵州民族大学学报（哲学社会科学版）,2018(5):1-34.

⑥中华人民共和国中央人民政府.中国的民族区域自治[EB/OL].http://www.gov.cn/zhengce/2005-09/13/content_2615742.htm.

⑦尼玛次仁,王多吉.藏医学概述[J].中国藏学,2007,(3):102-108+128.

⑧刘建钊,王莉,蔡光正,等.羌医药中周论——传统文化学视域内羌医药基本理论的探析[J].中国民族民间医药,2017,26(3):1-5.

不同的民族医药有不同的诊疗方式。例如，起源于青藏高原的藏医药，藏医对疾病的诊断方式以问诊、脉诊和尿诊为主，治疗方式分为四大类，即饮食疗法、行为起居疗法、药物疗法和器械外治疗法，用药讲究"寒""热"分开，药浴和放血是其特色疗法。拉祜医药对疾病的诊断主要采用以药试探的方法[①]。贵州的侗族医药的诊疗方式常以补气、补水为主，且呈现"巫医一家、神药两解"的特点[②]。三是不同的民族医药对同一药物的使用方式和使用范围存在不同。以青蒿为例，哈尼族用青蒿治疗腹痛、腹泻[③]，而傣族用青蒿预防、治疗疟疾[④]。

三、民族地区的人才资源

医疗保障的筹资与支付机制受到当地人才资源的影响，人才资源中的人口数量、人口结构和人口质量直接关系到医疗保障基金的筹资力度与支付水平。

（一）民族地区的人口结构

表2-7反映的是2020年全国平均与民族地区人口数量和人口结构的基本情况。在人口数量方面，2020年全国平均常住人口是4547.67万人。民族地区的常住人口占全国总人口的14.4%，民族八省区之间的常住人口数量相差较大。除宁夏回族自治区、西藏自治区和青海省外，其他民族地区均有2000万以上的常住人口，其中广西壮族自治区和云南省的常住人口较多，均超过全国平均水平。

表2-7　2020年全国平均与民族地区人口数量和人口结构的基本情况

地区和全国	人口数量	人口结构					
	常住人口/万人	0～14岁/万人	15～64岁/万人	65岁及以上/万人	总抚养比/%	少儿抚养比/%	老人抚养比/%
内蒙古自治区	2404.92	337.77	1753.26	313.90	37.17	19.27	17.9
广西壮族自治区	5012.68	1184.25	3217.02	611.41	55.82	36.81	19.01

①尼玛次仁，王多吉.藏医学概述[J].中国藏学，2007，(3):102-108+128.

②翁泽红.贵州民族医药文化的挖掘、保护与开发状况及思考[J].贵州民族大学学报（哲学社会科学版），2018(5):1-34.

③李宛桐.西南民族地区疾病认知与医疗实践研究[D].兰州:兰州大学，2019.

④李秋心，尹记远.浅析云南少数民族医药文化的特质[J].医学与哲学(A)，2013，34(4):86-88.

续表

地区和全国	人口数量	人口结构					
	常住人口/万人	0～14岁/万人	15～64岁/万人	65岁及以上/万人	总抚养比/%	少儿抚养比/%	老人抚养比/%
宁夏回族自治区	720.27	146.80	504.18	69.28	42.86	29.12	13.74
新疆维吾尔自治区	2585.23	580.62	1804.03	200.59	43.30	32.18	11.12
西藏自治区	364.81	89.49	254.63	20.70	43.27	35.14	8.13
青海省	592.40	123.30	417.69	51.41	41.83	29.52	12.31
云南省	4720.93	923.75	3289.85	507.33	43.50	28.08	15.42
贵州省	3856.21	924.20	2486.37	445.65	55.09	37.17	17.92
全国平均	4547.67	817.37	3115.35	614.95	45.98	26.24	19.74

在年龄结构方面，2020年全国和民族地区人口结构均呈现"倒U形"分布。民族地区0～14岁的人口占全国0～14岁总人口的17.01%，其中广西壮族自治区、云南省和贵州省的相应人口数均超过全国平均水平，尤其是广西壮族自治区，该年龄段人口数远多于云南省和贵州省。民族地区15～64岁的人口占全国15～64岁总人口的14.21%，其中广西壮族自治区和云南省的相应人口数均超过全国平均水平；民族地区65岁及以上的人口占全国65岁及以上总人口的11.65%，且民族地区65岁及以上的人口数皆低于全国平均水平。

在抚养比方面，除广西壮族自治区和贵州省外，其他民族地区的总抚养比均低于全国平均总抚养比，其中，民族地区的少儿抚养比均比老人抚养比大。民族地区的老年抚养比均低于全国平均值，且除内蒙古自治区外，其余民族地区少儿抚养比均高于全国平均值，民族地区潜在劳动力充足，人口结构呈现年轻化现象。

（二）民族地区的人口受教育情况

表2-8反映了2020年六岁以上人口全国平均与民族地区人口受教育情况。由表2-8可知，2020年，全国人口平均受教育程度集中在小学和初中水平，小学和初中文化程度人口占全国总人口的63%。民族地区人口的受教育程度与全国平均水平一致，绝大部分是小学和初中的受教育水平。

表2-8 2020年六岁以上人口全国平均与民族地区人口受教育程度（单位：万人）

地区和全国		受教育程度						
		未上过学	小学	初中	高中	大学专科	大学本科	研究生
内蒙古自治区		93.30	566.13	814.33	356.27	239.90	194.35	15.18
广西壮族自治区		170.51	1386.82	1824.04	649.75	303.77	233.55	14.33
宁夏回族自治区		39.53	186.99	214.04	96.74	64.55	56.51	3.83
新疆维吾尔自治区		88.80	728.59	815.86	341.45	253.20	165.83	8.45
西藏自治区		87.78	116.46	57.48	25.72	18.90	20.47	0.83
青海省		57.29	192.76	144.21	62.60	46.23	39.81	2.10
云南省		265.72	1676.81	1380.44	488.04	287.44	244.25	15.99
贵州省		291.85	1225.05	1174.76	383.74	215.06	197.69	9.57
全国平均		165.83	1120.68	1571.27	684.55	362.27	303.73	34.73
民族地区	总人数	1094.78	6079.61	6425.16	2404.31	1429.05	1152.46	70.28
	占全国比例/（％）	21.30	17.50	13.19	11.33	12.72	12.24	6.53

民族地区的人才较少，不利于本地区的发展。从小学文化程度的人口数来看，除广西壮族自治区、云南省和贵州省外，其他民族地区的人口数均低于全国平均水平，其中西藏自治区的人口数最少。从初中文化程度的人口数来看，除广西壮族自治区外，其他民族地区的人口数均低于全国平均水平，其中西藏自治区仅有57.48万人。民族地区高中及以上学历的人口数均少于全国平均水平，尤其是研究生文化程度的人口数，远低于全国平均水平和其他受教育程度的人口数，其中西藏自治区、宁夏回族自治区和青海省的研究生文化程度的人口数均未超过5万人。但从未上过学的人口数来看，除广西壮族自治区、云南省和贵州省外，其他民族地区的人口数均低于全国平均水平，可见民族地区义务教育政策落实相对较好，大大减少了文盲人口数。

（三）民族地区的教育资源

教育资源对提升国家软实力有重要作用。教育能够通过推动经济发展、培养人才和改变思想等途径，有效促进和维护医疗保障制度的稳定运行。表2-9描述了2020年全国平均与民族地区教育资源的基本情况。由表2-9可见，由于地域、历史、文化等因素发展不平衡，民族地区占有的教育资源、教育资源的质量和居民入学比例等都与发达地区存在较大差距，民族地区贫乏的教育资源在一定程度上阻碍了民族地区经济社会的高质量发展。

1.民族地区的普通小、初、高教育资源

从2020年普通小学、普通初中和普通高中的学校数量来看，全国和民族地区均是小学数量最多、高中数量最少，这与教育的需求、义务教育的政策息息相关。除广西壮族自治区、云南省和贵州省外，其他民族地区的普通小学、普通初中和普通高中的学校数量远低于全国平均水平。在民族地区中，云南省的普通小学和普通高中的学校数量最多，且高于全国平均水平；贵州省普通初中的学校数量最多，且高于全国平均水平。

2.民族地区的普通高等教育资源

截至2020年末，民族地区高等学校的数量相对较少，且远低于全国平均水平。民族地区中，广西壮族自治区和云南省的普通高等学校的数量较多，西藏自治区的数量最少。民族地区拥有的高级教师数量远低于全国平均水平。

生师比是在校学生数与学校专任教师数的比例，是教学评估中用来衡量各级学校办学水平是否合格的重要指标。生师比过低会造成教师资源的浪费，影响学校办学的社会效益；但另一方面，生师比过高会影响教学效果。

由表2-9可知，民族地区的各级学校的生师比有一部分没有达到全国平均水平。从普通小学看，内蒙古自治区、西藏自治区、新疆维吾尔自治区和云南省生师比低于全国平均数据，表明这些省区小学阶段的教学资源较为充足；其余四省区普通小学生师比高于全国平均数据，表明这些省区小学阶段的教学资源与全国平均水平存在一定差距。从普通初中看，内蒙古自治区、西藏自治区和新疆维吾尔自治区生师比低于全国平均数据，说明这三省区初中阶段的教学资源较为充足；其余五省区初中阶段生师比均高于全国平均数据，说明它们初中阶段的教学资源与全国平均水平存在一定差距。从普通高中看，内蒙古自治区、新疆维吾尔自治区、西藏自治区与青海省生师比低于全国平均数据，说明这四省区高中阶段的教学资源较为充足；其余四省区生师比高于全国平均数据，说明它们高中阶段的教学资源与全国平均水平存在一定差距。

表2-9　2020年全国平均和民族地区教育资源的基本情况

地区和全国	普通小、初、高教育资源						普通高等教育资源		
	小学/所	生师比/（%）	初中/所	生师比/（%）	高中/所	生师比/（%）	高校/所	高级教师/人	生师比/（%）
内蒙古自治区	1652	13.13	711	10.87	305	10.82	54	12632	17.61
广西壮族自治区	8000	18.00	1754	14.83	499	16.21	82	19542	19.87
宁夏回族自治区	1149	17.52	247	14.15	68	13.84	20	4066	17.62
新疆维吾尔自治区	3641	16.34	895	11.61	316	11.76	56	7383	19.94
西藏自治区	827	14.41	105	11.55	38	12.34	7	1134	15.96
青海省	733	17.63	263	13.34	106	12.45	12	2209	17.37
云南省	10688	16.40	1691	13.09	601	13.31	82	16535	22.70
贵州省	6855	18.48	2020	13.80	471	14.12	75	16098	20.62
全国平均	5096	16.67	1703	12.73	459	12.90	88	25602	18.37

四、民族地区的医疗卫生资源

医疗卫生资源与人民健康密切相关[①]。民族地区地域广袤，地理环境复杂多样，经济基础相对落后，使得民族地区的医疗卫生资源与发达地区存在差距，不同地区居民对医疗卫生资源的可获得性存在差距。

（一）民族地区的医疗卫生机构数量

截至2021年，全国现有医疗卫生机构的数量逐年增长。由表2-10可见，从2011年到2021年，除新疆维吾尔自治区和广西壮族自治区外，全国和其他民族地区医疗卫生机构的总体数量逐年增长。2011—2021年，宁夏回族自治区医疗卫生机构增加439个，青海省增加821个，西藏自治区增加305个，内蒙古自治区增加2040个，云南省增加3637个，贵州省增加3349个，云南省增长数量最多。医院数量也在逐步增长，宁夏回族自治区医院增长数量为61个，新疆维吾尔自治区增加104个，西藏自治区增加76个，青海省增加91个，内蒙古自治区增加318个，广西壮族自治区增加338个，云南省增加560个，贵州省增加828个，贵州省增长数量最多。

---

①张瑜铄,屈伟.四川省医疗卫生资源现状及优化策略研究[J].重庆医学,2020,50(4):711-713＋720.

表 2-10　全国和民族地区的医疗卫生机构数　　　　（单位：个）

地区和全国	医疗卫生机构			医院			基层医疗卫生机构	专业公共卫生机构
	2011年	2016年	2021年	2011年	2016年	2021年	2021年	2021年
内蒙古自治区	22908	24002	24948	488	720	806	23684	400
广西壮族自治区	34026	34253	34112	465	543	803	32643	599
宁夏回族自治区	4132	4254	4571	152	190	213	4242	95
新疆维吾尔自治区	17412	18825	16970	820	919	924	15528	499
西藏自治区	6602	6835	6907	103	145	179	6600	127
青海省	5587	6291	6408	131	199	222	6011	173
云南省	23248	24234	26885	845	1187	1405	24869	544
贵州省	25943	28017	29292	621	1220	1449	27465	328
全国合计	954389	983394	1030935	21979	29140	36570	977790	13276

2021年，民族地区基层医疗卫生机构数量前三位的分别是广西壮族自治区、贵州省、云南省，基层医疗卫生机构数量最少的是宁夏回族自治区。专业公共卫生机构数量排在前三位的分别是广西壮族自治区、云南省、新疆维吾尔自治区；机构数量最少的是宁夏回族自治区，仅95个。

（二）民族地区的医疗卫生机构床位

表 2-11 描述了2020年全国和民族地区医疗卫生机构床位的基本情况。由表 2-11 可知，截至2020年末，全国医疗机构床位数共有910.07万张，其中医院拥有的床位数占床位总数的78.36%，基层医疗卫生机构拥有的床位数占床位总数的18.12%，专业公共卫生机构拥有的床位数占床位总数的3.25%。分城乡来看，全国城镇医疗卫生机构的床位数占床位总数的49.47%，全国农村医疗卫生机构床位数占床位总数的50.53%。全国每千人口医疗卫生机构床位数平均为6.46张，其中城镇每千人口医疗卫生机构床位数平均为8.81张，高于全国平均水平；农村每千人口医疗卫生机构床位数平均为4.95张，低于全国平均水平。

表 2-11　2020 年全国和民族地区医疗卫生机构床位基本情况

地区和全国	医疗卫生机构床位数/张			医院床位数/张	基层医疗卫生机构床位数/张	专业公共卫生机构床位数/张	每千人口医疗卫生机构床位数/张			病床使用率/（％）
	总计	城镇	农村				合计	城镇	农村	
内蒙古自治区	162071	79166	82906	130200	26800	4800	6.74	10.64	4.95	58.8
广西壮族自治区	295562	128077	167485	202000	76300	16600	5.90	6.82	4.25	82.8
宁夏回族自治区	41261	25924	15337	35600	4100	1600	5.73	7.72	4.30	68.8
新疆维吾尔自治区	181455	40628	140827	145000	33000	3300	7.02	11.68	7.22	69.9
西藏自治区	18586	9274	9312	14300	3900	400	5.09	4.32	4.12	56.2
青海省	41285	20179	21106	35300	5400	500	6.97	10.47	5.01	70.2
云南省	325212	91361	233851	252500	61900	9800	6.89	10.97	5.78	77.5
贵州省	276379	88915	187464	213000	54100	9200	7.17	10.79	4.86	75.7
全国合计	9100700	4502529	4598171	7131200	1649400	296100	6.46	8.81	4.95	72.3

在民族地区中，只有宁夏回族自治区的城镇医疗卫生机构床位数多于农村医疗卫生机构床位数，共多出 10587 张，其他地区的城镇医疗卫生机构床位数均少于农村医疗卫生机构床位数。其中，内蒙古自治区城乡医疗卫生机构床位数相差 3740 张，广西壮族自治区相差 39408 张，新疆维吾尔自治区相差 100199 张，西藏自治区相差 38 张，青海省相差 927 张，云南省相差 142490 张，贵州省相差 98549 张，云南省城乡医疗卫生机构床位数相差数量最多。

病床使用率是反映每天使用床位与实有床位的比率。2020 年，全国病床使用率为 72.3％。民族地区中，广西壮族自治区、云南省和贵州省的病床使用率均高于全国水平，尤其是广西壮族自治区，病床使用率高达 82.8％；其他民族地区的病床使用率则均低于全国水平，尤其是西藏自治区，病床使用率只有 56.2％。

（三）民族地区的医疗卫生机构卫生人员

表 2-12 描述了全国和民族地区的医疗卫生机构卫生人员数量。由表 2-12 可知，近年来，我国医疗卫生机构卫生人员总数逐年增加。2020 年末，我国卫生人员总数为 13474992 人，其中卫生技术人员占全国卫生人员总数的 79.24％；

全国每千人口卫生技术人员为7.57人，其中城镇每千人口卫生技术人员为11.46人，农村每千人口卫生技术人员为5.18人，城乡之间每千人口卫生技术人员人数差距较大。从2010年到2020年，卫生人员总数增加5267490人，其中卫生技术人员增加4801861人。

表2-12　全国和民族地区的医疗卫生机构卫生人员数量　（单位：人）

地区和全国	卫生人员总数			卫生技术人员			每千人口卫生技术人员		
	2010年	2015年	2020年	2010年	2015年	2020年	合计	城镇	农村
内蒙古自治区	168884	212499	254843	125831	162327	202317	8.41	13.89	5.91
广西壮族自治区	266138	374817	472215	189554	274659	371983	7.42	9.83	4.75
宁夏回族自治区	39674	52568	71979	29962	41497	58627	8.14	11.34	5.77
新疆维吾尔自治区	158917	208536	244500	124055	161841	190932	7.39	15.38	7.04
西藏自治区	16694	29094	41027	10083	14341	22730	6.23	5.31	5.02
青海省	35224	48440	64290	24909	35422	48926	8.26	13.37	5.50
云南省	207663	304551	458856	143139	227998	366516	7.76	14.93	5.98
贵州省	154246	259144	366886	103954	187282	287754	7.46	12.18	4.86
全国合计	8207502	10693881	13474992	5876158	8007537	10678019	7.57	11.46	5.18

从2010年到2020年，民族地区的医疗卫生机构卫生人员的人数呈增长趋势。内蒙古自治区医疗卫生机构卫生人员增加85959人，其中卫生技术人员增加76486人；广西壮族自治区医疗卫生机构卫生人员增加206077人，其中卫生技术人员增加182429人；宁夏回族自治区医疗卫生机构人员增加32305人，其中卫生技术人员增加28665人；新疆维吾尔自治区医疗卫生机构卫生人员增加85583人，其中卫生技术人员增加66877人；西藏自治区医疗卫生机构卫生人员增加24333人，其中卫生技术人员增加12647人；青海省医疗卫生机构卫生人员增加29066人，其中卫生技术人员增加24017人；云南省医疗卫生机构卫生人员增加251193人，其中卫生技术人员增加223377人；贵州省医疗卫生机构卫生人员增加212640人，其中卫生技术人员增加183800人。

2020年，民族地区每千人口卫生技术人员平均水平差距较小，但是城乡之间差距较大，部分民族地区的城镇每千人口卫生技术人员远少于全国水平。除广西壮族自治区、贵州省、新疆维吾尔自治区和西藏自治区外，其他民族地区的每千人口卫生技术人员人数均多于全国水平。尤其是西藏自治区，每千人口卫生技术人员人数为6.23人，其中城镇为5.31人，农村为5.02人。

第三节　民族地区医疗保障运行的自然环境

民族地区地域辽阔，地貌以高原、山地、沙漠、戈壁为主，地理环境较为复杂且生态环境脆弱，极易受极端气候的影响，自然条件较为恶劣。特殊的区位和恶劣的自然环境限制了民族地区交通的建设和经济的发展，致使大部分地区公共卫生资源的可及性较弱，经济发展水平较低，民族地区居民要承担较其他地区更大的健康风险，因此，建立更为健全的民族地区医疗保障制度迫在眉睫。

一、自然环境与医疗保障的关系

自然环境是影响医疗保障制度良好运行的外部因素之一。不同的自然环境对医疗保障制度的影响存在差异。良好的自然环境有利于医疗保障设施的完善，便于医疗服务需求的满足，进而保障居民的生存与健康；恶劣的自然环境不利于医疗保障制度的良好运行，进而威胁居民的生存与健康。因此，自然环境对医疗保障制度有着重要影响。

（一）自然环境影响医疗卫生资源的可及性

自然环境影响医疗卫生资源的分布。不同的自然环境对医疗卫生资源可及性的影响存在差异。自然环境良好的地区，医疗卫生资源的可及性好。自然环境恶劣的地区，医疗卫生资源的可及性较差[1]。主要原因在于：一是偏远的地理区位和恶劣的生态环境，不利于吸收专业人才；二是受地理区位的影响，境内地形条件复杂、生态环境脆弱、交通不便、经济发展水平低，致使地区医疗保障基础设施不完善，医保服务基础设施建设成本高，医疗保障水平低；三是医疗保障信息化建设难度大，不利于医疗保障制度内部信息的共通共享，影响医疗保障制度的一体化建设。

---

①田翀,杨孟妹,方鹏骞.特定地理环境下远程医疗服务的体系安排与模式创新[J].中国医院管理, 2022,42(7):10-12.

（二）自然环境影响获得医疗救助资源的及时性

自然环境影响获得医疗救助资源的及时性。不同自然环境下发生自然灾害的频数存在差异。相较其他地区，民族地区易发洪涝、冰雪、沙尘暴、大风等自然灾害。民族地区自然灾害发生后，在医疗救助对象数量保持不变的情况下，受地形、交通、资源分布、人口分布等因素的影响，医疗救助范围较大，不利于受灾群众及时获得医疗救助资源。

二、民族地区的地理环境

我国民族自治地方面积600余万平方千米。陆地边境线长2.2万千米，其中民族地区占1.9万千米，从地域总体分布来看，民族自治地区大多位于边境地区[①]。

（一）内蒙古自治区的地理环境

内蒙古自治区位于中国北部边疆，由东北向西南斜伸，呈狭长形。全区土地面积约为118.3万平方千米，2020年末，人口密度约为20人/平方千米，人口密度较小。截至2020年末，公路里程约21.02万千米，其中等级公路里程约为20.53万千米，约占总公路里程的98%。内河航道里程0.24万千米，铁路营业里程约为1.4万千米。

地貌方面，内蒙古自治区以高原为主，大部分地区海拔在1000米以上，由东向西呈现平原、山地与高平原镶嵌排列的带状分布的地貌格局[②③]。气候方面，属于温带大陆性季风气候，东部为半湿润地带，西部为半干旱地带，降雨量少而不匀，气温昼夜温差大。2021年，全区平均气温约为6.3℃，平均降水量约为377.8 mm。

（二）广西壮族自治区的地理环境

广西壮族自治区位于我国南部，行政区域总面积约为23.76万平方千米。2020年末，人口密度约为211人/平方千米，人口分布较为集中。截至2020年

---

①中华人民共和国中央人民政府.兴边富民行动"十三五"规划[EB/OL].http://www.gov.cn/gong-bao/content/2017/content_5203615.htm.

②包晓岚.内蒙古地理环境的结构及其地域分异规律[J].内蒙古民族师院学报(自然科学版),1997(1):84-86.

③盛文萍,李玉娥,高清竹,等.内蒙古未来气候变化及其对温性草原分布的影响[J].资源科学,2010,32(6):1111-1119.

末，广西壮族自治区公路里程约为 13.16 万千米，其中等级公路里程约为 12.42 万千米，约占总公路里程的 94%。内河航道里程约为 0.5 万千米，铁路营业里程约为 0.5 万千米。

地貌方面，广西壮族自治区地势呈西北向东南倾斜状，地形复杂，总体是山地丘陵性盆地地貌，其中分布着 62.05% 的山地、14.49% 的丘陵、9.13% 的台地和 14.33% 的平原①。气候方面，属亚热带季风气候区，降水主要集中在夏季；广西纬度较低，阳光充足，2021 年广西日照时数较常年偏多 158.1 h，为 2004 年以来最多②。

（三）宁夏回族自治区的地理环境

宁夏回族自治区位于黄河上游地段，全区土地面积约为 6.64 万平方千米。2020 年末，人口约 721 万人，人口密度较大，约为 109 人/平方千米。截至 2020 年末，宁夏回族自治区公路里程约为 3.69 万千米，其中等级公路里程约为 3.687 万千米，约占公路总里程 99.92%，等外公路里程占比小，仅占总公路里程的 0.07%。内河航道里程约为 0.01 万千米，铁路营业里程约为 0.17 万千米。

地貌方面，宁夏回族自治区地处三大高原（黄土高原、蒙古高原和青藏高原）的交会地带，地势南高北低，平均海拔 1000 米以上，地貌南北差异大，全区南部以流水侵蚀的黄土地貌为主，中部和北部以干旱剥蚀、风蚀地貌为主。气候方面，地处中国内陆，属温带大陆性干旱、半干旱气候；受海拔因素的影响，宁夏的平均气温和降雨量由北向南依次递增；日照时间由北向南依次递减③。

（四）新疆维吾尔自治区的地理环境

新疆维吾尔自治区地处中国西北，是中国陆地面积最大、交界邻国最多、陆地边界线最长的省级行政区。全区土地面积约为 166.49 万平方千米，2020 年末，人口密度约为 16 人/平方千米，人口分布较为分散。截至 2020 年末，新疆维吾尔自治区公路里程约为 20.92 万千米，其中等级公路里程约为 18.24 万千米，约占总公路里程的 87%。铁路营业里程约为 0.78 万千米。

地貌方面，新疆维吾尔自治区主要以山地和盆地为主，平原、丘陵和沙漠

①广西壮族自治区自然资源厅.自然地理[EB/OL].http://www.gxzf.gov.cn/mlgxi/gxrw/zrdl/t1003585.shtml.

②秦川,何洁琳,李艳兰,等.2021年广西气候概况[J].气象研究与应用,2022,43(1):84-89.

③王剑林,陈建军,高龙龙.宁夏气候时空变化特征分析[J].河南农业,2017(32):35-36.

在新疆维吾尔自治区分布也较为广泛，呈现出西高东低、南高北低的地势特征。新疆维吾尔自治区的地貌类型复杂多样，以风成地貌为主，占全区总面积的一半以上[①]。气候方面，属于温带大陆性干旱气候，降雨量少、日照充足，蒸发量大，气候常年干旱且风沙较大。

（五）西藏自治区的地理环境

西藏自治区地处我国西部边陲，位于青藏高原的西南部。全区土地面积约为120.28万平方千米，约占中国陆地总面积的八分之一。但区域内人口较少，人口密度低，至2020年，仅为3人/平方千米。截至2020年末，西藏自治区公路里程约为11.82万千米，其中等级公路里程约为9.87万千米，约占总公路里程的84%。铁路营业里程约为0.08万千米。

地貌方面，西藏自治区地形地貌复杂多样，以高原为主，呈西北高、东南低的地势特征，平均海拔4000米以上。气候方面，气候类型复杂多样，自东南向西北依次为热带、亚热带、高原温带、高原亚寒带、高原寒带[②]。整体呈东南暖湿而西北严寒的特点，四季干湿分明。受海拔的影响，气温由东南向西北递减；降雨量东多西少；日照时数由东南向西北递增[③]。

（六）青海省的地理环境

青海省位于青藏高原的东北部，土地面积约为72.23万平方千米，人口密度小，2020年末，约为8人/平方千米。截至2020年末，青海省公路里程约为8.51万千米，其中等级公路里程约为7.36万千米，约占总公路里程的86%。内河航道里程约为0.07万千米，铁路营业里程约为0.3万千米。

地貌方面，青海省以高原为主，全省平均海拔3000米以上，呈现出西高东低、南北高中部低的地势特征。受各类外力作用的影响，省内地貌类型复杂多样，其中，东部地区以流水地貌为主，还分布着冰缘地貌和冰川、冻土地貌；西北部则以柴达木盆地的风沙地貌为主[④]。气候方面，属于高原大陆性气候，冬季寒冷漫长，夏季凉爽短暂。受地形影响，全省气温呈北高南低分布，日照时

①杨发相,陈晓光,雷加强,等.荒漠区公路建设引起环境退化及对策——以新疆为例[J].环境科学与管理,2011,36(3):127-133.

②商务部驻成都特派员办事处.西藏自治区概况[EB/OL].http://cdtb.mofcom.gov.cn/article/shangwu-bangzhu/fazzn/201201/20120107918581.shtml.

③崔乔,辛存林,何彤慧.1960—2015年西藏气候舒适度时空分布特征[J].宁夏工程技术,2019,18(3):260-264+270.

④单纬东.青海省地貌区划的初步研究[J].青海师范大学学报(自然科学版),1988(4):79-84.

间长，昼夜温差大；降水量少且分布不均，东多西少[①]。

（七）云南省的地理环境

云南省土地面积约为39.41万平方千米，2020年末，人口密度约为120人/平方千米。截至2020年末，云南省公路里程约为29.25万千米，其中等级公路里程约为27.23万千米，高速等级公路约为0.84万千米，一级公路约为0.16万千米，二级公路约为1.3万千米，等外公路里程约为2.02万千米。内河航道里程约为0.46万千米，铁路营业里程约为0.42万千米。

地貌方面，云南省主要以山地、高原和盆地为主，呈现出西北高、东南低的地势特征。其中，在外力作用下形成的云贵高原，表现为起伏和缓的低山和丘陵，发育了各种类型的岩溶（喀斯特）地貌。气候方面，基本属于亚热带高原季风型气候，由于受地势垂直差异影响，部分区域气候不一致，如滇西北属寒带型气候；滇东、滇中属温带型气候；滇南、滇西南属低热河谷气候。受不同气候的影响，云南干湿季节分明、总体夏季气温偏低、春秋季长、气温日较差大、干季日照较多，具有气候区域性和层次性差异特点[②]。

（八）贵州省的地理环境

贵州省位于云贵高原，平均海拔在1100米左右。全省土地面积约为17.6万平方千米，2020年末，该省拥有约3858万人的常住人口，人口分布集中，人口密度约为219人/平方千米。截至2020年末，贵州省公路里程约为20.67万千米，其中等级公路里程约占总公路里程的89%。内河航道里程约为0.4万千米，铁路营业里程约为0.39万千米。

地貌方面，高原山地居多，呈现西高东低的地势特征，是岩溶极为发育的省份，岩溶地貌类型齐全，分布广泛，碳酸盐岩石出露面积约占全省总面积的73%[③]。气候方面，属于亚热带温湿季风气候区，降水丰富，雨热同季，阴天多，日照少，境内各地阴天日数一般超过150天，常年相对湿度在70%以上。

---

①青海省政府信息与政务公开办公室.地理和自然状况[EB/OL].http://www.qinghai.gov.cn/dmqh/system/2020/10/10/010368324.shtml.

②浦吉存,黄中艳,高敏.云南气候特征与主要经济作物种植适宜性的关系[J].气象研究与应用,2021,42(1):53-57.

③钱莉莉,贺中华,梁虹,等.基于降水Z指数的贵州省农业干旱时空演化特征[J].贵州师范大学学报（自然科学版）,2019,37(1):10-14+19.

其中，全省年平均气温15℃，年降水量1100～1300 mm[①]。

三、民族地区的自然灾害

民族地区生态环境脆弱，极易受到旱灾、洪涝灾害、泥石流等自然灾害的影响[②]。自然灾害频发，不仅给民族地区造成了巨大的经济损失，也严重威胁着民族地区居民的生命健康，加大了医疗救助的工作量和难度。民族地区医疗保障制度发展相对滞后，在自然灾害发生后抗风险能力相对较弱，难以有效化解自然灾害对居民生命健康的损害和威胁。因此，应加大对民族地区医疗保障方面的政策倾斜力度，增加财政投入，提升医疗保障防御风险的能力，防止因灾致贫。

（一）内蒙古自治区的自然灾害

内蒙古自治区自然灾害主要有旱灾、洪涝灾害、冰雪自然灾害、沙尘暴和大风天气等。2020年，内蒙古地区农作物受灾面积合计2367.8×10³公顷，旱灾受灾面积为1165.1×10³公顷，洪涝灾害和地质灾害受灾面积为419.8×10³公顷，风雹灾害受灾面积为771.8×10³公顷，低温冷冻受灾面积为11.1×10³公顷。森林火灾共发生91次，受害森林面积为759公顷。

（二）广西壮族自治区的自然灾害

广西壮族自治区自然灾害主要有旱灾、洪涝灾害、泥石流、山体滑坡、风雹灾害以及水土流失。2020年，广西农作物受灾面积合计279.3×10³公顷，旱灾受灾面积为136.1×10³公顷，洪涝灾害和地质灾害受灾面积为136.4×10³公顷，风雹灾害受灾面积为6.8×10³公顷。全年森林火灾发生次数为206次，受害森林面积为786公顷。

（三）宁夏回族自治区的自然灾害

宁夏回族自治区自然灾害主要有旱灾、风雹灾害、霜冻、沙尘暴、雷电、泥石流和地震灾害。2020年，宁夏农作物受灾害面积合计175.4×10³公顷，风雹灾害受灾面积为20.2×10³公顷，旱灾受灾面积为5.2×10³公顷，低温冷冻受灾面积为134.9×10³公顷。全年发生森林火灾次数为8次，受害森林面积为13公顷。

---

①谢静,何冠谛,何腾兵.贵州气候因素对土壤类型及分布的影响[J].浙江农业科学,2015,56(4):510-514.

②荣宁.建国40年来西部民族地区自然灾害的初步研究[J].青海民族研究,2007,(2):144-148.

（四）新疆维吾尔自治区的自然灾害

新疆维吾尔自治区自然灾害主要有旱灾、洪涝灾害、雪灾、风雹灾害和沙尘暴。2020年，新疆农作物受灾面积合计$638.3×10^3$公顷，风雹灾害受灾面积为$375.7×10^3$公顷，洪涝灾害和地质灾害受灾面积为$9.2×10^3$公顷，旱灾受灾面积为$249.4×10^3$公顷。全年森林火灾发生了7次，受害森林面积为8公顷。

（五）西藏自治区的自然灾害

西藏自治区自然灾害主要有洪涝与地质灾害、旱灾、风雹灾害、低温冷冻和雪灾。2020年，西藏农作物受灾面积合计$9.2×10^3$公顷，洪涝灾害与地质灾害受灾面积为$3.6×10^3$公顷，风雹灾害受灾面积为$4.2×10^3$公顷。全年森林火灾发生次数为2次，受害森林面积为577公顷。

（六）青海省的自然灾害

青海省自然灾害主要有旱灾、洪涝灾害、风雹灾害、雪灾、低温冷冻、森林草原火灾。2020年，青海农作物受灾面积合计$43.1×10^3$公顷，风雹灾害受灾面积为$17.2×10^3$公顷，低温冷冻灾害受灾面积为$3.4×10^3$公顷，洪涝灾害受灾面积为$22.5×10^3$公顷。全年森林火灾发生次数为7次，受害森林面积为36公顷。

（七）云南省的自然灾害

云南省自然灾害主要有旱灾、洪涝灾害、低温冷冻、风雹灾害、地震和泥石流。2020年，云南省农作物受灾面积合计$1225×10^3$公顷；旱灾最严重，受灾面积达到$871.7×10^3$公顷；洪涝灾害受灾面积为$152.5×10^3$公顷；风雹灾害受灾面积为$160.2×10^3$公顷；低温冷冻受灾面积为$40.6×10^3$公顷。全年森林火灾发生次数为53次，受害森林面积为993公顷。

（八）贵州省的自然灾害

贵州省自然灾害主要有旱灾、低温冷冻、风雹灾害和暴雨洪涝强风暴灾害。2020年，贵州农作物受灾面积合计$233.4×10^3$公顷，洪涝灾害和地质灾害受灾面积为$149.5×10^3$公顷，风雹灾害受灾面积为$59.8×10^3$公顷。全省全年森林火灾发生次数为16次，受害森林面积为63公顷。

第三章　民族地区医疗保障健康效应分析

我国民族地区与经济欠发达地区具有高度重合的特征，由于具有相对特殊的经济、社会和自然等条件，民族地区保障水平与经济发达地区相比仍然存在一定差距。因此，对民族地区医疗保障的健康效应进行评估，是进一步优化民族地区社会医疗保障体系，解决医疗保障发展不平衡、不充分问题的必要之举。

第一节　民族地区居民健康现状

随着经济社会的快速发展，人民群众日益增长的美好生活需要和不平衡、不充分的发展之间的矛盾已成为我国社会的主要矛盾，居民健康差异是其在公共医疗卫生领域的具体体现之一。我国已经历史性地解决了民族地区绝对贫困的难题，但受诸多因素的影响，健康问题成为导致民族地区规模性返贫的关键点。而医疗保障制度是保障民族地区居民健康状况的一项基本措施。因此，亟须梳理民族地区居民健康现状，探明民族地区现有的健康问题，以更好发挥医疗保障制度的健康效应。

一、民族地区居民健康水平及变化趋势

世界卫生组织认为，衡量一个国家或地区居民健康水平的三个指标是人均预期寿命、婴儿死亡率和孕产妇死亡率。本研究将从这三个方面分析我国民族地区居民的健康水平。

（一）民族地区人均预期寿命

人均预期寿命是指假若当前的分年龄死亡率保持不变，同一时期出生的人预期能继续生存的平均年数。表3-1列出了基于全国人口普查测算出的1990年、2000年、2010年和2020年民族地区人均预期寿命。

表 3-1　1990 年、2000 年、2010 年和 2020 年全国和民族地区人均预期寿命（单位：岁）

地区和全国	1990 年	2000 年	2010 年	2020 年
内蒙古自治区	65.68	69.87	74.44	77.56
广西壮族自治区	68.72	71.29	75.11	78.06
贵州省	64.29	65.96	71.10	75.20
云南省	63.49	65.49	69.54	74.02
西藏自治区	59.64	64.37	68.17	72.19
青海省	60.57	66.03	69.96	73.96
宁夏回族自治区	66.94	70.17	73.38	76.58
新疆维吾尔自治区	63.59	67.41	72.35	75.65
全国	58.55	71.40	74.83	77.93

数据来源：

（1）国家卫生健康委员会.2021中国卫生健康统计年鉴[M].北京：中国协和医科大学出版社，2021.

（2）国家卫生健康委员会.2022中国卫生健康统计提要[M].北京：中国协和医科大学出版社，2022.

从地区差异来看，由表 3-1 可知，我国从 1990 年至 2020 年，人均预期寿命稳定提高了 9.38 岁，这与我国现代医疗技术水平与人民生活水平的提升紧密相关。然而，民族地区的人均预期寿命与全国相比还存在明显的差距。除广西壮族自治区外，其他民族地区的四次人均预期寿命测算均低于全国人均水平。以 2020 年的人均预期寿命为例，民族地区中，人均预期寿命最低的是西藏自治区，最高的是广西壮族自治区。值得注意的是，在 2020 年全国各省（自治区、直辖市）人均预期寿命排名中，最后 4 名依次为贵州省、云南省、青海省和西藏自治区，均为民族地区。

从变化趋势来看，从 1990 年至 2020 年，我国人均预期寿命呈逐年提高趋势，民族地区的人均预期寿命变化趋势与全国趋势一致，也在逐年提高。其中，青海省的人均预期寿命的提高幅度最大，与 1990 年相比，2020 年提高了 22 个百分点。

（二）民族地区婴儿死亡率

由于部分民族地区婴儿死亡率数据缺失，本研究采用围产儿死亡率来反映我国整体和民族地区的居民健康水平和医疗卫生水平。围产儿死亡率是指进入妊娠第 28 周后出生的小儿，包括死胎（即分娩前已死于宫内）、死产（分娩过程中死亡）及出生 7 天之内的活产儿的死亡率。表 3-2 描述的是 2020 年全国和民族地区的围产儿死亡率的情况。

表3-2　2020年全国和民族地区的围产儿死亡率　　　（单位：‰）

地区和全国	2010年	2015年	2020年
内蒙古自治区	8.43	5.54	5.06
广西壮族自治区	8.67	7.19	5.45
贵州省	9.29	5.04	4.75
云南省	9.89	7.05	5.32
西藏自治区	23.30	16.90	13.51
青海省	10.53	6.96	6.43
宁夏回族自治区	11.99	8.31	4.70
新疆维吾尔自治区	16.35	14.2	9.06
全国	7.02	4.99	4.14

数据来源：

（1）中华人民共和国卫生部.2011中国卫生统计年鉴[M].北京：中国协和医科大学出版社，2011.

（2）国家卫生和计划生育委员会.2016中国卫生和计划生育统计年鉴[M].北京：中国协和医科大学出版社，2016.

（3）国家卫生健康委员会.2021中国卫生健康统计年鉴[M].北京：中国协和医科大学出版社，2021.

从地区差异来看，由表3-2可知，从2010年至2020年，全国围产儿死亡率均在10‰以下，而民族地区的围产儿死亡率均高于全国水平。2010年，我国围产儿死亡率为7.02‰，除内蒙古自治区和广西壮族自治区的围产儿死亡率略高于全国水平外，其他民族地区的围产儿死亡率均远高于这一水平。其中，西藏自治区的围产儿死亡率最高，内蒙古自治区的围产儿死亡率最低。2015年，我国围产儿死亡率为4.99‰，除内蒙古自治区和贵州省的围产儿死亡率略高于全国水平外，其他民族地区的围产儿死亡率均远高于这一水平。其中，西藏自治区的围产儿死亡率最高，贵州省的围产儿死亡率最低。2020年，我国围产儿死亡率为4.14‰，除贵州省和宁夏回族自治区的围产儿死亡率略高于全国水平外，其他民族地区的围产儿死亡率均远高于这一水平。其中，西藏自治区高出9.37‰，新疆维吾尔自治区高出4.92‰，青海省高出2.29‰，广西壮族自治区高出1.31‰，云南省高出1.18‰，内蒙古自治区高出0.92‰，贵州省高出0.61‰，宁夏回族自治区高出0.56‰。

从变化趋势来看，从2010年至2020年，我国围产儿死亡率呈直线下降趋势，民族地区的围产儿死亡率的变化趋势与全国平均趋势一致，也在逐年下降。其中，西藏自治区的围产儿死亡率的下降幅度最大，与2010年相比，2020年下降了9.79‰。

（三）民族地区孕产妇死亡率

孕产妇死亡率即每万例活产或每十万例活产中孕产妇的死亡数。从妊娠开始到产后42天内，因各种原因（除意外事故外）造成的孕产妇死亡均计在内。事实上，发展中国家孕产妇死亡率高。在分娩前后和分娩期间，科学的护理可挽救妇女和新生儿的生命。表3-3描述的是2010年、2015年和2020年全国和民族地区孕产妇死亡率以及孕产妇死因构成。

表3-3　2010年、2015年和2020年全国和民族地区孕产妇死亡率以及孕产妇死因构成

地区和全国	孕产妇死亡率 /（名/10万名）			2020年孕产妇死因构成/（%）				
	2010年	2015年	2020年	产科出血	妊娠高血压	内科合并症	羊水栓塞	其他
内蒙古自治区	35.2	18.3	14.9	4.4	8.7	30.4	13.0	43.5
广西壮族自治区	20.7	14.2	8.4	20.0	4.4	22.2	31.1	22.2
贵州省	35.4	20.5	15.9	15.7	6.0	31.3	14.5	32.5
云南省	37.3	23.6	12.4	26.7	6.7	23.3	11.7	31.7
西藏自治区	174.8	100.9	47.9	26.9	19.2	23.1	7.7	23.1
青海省	45.1	31.9	24.9	18.8	18.8	25.0	0.0	37.5
宁夏回族自治区	29.7	23.1	11.2	12.5	12.5	50.0	0.0	25.0
新疆维吾尔自治区	43.2	38.5	17.0	17.9	25.0	7.1	10.7	39.3
全国	30.0	20.1	9.4	16.8	8.6	26.1	14.5	34.0

数据来源：

（1）中华人民共和国卫生部.2011中国卫生统计年鉴[M].北京：中国协和医科大学出版社，2011.

（2）国家卫生和计划生育委员会.2016中国卫生和计划生育统计年鉴[M].北京：中国协和医科大学出版社，2016.

（3）国家卫生健康委员会.2021中国卫生健康统计年鉴[M].北京：中国协和医科大学出版社，2021.

从地区差异来看，由表3-3可知，民族地区均存在严重的孕产妇健康问题，在2010年、2015年和2020年这三年中，西藏自治区的孕产妇死亡率最高，而广西壮族自治区的孕产妇死亡率最低。2010年，全国孕产妇死亡率的水平为

30×10^{-5}，除广西壮族自治区和宁夏回族自治区的孕产妇死亡率低于全国水平外，其他民族地区的孕产妇死亡率均高于这一水平。2015年全国孕产妇死亡率的水平为 20.1×10^{-5}，除内蒙古自治区和广西壮族自治区外，其他民族地区的孕产妇死亡率均高于全国水平。2020年全国孕产妇死亡率的平均水平为 9.4×10^{-5}，除广西壮族自治区低于全国平均水平外，其他民族地区的孕产妇死亡率普遍高于这一水平。

从变化趋势来看，从2010年至2020年，全国孕产妇死亡率呈直线下降趋势，民族地区孕产妇死亡率的变化趋势与全国趋势保持一致，也在逐年下降。其中，西藏自治区的下降幅度最为明显，从2010年的 174.8×10^{-5}，下降到2020年的 47.9×10^{-5}。

从孕产妇死因构成来看，全国总体上，除了其他病因导致的死亡外，导致孕产妇死亡的主要原因为内科合并症，而民族地区与全国总体相比存在诸多差异。以2020年为例，除其他原因外，宁夏回族自治区、内蒙古自治区、贵州省、青海省中内科合并症是导致孕产妇死亡的首要原因，死亡率均高于全国平均水平（26.1%）；广西壮族自治区孕产妇死亡的主要原因为羊水栓塞，高于全国平均水平（14.5%）；云南省和西藏自治区孕产妇死亡的主要原因为产科出血，比全国平均水平分别高了9.9%和10.1%；新疆维吾尔自治区孕产妇死亡的主要原因为妊娠高血压，比全国平均水平高了16.4%；青海省的孕产妇死因构成比例与全国情况大致相似，但产科出血和妊娠高血压的致死比率均达到了18.8%，分别比全国平均水平高了2%和10.2%。

二、民族地区地方病

地方病亦称环境病，是呈地域性发病特点的一类疾病，按病因可分为自然疫源性和化学元素性两类。地方病一度成为威胁我国居民人身健康安全的公共卫生问题。地方病的存在在一定程度上影响着我国基本药物目录的种类和药物的使用，而民族地区由于经济发展水平相对落后，公共卫生服务投入有限，因而在地方病防治方面与全国相比存在一定差距。因此，基本药物目录增加地方病的用药对促进民族地区医疗保障制度的发展具有重要意义。

（一）内蒙古自治区的地方病

内蒙古自治区现有6种地方病，包括自然疫源性地方病和化学元素性地方病，前者有包虫病，后者有克山病、饮水型地方性氟中毒、大骨节病、碘缺乏病和饮水型地方性砷中毒。与2019年相比，2020年内蒙古自治区的克山病、碘缺乏病的病区范围虽有所扩大，但患者人数却在减少，尤其是碘缺乏病，从2019年的1287人，减少为90人[①]。其他3种化学元素性地方病的病区范围与患者人数均在增加。

截至2020年，内蒙古自治区克山病病区涉及12个县、82个乡镇、587.9万人，克山病患者521人，其中潜在克山病患者274人，慢型克山病患者247人；大骨节病病区涉及18个县、124个乡镇、767.7万人，临床Ⅰ度及以上患者共有20345人；饮水型地方性氟中毒病区涉及85个县、9448个村，患者12971人；饮水型地方性砷中毒病区涉及27个县、1171个村、526.6万人，患者2006人；碘缺乏病病区涉及103个工作县、2534万人，患者90人，其中Ⅱ度甲肿患者17人，克汀病患者73人。

（二）广西壮族自治区的地方病

广西壮族自治区主要有两种地方病，分别为碘缺乏病和地方性氟中毒，均属于化学元素性地方病。与2019年相比，2020年广西壮族自治区两种地方病的病区范围有所扩大，但防治效果较好，其地方病的患病人数大幅减少。

截至2020年，广西壮族自治区饮水型地方性氟中毒病区涉及15个县、193个村，患者269人，与2019年相比，患病人数下降了36315人；燃煤污染型地方性氟中毒病区涉及2个县、55个村，患者6020人，与2019年相比，减少83560人；碘缺乏病病区涉及111个县、5695.4万人，患者0人。

（三）宁夏回族自治区的地方病

宁夏回族自治区主要有碘缺乏病、饮水型地方性氟中毒、饮水型地方性砷中毒这三种地方病。与2019年相比，2020年宁夏饮水型地方性氟中毒的患者人数在增加，但饮水型地方性砷中毒和碘缺乏病的患者人数在减少。

截至2020年，宁夏回族自治区饮水型地方性氟中毒病区涉及19个县、3197个村，病患6411人，增加了361人；饮水型地方性砷中毒病区涉及6个县、156个村、24.3万人，病患134人；碘缺乏病病区涉及22个县、688.1万人，患者175人，其中Ⅱ度甲肿患者61人，克汀病患者114人。

（四）新疆维吾尔自治区的地方病

新疆维吾尔自治区的地方病主要涉及饮水型地方性氟中毒、饮水型地方性

[①]本节各省（自治区、直辖市）数据如没有特殊说明，均来自2020年和2021年的《中国卫生健康统计年鉴》。

砷中毒和碘缺乏病。与2019年相比，2020年新疆维吾尔自治区饮水型地方性氟中毒和饮水型地方性砷中毒病区范围变化不大，但其患者人数有所减少，尤其是饮水型地方性氟中毒患者，从2019年的1019943人下降到2020年的5582人；碘缺乏病的患者人数逐渐减少，但其患区范围、涉及人数均呈大幅上升趋势。

截至2020年，新疆饮水型地方性氟中毒病区涉及41个县、596个村，病情已得到控制的县有39个，病患5582人，其中，氟斑牙患者5485人，氟骨症患者97人；饮水型地方性砷中毒病区涉及11个县、382个村、336万人，患者104人；碘缺乏病病区涉及108个县、2539.8万人，患者1986人，其中Ⅱ度甲状腺肿大患者1696人，克汀病患者290人。

（五）西藏自治区的地方病

西藏自治区的地方病主要有克山病、大骨节病、饮水型地方性氟中毒和碘缺乏病。与2019年相比，2020年西藏的4种地方病的病区范围和涉及人数均有扩展，但患者人数有所减少，尤其是饮水型地方性氟中毒的患者，从2019年的36584人下降到2020年的271人。

截至2020年，西藏自治区克山病病区涉及1个县、2个乡镇、6.9万人，克山病患者6人，其中潜在克山病患者4人，慢型克山病患者2人；大骨节病病区涉及54个县、151个乡镇、288.8万人，病情已被消除的县54个，临床Ⅰ度及以上病人6980人；饮水型地方性氟中毒病区涉及7个县、35个村，患者271人，其中，氟斑牙患者109人，氟骨症患者162人；碘缺乏病病区涉及74个县、363.8万人，患者0人。

（六）青海省的地方病

青海省现有7种地方病，包括自然疫源性地方病和化学元素性地方病，前者有包虫病、布鲁氏菌病、鼠疫，后者有饮水型地方性氟中毒、大骨关节病、碘缺乏病和饮水型地方性砷中毒。与2019年相比，除了饮水型地方性砷中毒之外，2020年其他地方病的患病人数均有所减少。

截至2020年，青海省大骨节病病区涉及3个县、6个乡镇、24.8万人，临床Ⅰ度大骨节病及以上病人206人；饮水型地方性氟中毒病区涉及18个县、328个村，患者696人；饮水型地方性砷中毒病区涉及4个县、22个村、41.2万人，患者521人，与2019年相比，增加了126人；碘缺乏病病区涉及43个县、557.6万人，患者43人，其中Ⅱ度甲肿患者0人，克汀病患者43人。

（七）云南省的地方病

云南省主要有5种地方病，包括碘缺乏病、燃煤污染型地方性氟中毒、饮水型地方性氟中毒、饮水型地方性砷中毒和克山病。云南碘缺乏病的涉及人数以及2020年患者人数均比2019年多，其患者从1324人增加到1339人。其他地方病的患者人数均呈下降趋势，尤其是燃煤污染型地方性氟中毒和饮水型地方性氟中毒的人数，其中，燃煤污染型地方性氟中毒的患者人数从2019年的2268223人下降到86405人；饮水型地方性氟中毒的患者人数从11606人减少为420人。

截至2020年，云南省克山病病区涉及42个县、220个乡镇、2393.8万人，患者268人，其中，潜在克山病患者101人，慢型克山病患者167人；云南省燃煤污染型地方性氟中毒的危害程度远高于饮水型地方性氟中毒，涉及13个县、14345个村，病情已得到基本控制和消除的县共计13个，患者86405人；饮水型地方性氟中毒病病区涉及12个县、129个村，患者420人；饮水型地方性砷中毒病区涉及9个县、42个村、318.5万人，患者27人；碘缺乏病病区涉及129个县、4858万人，患者1339人，其中Ⅱ度甲肿患者1133人，克汀病患者6人。

（八）贵州省的地方病

贵州省主要有4种地方病，包括克山病、燃煤污染型地方性氟中毒、燃煤污染型地方性砷中毒和碘缺乏病，均属于自然疫源性地方病。除碘缺乏病外，贵州省的其他地方病的防治效果较好，与2019年相比，这些病的患者人数均有减少。碘缺乏病涉及的病区未有变化，但患者人数从2019年的66人增加到2020年的9572人。

截至2020年，贵州省克山病病区涉及1个县、7个乡镇、220.5万人，患者0人；燃煤污染型地方性氟中毒病病区涉及37个县、7248个村，燃煤污染型地方性氟中毒患者88410万人，其中氟斑牙患者31424人、氟骨症患者56986人；燃煤污染型地方性砷中毒病病区涉及4个县、26个村、250万人，燃煤污染型地方性砷中毒患者725人；碘缺乏病病区涉及88个县、4286.2万人，患者9572人，其中Ⅱ度甲肿患者4428人，克汀病患者5144人。

第二节　民族地区居民健康素养及其影响因素分析

健康素养是维护及提升国民健康状况的有力工具，其发展与研究在卫生保健系统和公共健康领域中备受瞩目。许多发达国家将健康素养纳入未来卫生保健策略的指标体系，而增强公众健康素养、提高公众自我健康管理意识更成为先进国家提升综合国力的战略共识。国家卫生健康委员会提出健康素养是个体获取、理解和处理基本的健康信息或服务，并运用这些信息和服务做出正确决策以维持和促进自身健康的能力。

1974年，Simonds在国际健康教育大会上发表了《健康教育和社会政策》并正式提出"健康素养"这一概念，此后国内外专家学者对健康素养的研究层出不穷。国外健康素养的研究主要集中在三个方面：第一，从医学角度出发，侧重于医患关系对健康素养提升的研究[1][2]；第二，对特定病种患者的健康素养状况展开研究，如Perry、Cosic等及Ghisi等分别对患有镰状细胞病的青少年和患有低位腰痛、冠状动脉疾病等疾病的患者的健康素养进行调查[3][4][5]；第三，尝试利用现代技术进一步提高人们的健康素养水平[6][7]。

国内学者对健康素养的研究尚处于起步阶段，在借鉴国外学者研究的基础上，主要从三个方面展开。一是从健康传播的角度对提升健康素养展开调查[8][9]。二是对特定群体健康素养展开研究，如高原和何丽对餐饮从业人员健康

---

① PARKER R. Health literacy: a challenge for American patients and their health careproviders[J]. Health Promotion International, 2000,15(4):277-283.

②NÁFRÁDI L, NAKAMOTO K, CSABAI M, et al. An empirical test of the Health Empowerment Model: Does patient empowerment moderate the effect of health literacy on health status?[J] Patient Education and Counseling, 2018,101(3):511-517.

③PERRY E L,CARTER P A, BECKER H A, et al. Health literacy in adolescents with sickle cell disease[J].Journal of Pediatric Nursing, 2017,36:191-196.

④COSIC F, KIMMEL L, EDWARDS E. Health literacy in orthopedic trauma patients[J]. Journal of Orthopedic Trauma, 2017,31(3):90-95.

⑤GHISI G L M, Chaves CHAVES G S S, BRITTO R R, et al. Health literacy and coronary artery disease: a systematic review[J]. Patient Education and Counseling, 2018,101(2):177-184.

⑥MEPPELINK C S, WEERT J C M, BROSIUS A, et al. Dutch health websites and their ability to inform people with low health literacy[J]. Patient Education and Counseling, 2017,100(11):2012-2019.

⑦HÆSUM L K E, EHLERS L H, HEJLESEN O K. The long-term effects of using telehomecare technology on functional health literacy: results from a randomized trial[J]. Public Health, 2017,150:43-50.

⑧秦美婷.健康传播对提升国民健康素养的理论运用与实证分析——以新加坡为例[J].现代传播（中国传媒大学学报），2011(12):51-56.

⑨邓胜利,付少雄,陈晓宇.信息传播媒介对用户健康信息搜寻的影响研究——基于健康素养和信息检索能力的双重视角[J].情报科学,2017,35(4):126-132.

素养的调查[①]，毛涛等对江苏省小学教师健康素养状况及影响因素的分析[②]，许雅等进行的广东省高中生健康素养现状及影响因素调查[③]。三是对特定病种患者健康素养状况展开研究，如张琳和刘延锦[④]、聂雪琼等[⑤]、刘卓等[⑥]分别对糖尿病、高血压、风湿性疾病患者的健康素养展开研究。这些研究对提升我国居民健康素养，践行"'健康中国2030'规划"具有重要参考价值。城乡之间以及不同地区、不同群体之间的健康素养状况存在显著差异[⑦]，而已有研究大多以某个地区全体居民、特定职业、特定病种等人群为研究对象。虽然也有部分学者关注到了农村居民，但对民族地区农村居民健康素养的研究较少。民族地区经济、文化、习俗和生活方式等方面与其他地区有所不同，其农村居民健康素养水平如何？哪些因素影响了民族地区农村居民的健康素养水平？本研究试图对这些问题进行探讨。对这些问题的回答，可以使相关政府部门准确了解民族地区农村居民的整体健康素养水平，为今后因地制宜地制定相应的健康促进政策提供决策参考。

一、数据来源与衡量指标

（一）数据来源

本研究采用的数据来源于课题组成员对湖北省恩施土家族苗族自治州农村居民的入户调查。在730位有效的调查对象中，男性占43.29％，女性占56.71％；在受教育程度方面，小学及以下占49.73％，初中占29.04％，高中或中专占16.03％，大专及以上占5.20％；少数民族占84.25％、汉族占15.75％；家庭月收入低于999元的占6.17％，在1000～1999元之间的占25.48％，在2000～4999元之间的占45.75％，在5000～9999元的占18.49％，在10000元以

①高原,何丽.我国餐饮从业人员健康素养现状分析[J].中国健康教育,2018,34(6):553-556.

②毛涛,曲晨,张凤云,等.江苏省小学教师健康素养状况及影响因素分析[J].中华疾病控制杂志,2017,21(7):706-709.

③许雅,叶小华,曾转萍.广东高中生健康素养水平及相关分析[J].中国学校卫生,2011,32(12):1432-1434.

④张琳,刘延锦.糖尿病患者健康素养与自我管理现况及相关性分析[J].中国临床护理,2022,14(5):312-316.

⑤聂雪琼,王夏玲,李英华,等.高血压患者与一般人群健康素养水平比较研究[J].中国健康教育,2021,37(5):387-391.

⑥刘卓,谢伦芳,项茹,等.风湿性疾病患者健康素养研究进展[J].中国全科医学,2018,21(5):512-516.

⑦姚宏文,石琦,李英华.我国城乡居民健康素养现状及对策[J].人口研究,2016,40(2):88-97.

上的占4.11％；医务人员占5.48％，非医务人员占94.52％；参加社会基本医疗保险的人占98.08％，没有参加社会基本医疗保险的人占1.92％，已经安装宽带的家庭占65.21％，没有安装宽带的占34.79％。

（二）健康素养衡量指标

本研究采用的调查问卷是参照"全国居民健康素养监测调查问卷"，由课题组成员和相关专家共同研讨设计。在互联网时代，信息的传播更加便捷、快速，互联网作为一个新的信息传播渠道，为民众提供了收集信息、表达自我、舆论监督的平台，可能会对居民健康知识的获得、健康技能的培养及健康行为的形成产生一定的影响。因此，本研究在原问卷的基础上新增了是否安装宽带作为外部环境变量之一。本研究将民族地区农村居民健康素养分为健康知识、健康技能、健康行为和整体健康素养四大指标。其中，健康知识是健康行为的基础，只有拥有一定的健康知识储备才能使我们尽早发现疾病线索和健康隐患，从而有效预防疾病、维护健康。这一指标由18个题目的问答构成，具体包括科学健康观、传染病预防、基本医疗知识等方面的问题。民族地区农村居民答对80％的健康知识问题则被视为知晓健康知识，否则被认为不知晓健康知识。健康技能是个人识别和管理危害健康的因素、保护和促进自身健康所需要运用的技术、方法、能力及素质。这一指标由4个题目组成，具体包括安全与急救方面的技能。民族地区农村居民答对80％的健康技能问题则被视为具备健康技能，否则被认为不具备健康技能。健康行为是指个体通过改变自身危险的生活方式和行为所采取的、用以达到维护自身健康、预防疾病的目的的健康措施。这一指标由14个题目组成，具体包括常规检查、健康饮食以及生活习惯方面的问题。民族地区农村居民答对80％的健康行为问题则被视为健康行为已形成，否则被认为健康行为未形成。民族地区农村居民答对所有题目的80％则被视为具备整体健康素养，否则被认为不具备整体健康素养。

二、民族地区居民健康素养水平

（一）民族地区农村居民健康知识知晓状况

健康知识方面的18个题目中，答对14道题目即可被视为知晓健康知识，此次调查地区农村居民知晓健康知识的人数为79人，占比10.82％，而2013年中国居民健康素养监测报告中显示全国农村居民健康知晓水平为15.98％，2021年城乡居民健康知识和理念素养水平为 37.66％[1][2]。本次问卷中，健康知识模块答对率排在前三位的问题分别是"身体越胖越健康吗？""身体好的人不需要注意健康问题吗？""肺结核病人可以享受免费抗结核药物治疗吗？"，答对率分别为 94.44％、89.93％ 和 85.07％。答对率排在后三位的题目分别是"蟑螂能传播什么疾病？""苍蝇能传播什么疾病？""您认为被动吸烟会引发哪些疾病？"，答对率分别为 12.15％、1.73％、0.69％。

调查发现，民族地区农村居民对于科学健康观方面的题目答对率较高，表明民族地区农村居民在提升健康意识方面已经足够重视，这是我国不断加强健康知识宣传和教育所取得的成效。但需要指出的是，民族地区农村居民关于被动吸烟的后果及各类害虫传播的疾病缺乏了解。对这类问题的认知不仅与民族地区农村居民有关，也与当地医疗卫生部门工作的开展情况紧密相连，应继续通过传播、教育等策略，不断促进民族地区农村居民深入学习、拓宽健康知识面。

（二）民族地区农村居民健康技能具备状况

健康技能方面的题目共4个，答对3个题目即可被视为具备健康技能。本次调查中，具备健康技能的人数为53人，健康技能素养水平为 7.26％。而中国健康教育中心研究显示，全国 2013 年农村地区居民健康基本技能素养水平为 9.62％，2021 年中国居民健康基本技能素养水平为 24.28％。健康技能的4个题目分别是"需要紧急医疗救助时应拨打什么电话？""是否会测量体温？""发生火灾时应怎么做？""药盒上的OTC是什么含义？"，答对率分别为 88.19％、84.72％、51.04％、11.11％。

民族地区农村居民对医疗急救以及医疗生活常识的知晓率较高，均达80％以上，但"药盒上OTC的含义"等医学专业知识技能具备率较低，其原因可能是民族地区农村居民受教育程度整体较低，对英文等语言性要求较高的医药常识了解不足。总体上看，民族地区农村居民健康技能具备水平低于健康知识知晓水平，与全国农村居民健康技能具备水平相比仍偏低。

---

① 《2013年中国居民健康素养监测报告》显示，2013年中国居民健康素养水平为 9.48％。城市居民健康素养水平为 13.80％，农村居民为 6.92％。其中，农村居民基本知识和理念、基本技能和健康生活方式与行为的素养水平分别为 15.98％、9.62％ 和 7.75％。

② 新华社.稳步提升！2021年我国居民健康素养水平达到 25.40％[EB/OL].http://www.gov.cn/xinwen/2022-06/08/content_5694585.htm.

（三）民族地区农村居民健康行为形成状况

健康行为方面共14个题目，答对11个题目即被视为已形成健康行为。答对健康行为题目11个及以上共有32人，占比4.38％，而2013年全国农村居民健康生活方式与行为素养水平是7.75％，2021年中国居民健康生活方式与行为素养水平是28.05％。健康行为题目中，答对率最高的是"关于驾车，您同意以下哪个说法？"；排在第二位的是"关于保质期的说法，您认为正确的是？"；排在第三位的是"您是否能做到不与他人共用毛巾？"；答对率分别为97.92％、97.22％和91.67％。答对率排在后三位的题目分别是"为预防高血压，一般成年人每天吃盐不能超过多少克？""您认为妇女怀孕后至少要进行几次孕期检查？""成年男性一天饮用的酒精量不能超过多少？"，答对率分别为25.35％、12.85％和5.21％。根据以上分析可以看出，健康行为的答对率差异较大，最高为97.92％，最低仅为5.21％。

从常规检查方面来看，调查结果显示，2019年参加过健康体检的人数约占63.54％，大部分民族地区农村居民知道应该体检，但能坚持每年体检一次的人数不多。这不仅与民族地区农村居民健康管理意识较薄弱有关，更与预防保健性体检资源的可获得性低有关。人的健康状况是动态的，只有定期进行全面体检，才能及时掌握自身健康状况，尽早发现疾病线索和健康隐患，最终达到预防疾病、促进身心健康的效果。同时，对妇女怀孕后至少需进行5次孕期检查的掌握度不高。在后期建设过程中，民族地区政府部门可以开发更多的体检下乡项目，让民族地区农村居民获取更多、更好的体检资源。

从饮食健康方面来看，调查结果显示，民族地区农村居民对成年男性一天饮用的酒量不能超过半两的了解不足。导致这种状况的原因：一方面是健康教育精准宣传覆盖面不够广；另一方面是"每天健康二两酒"等错误信息误导了农村居民。他们对"每天吃盐不能超过6克"的掌握度也不高，民族地区农村居民普遍知道饮食需要减少用盐量，但对于具体的克数限制了解不足。相关部门应采用更为规范、精确的方式逐渐培养农村居民的健康行为习惯。32.30％的农村居民表示，生、熟菜应该使用不同的刀具及砧板，而这部分居民中的大部分人虽知道应该分开使用，但均认为在日常生活中无须如此讲究。

从生活习惯方面来看，调查结果显示，由于经济的发展以及社会的进步，90％以上的民族地区农村居民可以做到不与他人共用毛巾，而早晚刷牙的完成度仅68.75％。由此可见，健康生活习惯的养成是一个循序渐进、由浅入深的过程。

（四）民族地区农村居民整体健康素养状况

世界卫生组织指出健康素养所代表的认知和社会技能决定了个体具有动机和能力去获取、理解和运用信息，并可以通过这些方式维持和促进健康。此次调查结果显示，民族地区农村居民整体健康素养水平为3.84％。而2021年中国农村居民整体健康素养水平为22.02％，2021年全国居民整体健康素养水平为25.40％[①]。杨焕静等的研究显示，天津市农村居民整体健康素养水平为8.53％，健康知识、健康技能和健康行为这三个方面素养水平分别为17.72％、11.93％、15.92％[②]。胡军霞等的研究表明，西安市农村居民整体健康素养水平为4.40％，健康知识、健康技能和健康行为这三个方面素养水平分别为10.8％、7.7％、6.3％[③]。民族地区农村居民的整体健康素养在全国平均水平之下，远低于经济发达区域，这可能是因为民族地区农村居民的受教育程度、经济状况、健康意识等都低于全国平均水平。由于受主客观因素的影响，一个人拥有了健康知识并不代表其能及时地将知识转化为健康技能及健康行为，因此在加强健康知识宣传教育的基础上，还应该着力培养民族地区农村居民的健康技能，促使其养成健康的行为习惯。

三、民族地区居民健康素养的影响因素

（一）变量与模型选取

本研究选取健康知识、健康技能、健康行为和整体健康素养为因变量，健康知识知晓、健康技能具备、健康行为形成和整体健康素养具备取值为1，健康知识不知晓、健康技能不具备、健康行为未形成和整体健康素养不具备取值为0。由于这些因变量是二分类变量，因此本研究选择二元Logistic回归模型进行回归分析，具体方程：

$$Logistic(p) = Ln\left(\frac{P}{1-P}\right) = \alpha + \beta X + \varepsilon$$

---

①新华社.稳步提升！2021年我国居民健康素养水平达到25.40％[EB/OL].http://www.gov.cn/xin-wen/2022-06/08/content_5694585.htm.

②杨焕静,顾清,高皓宇,等.2012年天津市农村15~69岁居民健康素养水平分析[J].中国健康教育,2016,32(1):28-31.

③胡军霞,唐红,李春燕,等.2013年西安市农村居民健康素养现状及影响因素分析[J].中国健康教育,2016,32(1):41-44+53.

方程中 P 表示健康知识知晓、健康行为形成、具备健康技能以及具备整体健康素养的概率，β 为待估计参数，X 为健康素养状况的解释变量，ε 为误差项。

影响健康素养的因素主要分为两类：一类是居民自身基本特征，包括个体特征及家庭特征；另一类是居民所处的外部环境，如社会制度、基础设施设备和社会氛围等。已有研究主要偏重于个人因素和家庭禀赋对健康素养的影响，较少关注接触外部信息的途径、医疗卫生资源和社会保险制度等外部环境对健康素养的影响。因此，本研究从个体特征、家庭禀赋和外部环境3个层面选取9个变量作为自变量。个体特征包括性别、年龄、受教育程度和民族4个变量；家庭禀赋包括家庭人口数和家庭月收入2个自变量，外部环境包括是否为医务人员、是否参加了社会医疗保险和是否安装了宽带3个变量。

民族地区农村居民健康素养影响因素的描述性统计如表3-4所示。

表3-4　民族地区农村居民健康素养影响因素的描述性统计

	变量名称	变量定义	均值	标准差
个体特征	性别	1＝女；0＝男	0.43	0.496
	年龄	受访者年龄	51.35	15.513
	受教育程度	1＝小学及以下；2＝初中；3＝高中或中专；4＝大专及以上	1.77	0.901
	民族	1＝汉族；0＝少数民族	0.16	0.365
家庭禀赋	家庭人口数	受访者家庭人口数	4.02	1.563
	家庭月收入	1＝1000元以下；2＝1001～2000元；3＝2001～5000元；4＝5001～10000元；5＝10000元以上	2.89	0.916
外部环境	是否为医务人员	1＝是；0＝否	0.05	0.228
	是否参加了社会医疗保险	1＝是；0＝否	0.02	0.137
	是否安装了宽带	1＝是；0＝否	0.65	0.477

（二）民族地区农村居民健康素养的影响因素回归分析

利用统计软件SPSS 24.0，对民族地区农村居民健康素养的影响因素进行Logistic回归分析，模型结果如表3-5所示。模型Ⅰ描述的是民族地区农村居民健康知识知晓的影响因素回归分析结果。模型Ⅱ描述的是民族地区农村居民具备健康技能的影响因素回归分析结果。模型Ⅲ描述的是民族地区农村居民健康行为形成的影响因素回归分析结果。模型Ⅳ描述的是民族地区农村居民具备整体健康素养的影响因素回归分析结果。表3-5中四个模型的回归结果显示，性别、年龄、受教育程度、民族、家庭人口数、是否为医务人员和是否安装了宽带这7个自变量在统计学上显著，家庭月收入和是否参加了社会医疗保险这2个自变量在统计学上不显著。

表3-5 民族地区农村居民健康素养影响因素的Logistic回归分析

变量	模型Ⅰ		模型Ⅱ		模型Ⅲ		整体模型Ⅳ	
	B	Sig.	B	Sig.	B	Sig.	B	Sig.
女性	0.628**	0.033	0.553	0.117	−0.030	0.945	0.072	0.894
年龄	−0.005	0.689	−0.008	0.522	−0.017	0.315	−0.042**	0.047
初中	2.797***	0.000	18.006	0.992	1.874*	0.084	15.298	0.993
高中/中专	2.913***	0.000	19.260	0.992	2.460**	0.028	17.115	0.993
大专及以上	2.978***	0.000	18.921	0.992	2.306*	0.068	16.722	0.993
汉族	0.093	0.800	−0.567	0.247	1.051**	0.033	−0.508	0.511
家庭人口数	−0.298**	0.017	−0.247	0.114	−0.248	0.211	−0.518*	0.067
1001～2000元	17.571	0.997	0.080	0.947	15.625	0.998	14.671	0.998
2001～5000元	17.928	0.997	−0.066	0.954	16.717	0.997	15.302	0.997
5001～10000元	18.050	0.997	−0.176	0.882	16.674	0.997	15.827	0.997
10000元以上	17.565	0.997	−0.371	0.774	17.231	0.997	14.818	0.998
是医务人员	1.806***	0.000	1.639***	0.001	2.235***	0.000	2.791***	0.000
参加社会医疗保险	−19.260	0.998	−18.874	0.998	−18.293	0.998	−18.104	0.998
安装宽带	2.229***	0.000	18.228	0.993	17.396	0.994	16.789	0.993
	Chisquare= 175.665, d.f.= 14, Sig.= 0.000		Chisquare= 158.390, d.f.= 14, Sig.= 0.000		Chisquare= 104.068, d.f.= 14, Sig.= 0.000		Chisquare= 136.443, d.f.= 14, Sig.= 0.000	

注：*、**、***分别代表在10%、5%和1%置信水平上显著。

1. 性别对民族地区农村居民健康素养的影响

模型 I 的回归结果表明，民族地区农村女性健康知识知晓的概率高于男性。性别的指数幂 e^B 的值为 1.874[①]，表明在其他因素不变的情况下，民族地区农村女性健康知识知晓的发生比是男性的 1.874 倍。本次研究结果与姚宏文、石琦和李英华[②]对我国城乡居民健康素养的调查结果相同，即女性健康素养水平高于男性。这也符合中国传统文化，女性大多承担照顾全家人营养和健康的责任[③]。为了家人的健康，女性更愿意主动去收集与健康有关的知识，并把这些知识运用到生活当中。

2. 年龄对民族地区农村居民健康素养的影响

模型 IV 的回归结果显示，民族地区农村居民的年龄越大，其整体健康素养具备率越低。根据年龄的指数幂值，在其他因素不变的情况下，民族地区农村居民的年龄每增加 10 岁，其具备整体健康素养的发生比只有平均水平的 65.7%。这主要是因为从生理学上来说，年轻人对新事物的理解接受能力、新技术的掌握运用能力以及新习惯获取之后的适应能力在一定程度上都优于年长者。

3. 受教育程度对民族地区农村居民健康素养的影响

模型 I 和模型 III 的回归结果表明，受教育程度与民族地区农村居民健康知识知晓和健康行为形成存在正相关关系，这一结果与赵忠的研究一致[④]。民族地区农村居民受教育程度越高，知晓健康知识和形成健康行为的概率越高。这主要是因为，与受教育程度较低的人相比，受教育程度高的人不仅容易获取健康知识，而且容易意识到不良生活方式对健康的负面影响，从而主动形成良好的生活方式。

4. 民族属性对民族地区农村居民健康素养的影响

模型 III 的回归结果表明，汉族与少数民族农村居民的健康行为形成在统计学上存在显著差异，但在健康知识知晓、健康技能具备和整体健康素养具备方面的差异并不显著。导致这种现象的原因主要有两个。一方面，少数民族农村居民依然保留着一些本民族特有的生活习惯和文化习俗，这些不同于汉族农村

①指数幂值由统计软件 SPSS 计算得出，下文中类似数据不再做特别说明。
②姚宏文,石琦,李英华.我国城乡居民健康素养现状及对策[J].人口研究,2016,40(2):88-97.
③朱玲.青、甘、滇藏区农牧妇女健康问题的调查[J].管理世界,2010(10):59-74.
④赵忠.我国农村人口的健康状况及影响因素[J].管理世界,2006(3):78-85.

居民的生活方式直接导致其健康行为的差异，最终必然影响到健康行为的形成。恩施土家族苗族自治州是全国最大的土家族聚居区，这里的土家族居民大多居住在山地，主动参加体育锻炼的人较少，且吸烟的人数较多、烟龄较长[①]。另一方面，少数民族和汉族农村居民长期聚居在一起，形成了相互交流、交往、交融的良好局面。他们在获取健康知识的途径等方面基本没有明显差异，因此，在健康知识知晓和健康技能具备方面没有显著差异。

5.家庭人口数对民族地区农村居民健康素养的影响

模型Ⅰ和模型Ⅳ的回归结果表明，家庭人口数与健康知识知晓、整体健康素养水平呈负相关关系。根据家庭人口数的指数幂值，在其他因素不变的情况下，民族地区农村居民的家庭人口数每增加1人，这个家庭中的人健康知识知晓和整体健康素养具备的发生比分别是平均水平的74.2％和59.6％。这一结果与李志新和李朗悦的研究结果基本一致[②]。通常，小型家庭的人均消费较高，说明其经济压力相对较小[③]，可以在满足基本生活需要的基础上追求更高质量、更健康的生活方式，对家庭成员的健康关怀及监督较为容易，可以及时有效地进行健康知识的传播。

6.医务人员身份对民族地区农村居民健康素养的影响

"是否为医务人员"是民族地区农村居民健康素养的重要影响因素。在模型Ⅰ、模型Ⅱ、模型Ⅲ和模型Ⅳ的回归结果中，"是否为医务人员"这一因素在统计学上均显著。在其他因素不变的情况下，医务人员的健康知识知晓、健康技能具备、健康行为形成和整体健康素养具备的发生比都显著高于非医务人员。这主要是由于医务人员基本都接受过专业的医疗培训，掌握的医疗知识和技能明显多于非医务人员，对健康的关注度也高于非医务人员。因此，医务人员比非医务人员具有更高的健康素养水平。

7."是否安装了宽带"对民族地区农村居民健康素养的影响

模型Ⅰ的回归结果显示，"是否安装了宽带"与民族地区农村居民健康知识知晓呈正相关关系。家中安装了宽带的民族地区农村居民的健康知识知晓的发生比高于没有安装宽带的农村居民。随着信息时代的到来，互联网、多媒体等

---

①钱骏.山地土家族体质特征及动态分析[J].湖北体育科技,2014,33(11):976-981.

②李志新,李朗悦.2014年四川省居民健康素养现况及影响因素分析[J].预防医学情报杂志,2017,33(10):1032-1041.

③何兴强,史卫.健康风险与城镇居民家庭消费[J].经济研究,2014,49(5):34-48.

现代信息传播技术发展迅速，在提高民族地区农村居民健康素养方面起着重要作用。家中安装宽带可以使人们更便捷地获取更全面的健康知识，是提升民族地区农村居民健康素养水平的重要途径。

四、提升民族地区居民健康素养的优化策略

本研究通过对湖北省恩施土家族苗族自治州730位农村居民进行入户调查，构建Logistic回归模型，分析了民族地区农村居民健康素养水平及其影响因素，得出以下结论。

第一，民族地区农村居民整体健康素养有待提高。本次调查结果显示，民族地区农村居民整体健康素养水平为3.84％。而2021年全国农村居民健康素养水平为22.02％，城市居民健康素养水平为30.70％。虽然全国居民健康素养水平稳步提升，从2013年的9.48％增长到2021年的25.40％，但是与《“健康中国2030”规划纲要》提出的到2030年全国居民健康素养水平达到30％的目标还有一定的距离。因此，提升民族地区农村居民健康素养水平显得尤为迫切。

第二，民族地区农村居民健康知识亟待转化为健康技能与健康行为。健康技能和健康行为是提升健康素养的重中之重，对居民保持身体健康具有决定性作用[1]。只有拥有了健康技能和正确的健康行为，才能减少各类疾病的发生，从而有效规避各类可能引发健康问题的危险因素。本研究此次调查结果显示，民族地区农村居民健康技能具备率为7.26％，而健康行为形成率仅为4.38％，说明健康知识向健康技能，尤其是行为方面的转化仍需要进一步加强。

第三，民族地区农村居民健康素养水平受个体特征、家庭禀赋和外部环境的影响。其中，女性、受教育程度较高者、医务人员和安装宽带的民族地区农村居民健康素养具备率较高，年龄和家庭人口数与民族地区农村居民健康素养呈负相关关系，家庭收入和是否参加了社会医疗保险对民族地区农村居民健康素养的影响并不显著。

民族地区农村居民健康素养远低于全国居民健康素养平均水平，尤其是健康技能具备率与健康行为形成率明显滞后。因此，结合民族地区特点，因地制宜地采取相应策略提升民族地区农村居民健康素养水平迫在眉睫。

第一，增强民族地区农村居民健康教育宣传、实施力度。组织专业的健康教育队伍进校园、进医院、进村庄，以浅显易懂的实施方式，使健康知识更容

---

[1]王俊,龚强,王威.“老龄健康”的经济学研究[J].经济研究,2012,47(1):134-150.

易被接受，从而增加民族地区农村居民的健康知识储备。严格实施医疗建档立卡工作，将健康管理的思想推广至生活管理、膳食管理、运动管理。多管齐下，促使民族地区农村居民整体健康素养不断提高。

第二，加强民族地区农村居民健康技能培训和健康生活方式的指导。相对而言，了解相关健康知识较为容易，掌握健康技能却并不简单，形成健康的行为最为不易。健康行为的形成是一个不断培养、循序渐进的过程。如何制定合宜的健康政策，让居民将健康知识应用到日常生活中，是相关政府部门应重点考虑的问题。而在政策实施的过程中，基层医疗机构起着预防、指导、监督等不容小觑的作用。基层医疗机构可利用电视、投影仪等设备，在工作时间循环播放常见病的日常护理小窍门、灾害逃生技能视频等，让民族地区农村居民通过更多的途径了解并掌握健康技能。基层医疗机构可以对民族地区农村居民不良的生活方式及时进行指导与干预，发展健康文化，培养他们良好的生活习惯。

第三，推动民族地区农村重点人群健康干预计划。针对健康素养水平较低的群体，如男性、受教育程度较低者、人口数较多的家庭、非医务人员和未安装宽带的家庭等，加强健康科学指导，促使该人群自主学习健康知识、自觉关注健康状况、积极培养健康技能、自发参与全民健身，从而促进民族地区农村居民健康素养水平的逐步提高。

第三节　民族地区医疗保障对健康影响的实证分析

健康权是居民的基本权益。医疗保障制度是居民规避疾病经济风险、增进健康的重要制度。医疗保障制度不仅具有经济补偿功能，还具有更广泛地增强保障居民健康的功能。因此，产生良好的健康效应是医疗保障制度发展的内在要求和最终目的，也是检验医疗保障制度绩效的重要指标。

一、医疗保障制度对健康的影响机制

医疗保障制度的健康效应路径已经得到了国内外学术界的广泛关注。目前，学者们广泛认同医疗保障制度主要通过医疗路径和保健路径增强居民的健康状况。

（一）医疗保障制度影响健康的医疗机制

医疗保障制度作为我国民生保障制度中的重要一环，对我国居民健康的保障作用体现在传统的医疗路径中。例如，基本医疗保险制度通过医疗费用的直接支付，缓解了参保居民的医疗经济负担，有效减少了居民患病但久拖不治的现象；针对困难居民建立的大额医疗保险和医疗救助等保障制度，能够有效提升医疗服务利用率，进而改善了居民的就医状况。事实上，在医疗保障制度建立初期，囿于居民的经济条件，部分患者只能够选择相对保守的治疗方案，这样的治疗方案往往并不适合其疾病的发展阶段，虽然可以降低诊疗费用，但存在加重病情的风险，不利于居民的身体健康。具体来看，医疗保障制度的设计影响着患者的就医选择和就医行为。医疗保障制度中设定的起付线、封顶线和报销比例等，是居民就医时的重要参考因素，一定程度上影响了其就医行为。因此，相对合理的制度设计，可以让患者及其家庭敢于选择适宜的诊疗机构与治疗方式。此外，医疗保障制度广泛采用的第三方支付形式，能够促进医疗卫生资源的合理布局，让基层居民，尤其是农村居民就近享有医疗卫生资源，提升其接受适宜医疗卫生服务的及时性。

因此，医疗保障制度健康效应的医疗机制即医疗保障制度通过增加居民的医疗服务利用率、降低其医疗支出、改变其就医行为、提升其接受医疗卫生服务的及时性，进而保障居民健康。医疗机制是我国医疗保障制度保护居民健康的传统路径，系当前社会保障学界、医疗保障学者研究的重点方向，也是政府历次医改的着力点之一。

（二）医疗保障制度影响健康的保障机制

医疗保障制度对居民健康的保驾护航并不局限于传统的医疗机制。医疗保障制度为医疗保障体系覆盖下的居民因疾病而产生的经济风险提供了制度性保障，使其有能力也有意愿在日常生活上投入更多的资金改善生活条件，生活条件的改善在一定程度上提升了居民的健康程度。其一，在基本医疗保险制度全覆盖目标达成前，未被制度覆盖的居民往往会因害怕不确定的大病风险降于其身，害怕疾病给个人及家庭带来灾难性后果，而尽可能地削减生活支出，但艰苦的生活条件难以满足居民对健康身体状态的需求，形成恶性循环。其二，在缺乏制度保障的情况下，焦虑之情长伴其身。随着人均预期寿命的提高与带病生存期的延长，被焦虑阴影覆盖的老年人口的数量可能激增，焦虑情绪恐有所加剧。这种焦虑情绪可以通过医疗保障制度得到缓解。其三，日常健康行为与健康结果有着内在的联系，将国民健康行为与医疗保障制度挂钩，通过医疗保障缴费、补偿、报销政策的设定引导老年人口摒弃不健康的行为与习惯，培育健康行为与健康素养。

因此，医疗保障制度健康效应的保健机制即医疗保障制度通过均衡营养、缓解疾病风险带来的焦虑情绪、增加保健服务、引导健康行为等途径提高居民的健康水平。

综上所述，本研究提出以下假设：

H_1：参加基本医疗保险能提高民族地区居民的健康水平。

H_2：参加医疗救助能提高民族地区居民的健康水平。

H_3：参加商业医疗保险能提高民族地区居民的健康水平。

H_4：参加城乡居民大病保险能提高民族地区居民的健康水平。

H_5：有多重医疗保障的民族地区居民能通过降低其医疗支出提高健康水平。

H_6：医疗支出在基本医疗保险制度对民族地区居民健康水平的影响中起到中介作用。

H_7：医疗支出在多重医疗保障制度对民族地区居民健康水平的影响中起到中介作用。

H_8：食品支出在基本医疗保险制度对民族地区居民健康水平的影响中起到中介作用。

H_9：食品支出在多重医疗保障制度对民族地区居民健康水平的影响中起到中介作用。

二、数据来源、变量选取与模型构建

（一）数据来源与样本描述

本研究这里的数据来源于 2018 年中国健康与养老追踪调查（CHARLS）。本研究在剔除缺失值严重的样本后，获得全国样本 19816 个。其中，女性受访者 10476 人，男性受访者 9340 人；年龄最小的受访者 18 岁，年龄最大的受访者 118 岁；受访者平均受教育年限为 6.13 年；农业户籍的受访者 15800 人，非农户籍的受访者 4016 人；有 1581 位受访者是少数民族，汉族受访者 18235 人；有配偶的受访者 16864 人，没有配偶的受访者 2952 人。

在剔除全国样本中受访者居住地为民族地区以外的样本后，最终得到的民族地区样本 3312 个。其中，女性受访者 1769 人，男性受访者 1543 人；年龄最小的受访者 22 岁，年龄最大的受访者 118 岁；受访者平均受教育年限为 5.7 年；

农业户籍的受访者2635人，非农户籍的受访者677人；有2333位受访者是少数民族，汉族受访者979人；有3075位受访者拥有宗教信仰，237位受访者没有宗教信仰；有配偶的受访者2767人，没有配偶的受访者545人；来自云南省的受访者1241人，来自内蒙古自治区的受访者948人，来自广西壮族自治区的受访者635人，来自新疆维吾尔自治区的受访者106人，来自贵州省的受访者225人，来自青海省的受访者157人，西藏自治区和宁夏回族自治区的样本缺失。

（二）变量选取

本研究变量包含因变量、自变量、控制变量和中介变量，各变量的基本特征描述如表3-6所示。

表3-6　变量基本特征描述

变量类型	变量名称	全国	百分比/均值	民族地区	百分比/均值
因变量	自评健康	健康状况较差＝0	31.58%	健康状况较差＝0	37.09%
		健康状况良好＝1	68.42%	健康状况良好＝1	62.91%
自变量	基本医疗保险	未参加基本医疗保险＝0	4.99%	未参加基本医疗保险＝0	3.93%
		参加基本医疗保险＝1	95.01%	参加基本医疗保险＝1	96.07%
	医疗救助	未参加医疗救助＝0	99.68%	未参加医疗救助＝0	99.58%
		参加医疗救助＝1	0.32%	参加医疗救助＝1	0.42%
	城乡居民大病医疗保险	未参加城乡居民大病保险＝0	99.83%	未参加城乡居民大病保险＝0	99.88%
		参加城乡居民大病保险＝1	0.17%	参加城乡居民大病保险＝1	0.12%
	商业医疗保险	未参加商业医疗保险＝0	96.31%	未参加商业医疗保险＝0	97.85%
		参加商业医疗保险＝1	3.69%	参加商业医疗保险＝1	2.15%
	多重医疗保障	未拥有多重医疗保障＝0	96.28%	未拥有多重医疗保障＝0	97.43%
		拥有多重医疗保障＝1	3.72%	拥有多重医疗保障＝1	2.57%

续表

变量类型	变量名称	全国	百分比/均值	民族地区	百分比/均值
控制变量	性别	女性＝0	47.13％	女性＝0	46.59％
		男性＝1	52.87％	男性＝1	53.41％
	民族	汉族＝0	92.02％	汉族＝0	70.44％
		少数民族＝1	7.98％	少数民族＝1	29.56％
	婚姻状态	无配偶＝0	14.90％	无配偶＝0	16.46％
		有配偶＝1	85.10％	有配偶＝1	83.54％
	城乡差异	农村户籍＝0	79.73％	农村户籍＝0	79.56％
		非农户籍＝1	20.27％	非农户籍＝1	20.44％
	年龄/岁	均值	61.83	均值	61.37
	受教育年限/年	均值	6.13	均值	5.78
中介变量	ln年医疗费用总支出	均值	7.81	均值	7.93
	ln年食品费用总支出	均值	5.12	均值	5.14

1. 因变量

本研究依据医疗保障制度的健康效应，将居民的自评健康设置为因变量。调查问卷中个人自评健康状况分为五个等级，即很好、好、一般、不好、很不好。本研究将"一般""好"和"很好"赋值为1，即代表健康状况良好；将"不好"和"很不好"赋值为0，代表健康状况较差。

2. 自变量

本研究共包含5个自变量。第一个自变量为基本医疗保险。受访者参加了城镇职工基本医疗保险、城乡居民基本医疗保险、城镇居民基本医疗保险、新型农村合作医疗中任意一项，即视为参加了基本医疗保险，赋值为1；若均未参加，即视为未参加基本医疗保险，赋值为0。第二个自变量是医疗救助。受访者参加了医疗救助赋值为1；若未参加，则赋值为0。第三个自变量是城乡居民大病医疗保险。受访者参加了城乡居民大病医疗保险，赋值为1；若未参加，则赋值为 0。第四个自变量是商业医疗保险。受访者参加了商业医疗保险，赋值为 1；若未参加，则赋值为 0。第五个自变量是多重医疗保障。受访者在参加了基本医疗保险的基础上，又参加了医疗救助、城乡居民大病医疗保险、商业医疗保险或其他补充医疗保险，即视为拥有多重医疗保障，赋值为 1；若受访者未参加基本医疗保险或是参加了基本医疗保险，则视为未拥有多重医疗保障，赋值为 0。

3. 控制变量

本研究的控制变量包括年龄、性别、民族、受教育年限、婚姻状态和城乡差异。其中，年龄、受教育年限为连续变量；性别、民族、婚姻状态和城乡差异为二元变量；女性、汉族、没有配偶（包括配偶去世）和农村户籍赋值为 0；男性、少数民族、有配偶和非农户籍赋值为 1。

4. 中介变量

本研究依据医疗保障制度健康效应的医疗机制和保健机制，设置 2 个中介变量，分别为年医疗费用总支出和年食品费用总支出。年医疗费用总支出是指家庭上一年度用于医疗卫生的所有自付费用的总和，年食品费用总支出是指家庭上一年度用于购买生活所需食物的消费总和。本研究对年医疗费用总支出和年食品费用总支出进行了取自然对数的处理。

（三）模型构建

由于因变量自评健康为二分类变量，因此本研究选择二元 Logistic 回归模型进行回归分析，具体方程：

$$Logistic(p) = Ln\left(\frac{P}{1-P}\right) = \alpha + \beta X + \varepsilon$$

方程中 P 表示是否健康；β 为待估计参数；X 为解释变量，即是否参加基本医疗保险和是否参加多重保障；ε 为误差项。

将全国样本和民族地区样本依次代入方程中，形成了 10 个模型，模型 M1 至 M5 描述的是在全国范围内，居民是否参加基本医疗保险、医疗救助、商业医疗保险、城乡居民大病保险和是否拥有多重医疗保障对健康的影响；模型 M6 至 M10 描述的是在民族地区，居民是否参加基本医疗保险、医疗救助、商业保险、城乡居民大病保险和是否拥有多重医疗保障对健康的影响。

三、医疗保障对健康影响的实证结果分析

（一）直接效应分析

表3-7描述的是医疗保障影响健康的回归结果及中介检验。由表3-7可知，各控制变量在模型M1～M10中发挥的作用相对稳定。在模型M1～M5中，性别、年龄、受教育年限、民族、婚姻状态和城乡差异均在1%的水平上对全国范围内居民健康起到显著的影响作用。男性的健康比要高于女性；居民的年龄越大，健康比就越低；居民的受教育水平越高，健康比就越高；少数民族的居民健康比要低于汉族；有配偶的居民的健康比高于没有配偶的居民；非农户籍居民的健康比高于农村户籍居民。在模型M6～M10中，民族差异对于民族地区居民的健康的影响不显著，但性别、年龄、受教育年限、婚姻状态和城乡差异均在1%的水平上对民族地区居民健康起到显著的影响作用。民族地区男性的健康比要高于女性；居民的年龄越大，健康比就越低；居民的受教育程度越高，健康比就越高；少数民族的健康比要低于汉族；有配偶的居民健康比高于没有配偶的居民；非农户籍居民的健康比高于农业户籍居民。表3-7是医疗保障影响健康的回归结果及中介检验。

表3-7　医疗保障影响健康的回归结果及中介检验

变量	全国					民族地区				
	M1	M2	M3	M4	M5	M6	M7	M8	M9	M10
	比值比	比值比	比值比	比值比	比值比	比值比	比值比	比值比	比值比	比值比
男性	1.100***	1.101***	1.103***	1.101***	1.101***	1.123***	1.124***	1.123***	1.122***	1.124***
	(0.037)	(0.037)	(0.037)	(0.037)	(0.037)	(0.090)	(0.090)	(0.090)	(0.090)	(0.090)
年龄	0.973***	0.973***	0.974***	0.973***	0.974***	0.982***	0.982***	0.982***	0.982***	0.982***
	(0.002)	(0.002)	(0.002)	(0.002)	(0.002)	(0.004)	(0.004)	(0.004)	(0.004)	(0.004)
受教育年限	1.061***	1.061***	1.060***	1.061***	1.060***	1.074***	1.073***	1.074***	1.073***	1.074***
	(0.005)	(0.005)	(0.005)	(0.005)	(0.005)	(0.012)	(0.012)	(0.012)	(0.012)	(0.012)
少数民族	0.795***	0.797***	0.800***	0.797***	0.798***	1.116	1.118	1.117	1.118	1.117
	(0.045)	(0.045)	(0.045)	(0.045)	(0.045)	(0.091)	(0.091)	(0.091)	(0.091)	(0.091)
有配偶	1.224***	1.219***	1.224***	1.220***	1.225***	1.118***	1.118***	1.115***	1.114***	1.115***
	(0.055)	(0.055)	(0.055)	(0.055)	(0.055)	(0.118)	(0.118)	(0.117)	(0.117)	(0.117)

续表

变量	全国					民族地区				
	M1	M2	M3	M4	M5	M6	M7	M8	M9	M10
	比值比	比值比	比值比	比值比	比值比	比值比	比值比	比值比	比值比	比值比
非农户籍	1.233***	1.234***	1.224***	1.235***	1.227***	1.172***	1.174***	1.176***	1.175***	1.175***
	(0.053)	(0.053)	(0.053)	(0.053)	(0.053)	(0.118)	(0.118)	(0.118)	(0.118)	(0.118)
参加基本医疗保险	1.211*					0.897				
	(0.064)					(0.165)				
参加医疗救助		0.840					1.461			
		(0.229)					(0.895)			
参加商业医疗保险			1.695***					0.904		
			(0.176)					(0.240)		
参加城乡居民大病保险				0.905					0.813	
				(0.349)					(0.234)	
拥有多重医疗保障					1.538**					0.987
					(0.154)					(0.241)
Chisquare	955.060	952.100	979.920	951.760	971.370	137.230	136.970	136.710	135.840	136.570
Pseudo R^2	0.039	0.039	0.040	0.039	0.040	0.032	0.032	0.032	0.031	0.032
Sig.	0.000	0.000	0.000	0.000	0.000	0.000	0.000	0.000	0.000	0.000

注：*、**、***分别表示在10%、5%、1%的水平上显著，括号内为标准差。

在模型M1中，全国居民参加基本医疗保险的比值比为1.211，在10%的水平上显著。由比值比可知，全国范围内，参加了基本医疗保险的居民的健康比是未参加基本医疗保险的居民的1.211倍，这说明参加基本医疗保险能够有效提高居民的健康水平。

在模型M2中，全国居民参加医疗救助的比值比为0.840，但并没有通过显著性的检验。由比值比可知，全国范围内，参加了医疗救助的居民的健康比是未参加医疗救助居民的0.84。比值比没有超过1的原因可能是，身体状况是医疗救助精准识别的重要参考条件，即身体健康状况较差的居民才能享受到医疗救助。

在模型M3中，全国居民参加商业医疗保险的比值比为1.695，在1％的水平上显著。由比值比可知，全国范围内，参加了商业医疗保险的居民的健康比是未参加商业医疗保险居民的1.695倍。这说明商业医疗保险能够有效改善居民的健康状态。

在模型M4中，全国居民参加城乡居民大病保险的比值比为0.905，但并没有通过显著性的检验。从比值比可知，全国范围内，参加了城乡居民大病保险的居民的健康比是未参加城乡居民大病保险居民的0.905。比值比没有超过1的原因可能是，身体条件更差的居民更有意愿参加城乡居民大病保险。

在模型M5中，全国居民拥有多重医疗保障的比值比为1.538，在5％的水平上显著。从比值比可知，全国范围内，拥有多重医疗保障的居民的健康比是未拥有多重医疗保障居民的1.538倍。这说明多重医疗保障能够有效改善居民的健康，且效果优于单一的医疗保障。

在模型M6～M10中，所有的自变量均不显著，参加基本医疗保险、医疗救助、商业医疗保险、城乡居民大病保险和拥有多重医疗保障的比值比分为0.897、1.461、0.904、0.813和0.987。这说明，民族地区的各类医疗保障政策和多重医疗保障体系并未对促进居民的健康产生显著的影响，并且，由比值比可知，除参加医疗救助外，其余的自变量的比值比均小于1，表明民族地区医疗保障体系对居民健康水平的影响可能是消极的，因此，假设H_1～H_5没有得到验证。医疗保障体系提高居民健康水平是医疗保障体系优化完善的更高追求目标，民族地区样本与全国样本得出的结论出现了较大差异，体现出民族地区医疗保障体系对居民健康的保障不足。

（二）间接效应分析

表3-8描述的是参加基本医疗保险和拥有多重医疗保障对健康的间接影响路径，即居民家庭医疗支出和家庭食品支出是否产生中介作用。

表3-8　居民家庭医疗支出和家庭食品支出的bootstrap分析结果

中介变量	家庭医疗支出				家庭食品支出			
	BC		PC		BC		PC	
	下限值	上限值	下限值	上限值	下限值	上限值	下限值	上限值
全国范围基本医疗保险	0.0052	0.0098	−0.0021	−0.0013	−0.0031	−0.0018	0.0021	0.0029
全国范围多重医疗保障	0.0018	0.0108	−0.0013	−0.0003	−0.0016	−0.0007	−0.0013	−0.0035

续表

中介变量	家庭医疗支出				家庭食品支出			
	BC		PC		BC		PC	
	下限值	上限值	下限值	上限值	下限值	上限值	下限值	上限值
民族地区基本医疗保险	−0.062	0.1551	−0.0412	0.0237	−0.0583	0.143	−0.0412	0.337
民族地区多重医疗保障	−0.0193	0.0299	−0.0159	0.0004	−0.0138	0.0306	−0.0159	0.0097

　　从参加基本医疗保险对健康的间接影响路径来看，如表3-8所示，由以居民家庭医疗支出和家庭食品支出作为中介变量的bootstrap分析结果可以看出，全国居民参加基本医疗保险影响其健康的两条路径中，BC和PC的上下界之间均不包含0，表明存在中介效应，即全国范围内，居民参加基本医疗保险对健康有正向影响，部分通过影响家庭医疗支出及家庭食品支出，进而促进居民健康水平；而在民族地区，参加基本医疗保险影响居民健康状态的两条路径中，BC和PC的上下界之间均包含0，表明不存在类似的中介效应，即民族地区的居民参加基本医疗保险对健康影响的间接路径不存在。

　　由此可知，全国范围内，参加基本医疗保险对居民健康不仅存在积极的直接效应，还存在通过减少家庭医疗支出和增加家庭食品支出，进而促进居民健康的间接作用；但聚焦到民族地区，居民参加基本医疗保险对于改善居民健康的效应不足，未能对提升当地居民健康水平提供有效的帮助。因此，假设H_6和H_8未能得到验证。

　　从拥有多重医疗保障对居民健康的间接影响路径来看，由以家庭医疗支出和家庭食品支出作为中介变量的bootstrap分析结果可以看出，全国居民拥有多重医疗保障影响其健康的两条路径中，BC和PC的上下界之间均不包含0，表明存在中介效应，即全国范围内，居民参加多重医疗保障对健康状态有积极影响，部分通过影响家庭医疗支出及家庭食品支出，进而改善居民健康水平；但是在民族地区，居民拥有多重医疗保障影响其健康的两条路径中，BC和PC的上下界之间均包含0，说明中介效应不存在，即民族地区居民拥有多重医疗保障对其健康不存在间接的影响作用。

四、提高民族地区居民健康水平的优化策略

　　本研究利用中国健康与养老追踪调查2018年数据，构建Logistic回归模型，

分别分析了全国和民族地区基本医疗保险、医疗救助、城乡居民大病保险、商业医疗保险及多重医疗保障对居民健康状态的影响效果，得出以下结论。

第一，从全国范围和民族地区居民参加基本医疗保险和商业医疗保险对居民健康状态的直接影响结果可以看出，全国范围内居民参加基本医疗保险和商业医疗保险能提高其健康水平，但民族地区居民参加基本医疗保险和商业医疗保险对其健康状态的影响并不显著。

第二，从全国范围和民族地区居民参加基本医疗保险对自评健康状态的间接影响结果可以看出，全国范围内居民参加基本医疗保险能够通过减少医疗支出、增加食品支出进而改善居民健康，而民族地区则不存在此中介机制。

第三，从全国范围和民族地区居民拥有多重医疗保障制度对其健康状态的直接影响结果可以看出，全国范围内居民拥有多重医疗保障能提高居民健康水平，且拥有多重医疗保障的居民相较于单一保障的居民健康水平提高的效果更加明显，但是民族地区的居民拥有多重医疗保障对其健康状态的影响并不显著。

第四，从全国范围和民族地区居民拥有多重医疗保障对健康状态的间接影响结果可以看出，全国范围内居民拥有多重医疗保障对其健康状态的影响存在中介机制，即能够通过减少医疗支出、增加食品支出进而提升其健康水平，但民族地区不存在此类中介机制。

综上所述，民族地区医疗保障体系对居民健康水平没有显著影响。无论是参加一种医疗保险还是拥有多重医疗保障，民族地区居民健康状态都没有受到显著影响。因此，在"健康中国"战略背景下，以"健康"为导向进一步完善民族地区医疗保障体系，充分发挥其应有的提升居民健康水平作用，对于提高全民健康水平具有重要意义。可以采取以下措施来完善民族地区医疗保障体系。

第一，完善民族地区基本医疗保险制度。完善的医疗保障体系不仅能保证居民拥有充分的医疗保障，还能促进健康教育及健康体检的普及。基本医疗保险制度作为医疗保障体系的主体部分，对保障居民健康发挥着基础保障作用。但现行基本医疗保险制度未能发挥积极的健康效应，未能提升民族地区居民的健康水平。因此，完善民族地区基本医疗保险制度应提升民族地区基本医疗保险统筹层次，落实民族地区医保的异地就医结算制度，刺激居民的医疗服务需求，为居民提供更好的医疗保障。

第二，优化民族地区城乡居民大病保险制度。一般情况下，大病可能给家庭带来经济、健康双重冲击。而且现行的大病保险制度存在二次补偿门槛过高、易于诱发道德风险的问题。因此，完善大病保险制度对满足民族地区居民医疗卫生需求、减轻居民医疗负担、提升其健康水平有积极意义。

　　本研究认为应该从以下三个方面入手完善城乡居民大病保险制度：一是综合住院自付诊疗费用与病种两个要素，确定大病保险保障范畴；二是动态调整基本医保药品目录、诊疗项目目录与服务设施目录，根据经济社会发展、医保基金规模与居民需求变化动态调整"三目录"，适度拓宽可报销的药品、诊疗项目与服务设施范围，减轻患者负担，降低大病保险基金压力；三是设置差异化起付线，实现对民族地区居民的倾斜性健康保障。

　　第三，促进民族地区商业健康保险的充分发展。参加商业健康保险能够显著提升居民健康水平[①]。由实证分析可知，民族地区商业健康保险对居民健康水平提升没有显著影响。因此，应从以下两方面促进民族地区商业健康保险的快速发展，使其发挥正向健康效应。一方面，政府应给予商业健康保险提供方一定的政策优惠，鼓励民族地区发展健康事业，开发适用于民族地区居民的健康产品，促使商业健康保险的充分发展。另一方面，政府应给予居民一定的参保优惠，鼓励其参加商业健康保险，调动他们的参保积极性，提高他们的健康意识。

---

　　①周德水,党思琪.商业健康保险对居民健康的影响：来自CGSS数据的经验证据[J].中国卫生政策研究,2021,14(8):8-15.

第四章　民族地区医疗保障筹资机制及其优化

　　建立可持续的筹资机制是医疗保障制度顺利运行的前提和基础，是医疗保障制度健康发展的核心问题[1][2][3]。完善责任均衡的多元筹资机制，合理确定缴费率，均衡个人、用人单位和政府三方缴费筹资责任是我国"十四五"时期医疗保障体系改革的重要任务[4]。在新时代医疗保障改善不平衡发展、促进充分性发展的目标下，科学合理的筹资水平是实现医疗保障制度可持续性发展的重要依据[5]。我国民族地区医疗保障的现状不容乐观，还存在相关制度不够完善、筹资渠道不够畅通等问题[6]。在制定和完善民族地区医疗保障筹资机制时，应充分考虑当地的经济发展水平、个人和用人单位缴费能力以及当地政府财政系统的承受能力。本研究厘清民族地区医疗保障筹资机制运行现状，分析民族地区医疗保障筹资水平与结构，运用障碍期权定价法测算民族地区医疗保障最优筹资水平，模拟民族地区医疗保障的三种筹资方案，在此基础上提出优化民族地区医疗保障筹资机制的策略。

第一节　民族地区医疗保障筹资机制运行现状

　　目前我国已初步建立起以基本医疗保险制度为主体、以大病保险制度为补

　　①朱坤,林玲.我国基本医疗保险筹资机制研究[J].卫生经济研究,2020,37(8):17-21.

　　②李亚青,申曙光.论建立社会医疗保险筹资的长效机制:基于社会公平的价值理念[J].中国卫生经济,2011,30(6):5-6.

　　③王东进.合理稳定的筹资机制是医疗保险制度持续发展的前提[J].中国医疗保险,2010(7):8-10.

　　④国务院办公厅.关于印发"十四五"全民医疗保障规划的通知[EB/OL].[2021-09-29].http://www.gov.cn/zhengce/content/2021-09/29/content_5639967.htm.

　　⑤王昭茜,仇雨临.从"以收定支"到"以支定收":论医疗保险筹资模式转变与可持续发展[J].社会保障研究,2020(4):3-9.

　　⑥左克源.少数民族地区农村医疗保障现状及问题研究[J].贵州民族研究,2014,35(9):13-16.

充和以城乡医疗救助制度为托底的多层次医疗保障体系。虽然多层次医疗保障体系已初步建立，但医疗保障筹资机制运行过程中还存在诸多问题，一定程度上影响医疗保障制度的可持续发展。要解决民族地区医疗保障筹资机制中存在的问题，需要厘清民族地区医疗保障筹资机制的运行现状，采取针对性措施来优化民族地区医疗保障筹资机制。

一、医疗保障筹资机制的建立与发展

（一）城镇职工基本医疗保险筹资机制

1998年，我国建立了城镇职工基本医疗保险制度。城镇职工基本医疗保险费由用人单位和职工共同缴纳，其中用人单位缴费率应控制在职工工资总额的6％左右，职工缴费率一般为本人工资收入的2％。随着经济发展，用人单位和职工缴费率可做相应调整[1]。

城镇职工基本医疗保险基金由统筹基金和个人账户构成，职工个人缴纳的基本医疗保险费全部计入个人账户。用人单位缴纳的基本医疗保险费分为两部分，一部分用于建立统筹基金，另一部分划入个人账户。划入个人账户的比例一般为用人单位缴费的30％左右，具体比例由统筹地区根据个人账户的支付范围和职工年龄等因素确定。2021年城镇职工基本医疗保险个人账户计入办法进行了调整，在职职工个人账户由个人缴纳的基本医疗保险费计入，计入标准原则上控制在本人参保缴费基数的2％，用人单位缴纳的基本医疗保险费全部计入统筹基金。个人账户的具体划入比例由统筹地区结合本地实际研究确定[2]。

（二）城乡居民基本医疗保险筹资机制

2003年，我国正式启动新型农村合作医疗制度试点，实行个人、集体和政府相结合的筹资机制。筹资标准应与当地社会发展水平、农民经济承受能力和医疗费用需要相适应，坚持自愿原则[3]。2007年，我国启动了城镇居民基本医疗保险制度试点。城镇居民基本医疗保险制度根据当地的经济发展水平以及成

---

①国务院办公厅.关于建立城镇职工基本医疗保险制度的决定[EB/OL].[1998-12-14].http://www.nhsa.gov.cn/art/1998/12/14/art_37_1189.html.

②国务院办公厅.关于建立健全城镇职工基本医疗保险制度的决定[EB/OL].[2021-04-22].http://www.gov.cn/xinwen/2021/04/22/content_5601352.htm.

③国务院办公厅.关于进一步加强农村卫生工作的决定[EB/OL].[2002-10-19].http://www.gov.cn/gongbao/content/2002/content_61818.htm.

年人和未成年人等不同人群的基本医疗消费需求，并考虑当地居民家庭和财政的负担能力，恰当确定筹资水平，探索建立筹资水平、缴费年限和待遇水平相挂钩的机制。城镇居民基本医疗保险以家庭缴费为主，政府给予适当补助。有条件的用人单位可以对职工家属参保缴费给予补助。中央政府确定基本原则和主要政策，地方政府制定具体办法，对参保居民实行属地管理[①]。2016年，我国整合城镇居民基本医疗保险制度和新型农村合作医疗制度两项制度。建立统一的城乡居民基本医疗保险制度对促进城乡经济社会协调发展、全面建成小康社会具有重要意义。统一后的城乡居民基本医疗保险制度坚持多渠道筹资方式，继续实行个人缴费与政府补助相结合为主的筹资方式，鼓励集体、单位或其他社会经济组织扶持或资助。城乡居民基本医疗保险制度逐步完善筹资动态调整机制，在精算平衡的基础上，逐步建立个人缴费标准与城乡居民人均可支配收入相衔接的机制[②]。

（三）大病保险筹资机制

我国实施的大病保险制度是基本医疗保险制度的拓展和延伸，城乡居民大病保险和职工大额医疗费用补助是两种重要的制度性安排。

为了减轻人民群众大病医疗负担，2012年我国开展城乡居民大病保险制度的试点工作[③]。2015年我国开始全面实施城乡居民大病保险制度。各地结合当地经济社会发展水平、患大病发生的高额医疗费用情况、城乡居民基本医疗保险筹资能力和支付水平，以及城乡居民大病保险保障水平等因素，科学测算基金收支状况，合理确定城乡居民大病保险的筹资标准。城乡居民大病保险资金从城乡居民基本医疗保险基金中按一定比例或额度划拨。城乡居民大病保险原则上实行地市级统筹，鼓励省级统筹或全省（自治区、直辖市）统一政策、统一组织实施，提高抗风险能力[④]。

职工大额医疗费用补助是针对城镇职工基本医疗保险参保人员的一种补充

---

① 国务院办公厅.关于开展城镇居民基本医疗保险试点的指导意见[EB/OL].[2007-07-24].http://www.gov.cn/zwgk/2007-07/24/content_695118.htm.

② 国务院办公厅.关于整合城乡居民基本医疗保险制度的意见[EB/OL].[2016-01-12].http://www.gov.cn/zhengce/content/2016-01/12/content_10582.htm.

③ 国家发展改革委.六部门关于开展城乡居民大病保险的指导意见[EB/OL].[2012-08-31].http://www.gov.cn/gzdt/2012-08/31/content_2214223.htm.

④ 国务院办公厅.关于全面实施城乡居民大病保险的意见[EB/OL].[2015-08-02].http://www.gov.cn/zhengce/content/2015-08/02/content_10041.htm.

医疗保险，职工大额医疗费用补助资金原则上从城镇职工基本医疗保险基金中划拨。每年职工大额医疗费用补助的筹资标准根据各统筹地区职工患大病发生的高额医疗费用情况、基本医疗保险筹资能力和支付水平等因素测算确定。

（四）城乡医疗救助筹资机制

城乡医疗救助制度是以政府部门为主导，社会广泛参与，对因为贫困而没有经济能力支付医疗费用的居民给予救助的项目。为了保障社会公平，帮助和支持贫困人员，2003年和2005年在农村和城市分别实行农村医疗救助制度和城市医疗救助制度试点工作。农村医疗救助基金主要通过各级财政拨款和社会各界自愿捐助等多渠道筹集[①]。城市医疗救助通过财政预算基金拨款、专项彩票公益金、社会捐助等渠道建立基金[②]。2015年将农村医疗救助和城市医疗救助两项制度合二为一，整合后的城乡医疗救助制度通过多渠道筹集资金。中央政府安排专项资金，对困难地区开展城乡医疗救助给予补助。地方政府尤其是省级政府增加财政投入。鼓励社会力量参与，通过慈善救助和社会捐助等方式多渠道筹集资金，进一步扩大医疗救助基金规模[③]。2021年，国务院对城乡医疗救助资金来源作了进一步规定，提出发展壮大慈善救助，建立慈善参与激励机制，落实相应税收优惠、费用减免等政策[④]。

二、民族地区医疗保障筹资机制的实施状况

（一）民族地区城镇职工基本医疗保险筹资状况

由于城镇职工基本医疗保险基金筹资模式采用的是比例制，因此，缴费率、参保人数和基金收入是影响筹资效果的重要因素。图4-1描述的是2011—2020年全国城镇职工基本医疗保险参保人数和基金收入。

2011—2020年全国城镇职工基本医疗保险的参保人数逐年增加，由2011年的25227.10万人增加至2020年的34455.10万人。随着参保人数的增加，城镇职

---

① 中国政府网.农村五保户贫困户就医可获医疗救助[EB/OL].[2005-07-01].http://www.gov.cn/test/2005-07/01/content_11592.htm.

② 国务院办公厅.关于建立城市医疗救助制度试点工作的意见的通知[EB/OL].[2005-03-14].http://www.gov.cn/gongbao/content/2005/content_63211.htm.

③ 民政部.关于进一步完善城乡医疗救助制度的意见[EB/OL].[2009-06-22.http://www.gov.cn/zwgk/2009-06/22/content_1347163.htm.

④ 国务院办公厅.关于健全重特大疾病医疗保险和救助制度的意见[EB/OL].[2021-11-19].http://www.nhsa.gov.cn/art/2021/11/19/art_37_7353.html.

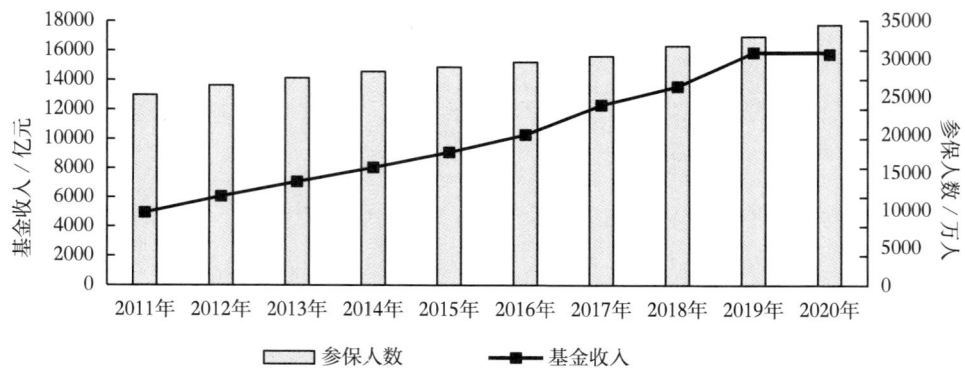

图 4-1　2011—2020 年全国城镇职工基本医疗保险参保人数和基金收入

数据来源：国家统计局.中国统计年鉴[M].北京：中国统计出版社，2012—2021.

工基本医疗保险基金收入也呈现逐年上涨的趋势。城镇职工基本医疗保险基金收入由 2011 年的 4945 亿元上升至 2020 年的 15731.6 亿元。

1.民族地区城镇职工基本医疗保险缴费率

民族地区中，宁夏回族自治区、西藏自治区和青海省城镇职工基本医疗保险制度已实现省（自治区）级统筹，其他五个省区城镇职工基本医疗保险制度还未实现省级统筹。在没有实行省级统筹的省区内部，省级和地市级规定的缴费率有所不同。因此，本研究分别从省级和地市（盟、州）级两个层面来分析城镇职工基本医疗保险缴费率。

1）内蒙古自治区城镇职工基本医疗保险缴费率

内蒙古自治区省级层面在 2001 年设定的城镇职工基本医疗保险缴费率为参保单位以上年度职工工资总额为基数，按 6％ 缴纳；参保人员个人以上年度工资收入为基数，按 2％ 缴纳[①]。2014 年内蒙古自治区对省级层面城镇职工基本医疗保险缴费率进行了调整，即参保单位以上年度职工工资总额为基数，按 7％ 缴纳；参保人员个人以上年度工资收入为基数，按 2％ 缴纳[②]。

[①]内蒙古自治区人民政府办公厅.关于印发内蒙古自治区本级职工基本医疗保险暂行办法、内蒙古自治区本级职工大额医疗保险暂行办法、内蒙古自治区本级职工基本医疗保险费用结算暂行办法、内蒙古自治区本级职工基本医疗保险转诊转院和特殊医疗项目检查及治疗管理暂行办法、内蒙古自治区本级职工基本医疗保险个人账户及 IC 卡管理暂行办法的通知[EB/OL].[2001-01-22].https://www.nmg.gov.cn/zwgk/zfxxgk/zfxxgkml/zdly/ylws/wj/202012/t20201208_313995.html.

[②]内蒙古自治区人民政府办公厅.关于印发内蒙古自治区本级职工基本医疗保险管理办法等五个办法的通知[EB/OL].[2014-10-27].https://www.nmg.gov.cn/zwgk/zfxxgk/zfxxgkml/gzxzgfxwj/xzgfxwj/202012/t20201208_313297.html.

2010—2020年内蒙古自治区各市（盟）的总缴费率如表4-1所示。呼和浩特市、包头市、乌海市、赤峰市、通辽市、鄂尔多斯市、巴彦淖尔市和阿拉善盟自1998年城镇职工基本医疗保险制度实施以来，其缴费率始终保持不变，为8.0%，其中用人单位缴费率为6.0%，个人缴费率为2.0%。由于篇幅有限，本研究在表4-1中只列出2010—2020年10年间的缴费率。呼伦贝尔市和乌兰察布市于2013年将缴费率提高至10.0%，其中用人单位缴费率提高至8.0%，个人缴费率保持不变。兴安盟于2015年提高缴费率至9.0%，其中用人单位缴费率提高至7.0%。个人缴费率保持不变。锡林郭勒盟于2019年提高缴费率至10.0%，其中用人单位缴费率提高至8.0%，个人缴费率保持不变。

表4-1 2010—2020年内蒙古自治区各市（盟）的总缴费率 （单位：%）

地区	年份										
	2010	2011	2012	2013	2014	2015	2016	2017	2018	2019	2020
呼和浩特市	8.0	8.0	8.0	8.0	8.0	8.0	8.0	8.0	8.0	8.0	8.0
包头市	8.0	8.0	8.0	8.0	8.0	8.0	8.0	8.0	8.0	8.0	8.0
乌海市	8.0	8.0	8.0	8.0	8.0	8.0	8.0	8.0	8.0	8.0	8.0
赤峰市	8.0	8.0	8.0	8.0	8.0	8.0	8.0	8.0	8.0	8.0	8.0
通辽市	8.0	8.0	8.0	8.0	8.0	8.0	8.0	8.0	8.0	8.0	8.0
鄂尔多斯市	8.0	8.0	8.0	8.0	8.0	8.0	8.0	8.0	8.0	8.0	8.0
阿拉善盟	8.0	8.0	8.0	8.0	8.0	8.0	8.0	8.0	8.0	8.0	8.0
巴彦淖尔市	8.0	8.0	8.0	8.0	8.0	8.0	8.0	8.0	8.0	8.0	8.0
锡林郭勒盟	8.0	8.0	8.0	8.0	8.0	8.0	8.0	8.0	8.0	10.0	10.0
兴安盟	8.0	8.0	8.0	8.0	8.0	9.0	9.0	9.0	9.0	9.0	9.0
呼伦贝尔市	8.0	8.0	8.0	10.0	10.0	10.0	10.0	10.0	10.0	10.0	10.0
乌兰察布市	8.0	8.0	8.0	10.0	10.0	10.0	10.0	10.0	10.0	10.0	10.0

数据来源：内蒙古自治区各市（盟）医疗保障局公布的《城镇职工基本医疗保险实施办法》。

2）广西壮族自治区城镇职工基本医疗保险缴费率

从2010年起，广西壮族自治区城镇职工基本医疗保险实行地市级统筹，各地级市统一制定基本医疗费征缴管理办法，并统一设定缴费基数、缴费率等。2021年，为了进一步减轻用人单位负担，降低了自治区本级城镇职工基本医疗保险缴费率，用人单位按照职工工资总额的7.5％缴纳，职工按照个人工资总额的2％缴纳[①]。

2010—2020年广西壮族自治区各地级市的总缴费率如表4-2所示。由表4-2可知，各地级市的城镇职工基本医疗保险缴费率相差较大。2010—2020年缴费率提高的地级市有南宁市、梧州市、钦州市和百色市，缴费率分别从8.0％上升到10.0％、8.8％上升到9.5％、8.0％上升到9.5％和8.0％上升到9.0％；缴费率保持不变的地级市有柳州市、桂林市、防城港市、贵港市、贺州市和河池市，缴费率分别稳定在9.5％、10.5％、9.5％、8.0％、8.0％和8.0％；缴费率降低的地级市有北海市、来宾市和崇左市，分别从10.0％下降到9.0％、9.5％下降到9.0％、8.5％下降到8.0％；缴费率先提高后降低的地级市有玉林市，先从8.0％提高至10.0％，最终降低到8.0％。自治区内部各地级市之间的缴费率差异较大，2020年，桂林市缴费率最高，为10.5％，其与贵港市、玉林市、贺州市、河池市和崇左市的缴费率相差较大，相差2.5％。

表4-2　2010—2020年广西壮族自治区各地级市的总缴费率　（单位：％）

地市	年份										
	2010	2011	2012	2013	2014	2015	2016	2017	2018	2019	2020
南宁市	8.0	8.0	10.0	10.0	10.0	10.0	10.0	10.0	10.0	10.0	10.0
柳州市	9.5	9.5	9.5	9.5	9.5	9.5	9.5	9.5	9.5	9.5	9.5
桂林市	10.5	10.5	10.5	10.5	10.5	10.5	10.5	10.5	10.5	10.5	10.5
梧州市	8.8	8.8	8.8	9.5	9.5	9.5	9.5	9.5	9.5	9.5	9.5
北海市	10.0	10.0	10.0	10.0	10.0	10.0	10.0	10.0	9.0	9.0	9.0
防城港市	9.5	9.5	9.5	9.5	9.5	9.5	9.5	9.5	9.5	9.5	9.5
钦州市	8.0	8.0	9.5	9.5	9.5	9.5	9.5	9.5	9.5	9.5	9.5
贵港市	8.0	8.0	8.0	8.0	8.0	8.0	8.0	8.0	8.0	8.0	8.0
玉林市	8.0	8.0	8.0	8.0	8.0	8.0	10.0	10.0	9.0	8.0	8.0
百色市	8.0	8.0	8.0	8.0	8.0	8.0	9.0	9.0	9.0	9.0	9.0
贺州市	8.0	8.0	8.0	8.0	8.0	8.0	8.0	8.0	8.0	8.0	8.0
河池市	8.0	8.0	8.0	8.0	8.0	8.0	8.0	8.0	8.0	8.0	8.0

①广西壮族自治区医疗保障局、广西壮族自治区财政厅.关于继续实施阶段性降低自治区本级职工基本医疗保险费率的通知[EB/OL].[2021-01-27].http://ybj.gxzf.gov.cn/xwdt/tzgg/t7778070.shtml.

地市	年份										
	2010	2011	2012	2013	2014	2015	2016	2017	2018	2019	2020
来宾市	9.5	9.5	9.5	9.5	9.5	9.5	9.5	9.0	9.0	9.0	9.0
崇左市	8.5	8.5	8.5	8.5	8.5	8.5	8.5	8.5	8.0	8.0	8.0

数据来源：广西壮族自治区各地级市医疗保障局公布的《城镇职工基本医疗保险实施办法》。

3）宁夏回族自治区城镇职工基本医疗保险缴费率

宁夏回族自治区城镇职工基本医疗保险自2017年起实行自治区级统筹，全区城镇职工基本医疗保险基金纳入自治区统一管理，统筹基金实行调剂金制度[①]。2020年宁夏回族自治区城镇职工基本医疗保险筹资方式为用人单位和职工共同缴费，其中用人单位缴纳职工工资总额的8%，职工缴纳本人工资总额的2%。

2010—2020年宁夏回族自治区各地级市的总缴费率如表4-3所示。由表4-3可知，2010—2011年两年各地级市的缴费率都为8.0%，2012—2020年缴费率统一提高至10.0%。2012—2020年，全区缴费率都维持在10.0%的水平，宁夏回族自治区城镇职工基本医疗保险缴费率连续八年保持不变。

表4-3　2010—2020年宁夏回族自治区各地级市的总缴费率　　（单位：%）

地市	年份										
	2010	2011	2012	2013	2014	2015	2016	2017	2018	2019	2020
银川市	8.0	8.0	10.0	10.0	10.0	10.0	10.0	10.0	10.0	10.0	10.0
石嘴山市	8.0	8.0	10.0	10.0	10.0	10.0	10.0	10.0	10.0	10.0	10.0
吴忠市	8.0	8.0	10.0	10.0	10.0	10.0	10.0	10.0	10.0	10.0	10.0
固原市	8.0	8.0	10.0	10.0	10.0	10.0	10.0	10.0	10.0	10.0	10.0
中卫市	8.0	8.0	10.0	10.0	10.0	10.0	10.0	10.0	10.0	10.0	10.0

数据来源：宁夏回族自治区各地级市医疗保障局公布的《城镇职工基本医疗保险实施办法》。

4）新疆维吾尔自治区城镇职工基本医疗保险缴费率

新疆维吾尔自治区于2007年将省级城镇职工基本医疗保险单位缴费率从

①宁夏回族自治区人民政府办公厅.关于城镇职工基本医疗保险自治区级统筹管理的意见[EB/OL].[2016-12-27].http://www.gov.cn/xinwen/2016-12/27/content_5153486.htm.

6.5%提高到7.5%，增加了1个百分点，个人维持2%的缴费率不变①。2007年至今，新疆维吾尔自治区省级城镇职工基本医疗保险缴费率始终维持在9.5%。

2010—2020年新疆维吾尔自治区各地级行政区的总缴费率如表4-4所示。由表4-4可知，大部分地级行政区城镇职工基本医疗保险缴费率稳定在8%，个别地级行政区缴费率存在差别。吐鲁番市、哈密市、博尔塔拉蒙古自治州、巴音郭楞蒙古自治州、阿克苏地区、和田地区、伊犁哈萨克自治州、塔城地区和阿勒泰地区城镇职工基本医疗保险的缴费率为8.0%，且保持多年不变。乌鲁木齐市、克拉玛依市和昌吉回族自治州城镇职工基本医疗保险的缴费率为9.5%。喀什地区城镇职工基本医疗保险的缴费率为10.0%。新疆维吾尔自治区各地级行政区城镇职工基本医疗保险缴费率存在部分差异，但每个地级行政区缴费率多年保持不变。

表4-4　2010—2020年新疆维吾尔自治区各地级行政区的总缴费率 （单位：%）

地级行政区	年份										
	2010	2011	2012	2013	2014	2015	2016	2017	2018	2019	2020
乌鲁木齐市	9.5	9.5	9.5	9.5	9.5	9.5	9.5	9.5	9.5	9.5	9.5
克拉玛依市	9.5	9.5	9.5	9.5	9.5	9.5	9.5	9.5	9.5	9.5	9.5
吐鲁番市	8.0	8.0	8.0	8.0	8.0	8.0	8.0	8.0	8.0	8.0	8.0
哈密市	8.0	8.0	8.0	8.0	8.0	8.0	8.0	8.0	8.0	8.0	8.0
喀什地区	10.0	10.0	10.0	10.0	10.0	10.0	10.0	10.0	10.0	10.0	10.0
和田地区	8.0	8.0	8.0	8.0	8.0	8.0	8.0	8.0	8.0	8.0	8.0
塔城地区	8.0	8.0	8.0	8.0	8.0	8.0	8.0	8.0	8.0	8.0	8.0
阿克苏地区	8.0	8.0	8.0	8.0	8.0	8.0	8.0	8.0	8.0	8.0	8.0
阿勒泰地区	8.0	8.0	8.0	8.0	8.0	8.0	8.0	8.0	8.0	8.0	8.0
伊犁哈萨克自治州	8.0	8.0	8.0	8.0	8.0	8.0	8.0	8.0	8.0	8.0	8.0
昌吉回族自治州	9.5	9.5	9.5	9.5	9.5	9.5	9.5	9.5	9.5	9.5	9.5

①新疆维吾尔自治区人民政府办公厅.关于进一步完善自治区基本医疗保险有关政策的意见[EB/OL].[2007-06-15].http://www.xinjiang.gov.cn/xinjiang/gfxwj/200706/dc7d166e3de541e8a51583d426d79a22.shtml.

地级行政区	年份										
	2010	2011	2012	2013	2014	2015	2016	2017	2018	2019	2020
博尔塔拉蒙古自治州	8.0	8.0	8.0	8.0	8.0	8.0	8.0	8.0	8.0	8.0	8.0
巴音郭楞蒙古自治州	8.0	8.0	8.0	8.0	8.0	8.0	8.0	8.0	8.0	8.0	8.0

数据来源：新疆维吾尔自治区各地级行政区医疗保障局公布的《城镇职工基本医疗保险实施办法》。

5）西藏自治区城镇职工基本医疗保险缴费率

西藏自治区城镇职工基本医疗保险于2009年开始实行自治区级统筹[①]，基金按照统收统支模式进行统一征缴。城镇职工基本医疗保险缴费率为9.0%，其中用人单位缴费率为7.0%，职工个人缴费率为2.0%。

表4-5描述的是2010—2020年西藏自治区各地级行政区的总缴费率。西藏自治区省级层面自建立城镇职工基本医疗保险制度以来就实施9.0%的缴费率，多年保持不变。而其所辖的拉萨市、昌都市、山南市、日喀则市、那曲市、阿里地区和林芝市等7个地级行政区从2009年开始将缴费率统一调整为9.0%，已连续多年保持不变。

表4-5　2010—2020年西藏自治区各地级行政区的总缴费率　　（单位：%）

地级行政区	年份										
	2010	2011	2012	2013	2014	2015	2016	2017	2018	2019	2020
拉萨市	9.0	9.0	9.0	9.0	9.0	9.0	9.0	9.0	9.0	9.0	9.0
昌都市	9.0	9.0	9.0	9.0	9.0	9.0	9.0	9.0	9.0	9.0	9.0
山南市	9.0	9.0	9.0	9.0	9.0	9.0	9.0	9.0	9.0	9.0	9.0
日喀则市	9.0	9.0	9.0	9.0	9.0	9.0	9.0	9.0	9.0	9.0	9.0
那曲市	9.0	9.0	9.0	9.0	9.0	9.0	9.0	9.0	9.0	9.0	9.0
阿里地区	9.0	9.0	9.0	9.0	9.0	9.0	9.0	9.0	9.0	9.0	9.0
林芝市	9.0	9.0	9.0	9.0	9.0	9.0	9.0	9.0	9.0	9.0	9.0

数据来源：西藏自治区各地级行政区医疗保障局公布的《城镇职工基本医疗保险实施办法》。

---

① 税屋. 关于印发西藏自治区城镇职工基本医疗保险自治区级统筹实施方案的通知[EB/OL]. [2009-11-20]. https://www.shui5.cn/article/e0/45696$.html.

6）青海省城镇职工医疗保险缴费率

青海省城镇职工基本医疗保险实行省级统筹，全省实行统一的缴费率。青海省城镇职工基本医疗保险制度实施以来，缴费率一直保持不变，用人单位缴费率原则上控制在职工工资总额的6%左右，职工缴费率一般为本人工资收入的2%[①]。2021年，青海省人民政府办公厅印发的《青海省职工基本医疗保险门诊共济保障实施办法的通知》指出，在职职工全部工资的2%计入个人账户，统账结合缴费的在职职工由单位缴纳的基本医疗保险费计入个人账户的额度，以及参加职工医保的灵活就业人员由统筹基金计入个人账户的额度，按以下规定执行：2021年按照原政策规定计入个人账户；2022年按照原政策规定的50%计入个人账户；2023年不再计入个人账户，全部计入统筹账户[②]。

2010—2020年青海省各地市（州）的总缴费率如表4-6所示。2010—2020年青海省西宁市、海东市、海北藏族自治州、黄南藏族自治州、海南藏族自治州、果洛藏族自治州、玉树藏族自治州和海西蒙古族藏族自治州的缴费率均为8.0%，与国家规定的缴费率保持一致。由表4-6也可以看出，青海省的缴费率较为固定，没有随着社会经济发展变化而做出相应的改变。

表4-6　2010—2020年青海省各地市（州）的总缴费率　　　（单位：%）

地市（州）	年份										
	2010	2011	2012	2013	2014	2015	2016	2017	2018	2019	2020
西宁市	8.0	8.0	8.0	8.0	8.0	8.0	8.0	8.0	8.0	8.0	8.0
海东市	8.0	8.0	8.0	8.0	8.0	8.0	8.0	8.0	8.0	8.0	8.0
海北藏族自治州	8.0	8.0	8.0	8.0	8.0	8.0	8.0	8.0	8.0	8.0	8.0
黄南藏族自治州	8.0	8.0	8.0	8.0	8.0	8.0	8.0	8.0	8.0	8.0	8.0
海南藏族自治州	8.0	8.0	8.0	8.0	8.0	8.0	8.0	8.0	8.0	8.0	8.0
果洛藏族自治州	8.0	8.0	8.0	8.0	8.0	8.0	8.0	8.0	8.0	8.0	8.0
玉树藏族自治州	8.0	8.0	8.0	8.0	8.0	8.0	8.0	8.0	8.0	8.0	8.0
海西蒙古族藏族自治州	8.0	8.0	8.0	8.0	8.0	8.0	8.0	8.0	8.0	8.0	8.0

数据来源：青海省各地市（州）医疗保障局公布的《城镇职工基本医疗保险实施办法》。

---

①青海省人民政府.青海省城镇职工基本医疗保险制度改革实施方案[EB/OL].[2000-09-22].http://www.110.com/fagui/law_42940.html.

②青海省人民政府办公厅.青海省职工基本医疗保险门诊共济保障实施办法的通知[EB/OL].[2021-11-12].http://ybj.qinghai.gov.cn/2021/11/12/c_1211443039.htm.

7）云南省城镇职工基本医疗保险缴费率

云南省城镇职工基本医疗保险以用人单位和职工共同缴费为主，其中用人单位的缴费率为职工工资总额的 $5\%\sim10\%$，具体缴费率由统筹地区根据实际情况确定，职工缴费率为本人工资收入的 2%[①]。

2010—2020 年云南省各地市（州）的总缴费率如表 4-7 所示。由表 4-7 可知，2010—2020 年，缴费率下降的地市（州）有昆明市和怒江傈僳族自治州，缴费率均从 12.0% 下降到 11.0%；缴费率保持不变的地市（州）有曲靖市、玉溪市、保山市、昭通市、丽江市、临沧市、楚雄彝族自治州、红河哈尼族彝族自治州、文山壮族苗族自治州、西双版纳傣族自治州、大理白族自治州和迪庆藏族自治州，分别为 12.0%、10.0%、9.5%、10.0%、10.0%、8.5%、9.0%、11.5%、10.0%、12.0%、11.0% 和 8.0%；缴费率上升的地市（州）有德宏傣族景颇族自治州、普洱市，分别从 8.5% 提高至 9.5%、从 10% 提高到 12%。2020 年，云南省曲靖市的城镇职工基本医疗保险缴费率为 12.0%，而云南省迪庆藏族自治州的缴费率为 8.0%，两地相差 4 个百分点。

表 4-7　2010—2020 年云南省各地市（州）的总缴费率　　　（单位：%）

地市（州）	年份										
	2010	2011	2012	2013	2014	2015	2016	2017	2018	2019	2020
昆明市	12.0	12.0	12.0	12.0	12.0	11.0	11.0	11.0	11.0	11.0	11.0
曲靖市	12.0	12.0	12.0	12.0	12.0	12.0	12.0	12.0	12.0	12.0	12.0
玉溪市	10.0	10.0	10.0	10.0	10.0	10.0	10.0	10.0	10.0	10.0	10.0
保山市	9.5	9.5	9.5	9.5	9.5	9.5	9.5	9.5	9.5	9.5	9.5
昭通市	10.0	10.0	10.0	10.0	10.0	10.0	10.0	10.0	10.0	10.0	10.0
丽江市	10.0	10.0	10.0	10.0	10.0	10.0	10.0	10.0	10.0	10.0	10.0
普洱市	10.0	10.0	10.0	10.0	10.0	10.0	10.0	10.0	10.0	10.0	12.0
临沧市	8.5	8.5	8.5	8.5	8.5	8.5	8.5	8.5	8.5	8.5	8.5
楚雄彝族自治州	9.0	9.0	9.0	9.0	9.0	9.0	9.0	9.0	9.0	9.0	9.0
怒江傈僳族自治州	12.0	12.0	12.0	12.0	12.0	11.0	11.0	11.0	11.0	11.0	11.0
迪庆藏族自治州	8.0	8.0	8.0	8.0	8.0	8.0	8.0	8.0	8.0	8.0	8.0

[①]云南省人民政府办公厅.云南省城镇职工基本医疗保险暂行规定[EB/OL].[1999-08-27].http://www.yn.gov.cn/zwgk/zfxxgkpt/gkptzcwj/gz/202112/t20211222_231985.html.

续表

地市（州）	年份										
	2010	2011	2012	2013	2014	2015	2016	2017	2018	2019	2020
大理白族自治州	11.0	11.0	11.0	11.0	11.0	11.0	11.0	11.0	11.0	11.0	11.0
红河哈尼族彝族自治州	11.5	11.5	11.5	11.5	11.5	11.5	11.5	11.5	11.5	11.5	11.5
文山壮族苗族自治州	10.0	10.0	10.0	10.0	10.0	10.0	10.0	10.0	10.0	10.0	10.0
西双版纳傣族自治州	12.0	12.0	12.0	12.0	12.0	12.0	12.0	12.0	12.0	12.0	12.0
德宏傣族景颇族自治州	8.5	8.5	8.5	9.5	9.5	9.5	9.5	9.5	9.5	9.5	9.5

数据来源：云南省各地市（州）医疗保障局公布的《城镇职工基本医疗保险实施办法》。

8）贵州省城镇职工基本医疗保险缴费率

贵州省省级层面城镇职工基本医疗保险费由用人单位和职工共同缴纳，用人单位以本单位职工上个月工资总额为缴费基数，按7.5％的比例逐月缴纳；职工以本人上个月工资为缴费基数，按2％的比例逐月缴纳。

2010—2020年贵州省各地市（州）的总缴费率如表4-8所示。由表4-8可知，2010—2020年，缴费率保持一致的地市有贵阳市、六盘水市和铜仁市，缴费率分别为9.5％、9.0％和9.5％；缴费率降低的地市（州）有遵义市、黔西南布依族苗族自治州、毕节市、黔东南苗族侗族自治州和黔南布依族苗族自治州，缴费率分别从9.0％下降到8.0％、从9.5％下降到8.0％、从9.5％下降到8.0％、从9.5％下降到9.0％和从9.5％下降到9.0％；缴费率上升的地市有安顺市，从8.5％上升到9.0％。

表4-8　2010—2020年贵州省各地市（州）的总缴费率　　（单位：％）

地市（州）	年份										
	2010	2011	2012	2013	2014	2015	2016	2017	2018	2019	2020
贵阳市	9.5	9.5	9.5	9.5	9.5	9.5	9.5	9.5	9.5	9.5	9.5
六盘水市	9.0	9.0	9.0	9.0	9.0	9.0	9.0	9.0	9.0	9.0	9.0
遵义市	9.0	8.0	8.0	8.0	8.0	8.0	8.0	8.0	8.0	8.0	8.0
安顺市	8.5	8.5	8.5	8.5	8.5	8.5	9.0	9.0	9.0	9.0	9.0

续表

地市（州）	年份										
	2010	2011	2012	2013	2014	2015	2016	2017	2018	2019	2020
铜仁市	9.5	9.5	9.5	9.5	9.5	9.5	9.5	9.5	9.5	9.5	9.5
毕节市	9.5	9.5	8.0	8.0	8.0	8.0	8.0	8.0	8.0	8.0	8.0
黔西南布依族苗族自治州	9.5	8.0	8.0	8.0	8.0	8.0	8.0	8.0	8.0	8.0	8.0
黔东南苗族侗族自治州	9.5	9.0	9.0	9.0	9.0	9.0	9.0	9.0	9.0	9.0	9.0
黔南布依族苗族自治州	9.5	9.5	9.5	9.5	9.5	9.5	9.0	9.0	9.0	9.0	9.0

数据来源：贵州省各地市（州）医疗保障局公布的《城镇职工基本医疗保险实施办法》。

2.民族地区城镇职工基本医疗保险参保人数及其增长率

1）民族地区城镇职工基本医疗保险参保人数

全国2011—2020年城镇职工基本医疗保险参保人数逐年递增，由25227.10万人增长至34455.10万人。2011年参保人数增长率为6.29％，2020年参保人数增长率为4.65％。2011—2020年民族地区城镇职工基本医疗保险参保人数如图4-2所示。

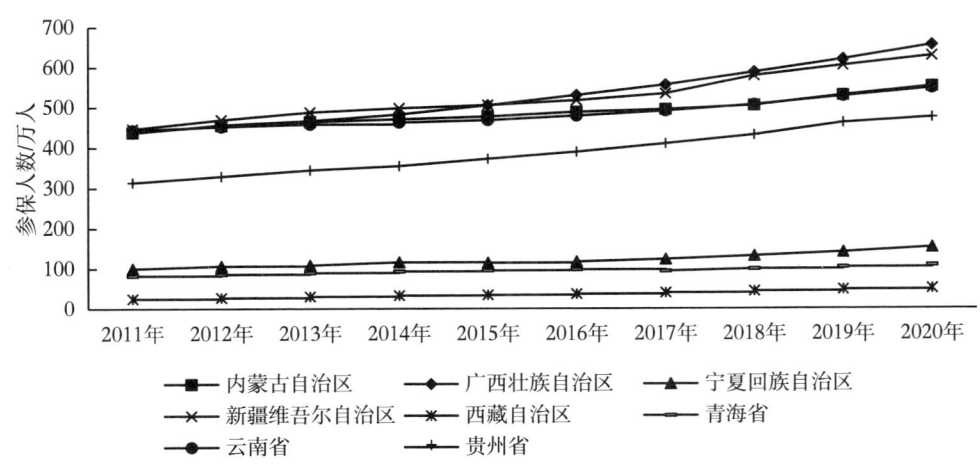

图4-2　2011—2020年民族地区城镇职工基本医疗保险参保人数

数据来源：国家统计局.中国统计年鉴[M].北京：中国统计出版社，2012—2021.

分地区来看，2011—2020年，西藏自治区、青海省和宁夏回族自治区的城镇职工基本医疗保险参保人数较少，广西壮族自治区、新疆维吾尔自治区、内蒙古自治区、云南省和贵州省的城镇职工基本医疗保险参保人数较多。2020年，广西壮族自治区城镇职工基本医疗保险参保人数最多，为656.23万人，其余省区参保人员由多到少排序依次为新疆维吾尔自治区、内蒙古自治区、云南省、贵州省、宁夏回族自治区、青海省和西藏自治区，参保人数分别为629.13万人、552.98万人、548.42万人、475.49万人、152.95万人、108.54万人和50.42万人。

从变化趋势的角度看，2011—2020年民族地区城镇职工基本医疗保险参保人数均呈现逐年递增的趋势。内蒙古自治区2011年参保人数为437.98万人，2020年参保人数达到552.98万人，参保人数增加了115万人。广西壮族自治区2011年城镇职工基本医疗保险参保人数为437.21万人，2020年参保人数达到656.23万人，参保人数增加了219.02万人。宁夏回族自治区2011年城镇职工基本医疗保险参保人数为100.22万人，2020年全区参保人数为152.95万人，参保人数增加了52.73万人。新疆维吾尔自治区2011年城镇职工基本医疗保险参保人数为446.64万人，2020年参保人数达到629.13万人，参保人数增加了182.49万人。西藏自治区2011年城镇职工基本医疗保险参保人数为24.93万人，2020年参保人数为50.42万人，参保人数共增加25.49万人。青海省2011年城镇职工基本医疗保险参保人数为82.44万人，2020年参保人数为108.54万人，参保人数共增加26.10万人。云南省2011年城镇职工基本医疗保险参保人数为443.36万人，2020年参保人数为548.42万人，参保人数共增加105.06万人。贵州省2011年城镇职工基本医疗保险参保人数为314.06万人，2020年参保人数为475.49万人，参保人数共增加161.43万人。

2）民族地区城镇职工基本医疗保险参保人数增长率

2011年、2020年民族地区城镇职工基本医疗保险参保人数增长率如表4-9所示。2011年和2020年，从民族地区城镇职工基本医疗保险参保人数增长率的平均值可以看出，西藏自治区参保人数增长率最高，2011—2020年年均增长率为8.15%，其次为宁夏回族自治区，参保人数年均增长率为4.82%。其余省区参保人数年均增长率由高到低排序依次为贵州省、广西壮族自治区、新疆维吾尔自治区、青海省、内蒙古自治区和云南省，参保人年均增长率分别为4.72%、4.62%、3.88%、3.10%、2.62%、2.39%。

表4-9　2011年、2020年民族地区城镇职工基本医疗保险参保情况

项目	内蒙古	广西	宁夏	新疆	西藏	青海	云南	贵州
2011年参保人数/万人	438.0	437.2	100.2	446.6	24.9	82.4	443.4	314.1
2020年参保人数/万人	553.0	656.2	153.0	629.1	50.4	108.5	548.4	475.5
年均增长率/(%)	2.62%	4.62%	4.82%	3.88%	8.15%	3.10%	2.39%	4.72%

数据来源：国家统计局.中国统计年鉴[M].北京：中国统计出版社，2012—2021.

3.民族地区城镇职工基本医疗保险基金收入

全国城镇职工基本医疗保险基金收入从2011年的4945亿元增长至2020年的15731.6亿元，增长率达到218.13%。2011—2020年民族地区城镇职工基本医疗保险基金收入如图4-3所示。

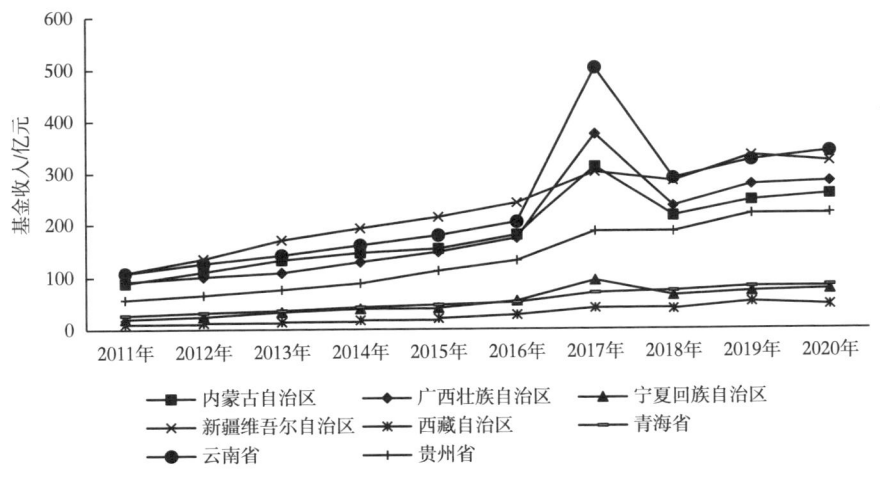

图4-3　2011—2020年民族地区城镇职工基本医疗保险基金收入

数据来源：国家统计局.中国统计年鉴[M].北京：中国统计出版社，2012—2021.

分地区来看，2011—2020年，云南省、广西壮族自治区、内蒙古自治区和新疆维吾尔自治区城镇职工基本医疗保险基金收入较高，贵州省基金收入居中，宁夏回族自治区、青海省和西藏自治区城镇职工基本医疗保险基金收入较低。2017年民族地区城镇职工基本医疗保险基金收入增长幅度较大。2017年，云南省城镇职工基本医疗保险基金收入最高，达到503.20亿元；西藏自治区基金收入最低，为39.50亿元。2020年，民族地区城镇职工基本医疗保险基金收入由高到低排序依次为云南省、新疆维吾尔自治区、广西壮族自治区、内蒙古自治区、贵州省、青海省、宁夏回族自治区和西藏自治区。

从变化趋势的角度来看，2011—2020年，民族地区城镇职工基本医疗保险基金收入整体上呈现逐年递增的趋势。2017年民族地区基金收入增长幅度较大。2011—2020年，内蒙古自治区城镇职工基本医疗保险基金收入整体上呈现逐年递增的趋势，2017年的增长幅度最大，基金收入为311.90亿元。2011年基金收入为89.10亿元，2020年基金收入为257亿元。广西壮族自治区基金收入也不断增长，2017年基金收入最高，为374.70亿元，增长幅度最大。2011年基金收入为91.90亿元，2020年基金收入为282.30亿元。宁夏回族自治区基金收入整体上也呈现上涨趋势，2017年基金收入位居十年来第一，为93.10亿元，年增长率最高。2011年基金收入为20.10亿元，2020年基金收入为75.10亿元。新疆维吾尔自治区基金收入整体上也呈现逐年增长的趋势，2011年基金收入为109.00亿元，2020年基金收入为321.80亿元。西藏自治区2011年基金收入为10.20亿元，2020年基金收入为44.80亿元。青海省基金收入呈现逐年上涨的趋势，2011年基金收入为27.20亿元，2020年基金收入为83.30亿元。云南省2011年基金收入为108.20亿元，2020年基金收入为341.00亿元。贵州省基金收入整体上呈现逐年递增的趋势，2011年基金收入为57.40亿元，2020年基金收入为220.50亿元。

4. 民族地区城镇职工基本医疗保险人均筹资水平

全国城镇职工基本医疗保险人均筹资水平在2011—2020年不断提升，从2011年的1960.19元提升至2020年的4565.83元。2011—2020年全国和民族地区城镇职工基本医疗保险人均筹资水平如图4-4所示。

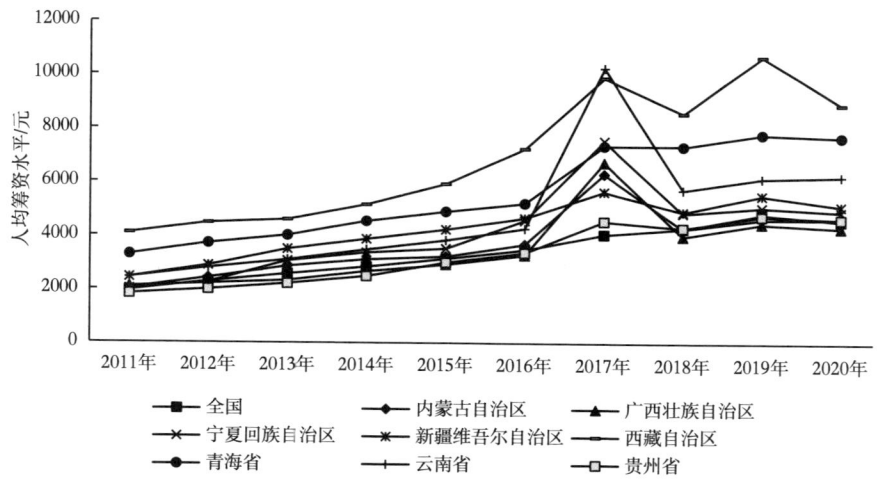

图4-4　2011—2020年全国和民族地区城镇职工基本医疗保险人均筹资水平

数据来源：国家统计局.中国统计年鉴[M].北京：中国统计出版社，2012—2021.

分地区来看，总体上，2011—2020年民族地区城镇职工基本医疗保险人均筹资水平逐年上涨，2017年增长幅度较大。2017年，民族地区中，云南省城镇职工基本医疗保险人均筹资水平最高，为10242.21元，贵州省的人均筹资水平最低，为4541.91元，两省相差5700.30元。2020年，人均筹资水平最高的民族地区是西藏自治区，为8888.89元，人均筹资水平最低的民族地区是广西壮族自治区，为4302.04元，两地相差4586.85元。

从变化趋势的角度来看，2011—2020年民族地区城镇职工基本医疗保险人均筹资水平整体保持上涨趋势。2011—2020年，内蒙古自治区人均筹资水平由2034.25元提升至4647.38元，人均筹资水平增长了2613.13元。广西壮族自治区人均筹资水平由2102.01元提升至4302.04元，人均筹资水平增长了2200.03元。宁夏回族自治区人均筹资水平由2005.99元提升至4908.50元，增长了2902.51元。新疆维吾尔自治区人均筹资水平由2440.66元提升至5115.24元，增长了2674.58元。西藏自治区人均筹资水平由4096.39元提升至8888.89元，增长了4792.50元。青海省人均筹资水平由3296.97元提升至7677.42元，增长了4380.45元。云南省人均筹资水平由2440.23元提升至6218.09元，增长了3777.86元。贵州省人均筹资水平由1828.03元提升至4637.22元，增长了2809.19元。

（二）民族地区城乡居民基本医疗保险筹资状况

由于我国城乡居民基本医疗保险基金筹资模式采用的是定额缴费制，因此，筹资标准和参保人数是影响基金收入的重要因素。城乡居民基本医疗保险实行个人缴费与财政补助相结合的筹资方式，筹资主体的责任分配是影响筹资公平性的重要因素。图4-5描述的是2013—2022年全国城乡居民基本医疗保险个人缴费与财政补助金额及占比。

由图4-5可知，城乡居民基本医疗保险筹资机制以财政补贴为主，在城乡居民个人缴费标准不断增长的同时，财政补助标准增长得更快，且占个人筹资总额的60%以上。在城乡居民基本医疗保险筹资机制中，财政补助过高，在一定程度上弱化了个人或家庭的筹资责任，容易引起城乡居民基本医疗保险的"泛福利化"。政府财政补助体现了中央与地方的共同财政事权和支出责任，中央财政补助资金通过财政资金专项转移的形式，对地方政府进行补助，省级及以下财政按比例分担补助。中央政府对不同区域的补助责任存在差异，城乡居民基本医疗保险支出责任实行中央分档分担办法，内蒙古自治区、广西壮族自

治区、宁夏回族自治区、新疆维吾尔自治区、西藏自治区、青海省、云南省和
贵州省均在第一档，第一档中央政府分担80％[1]。

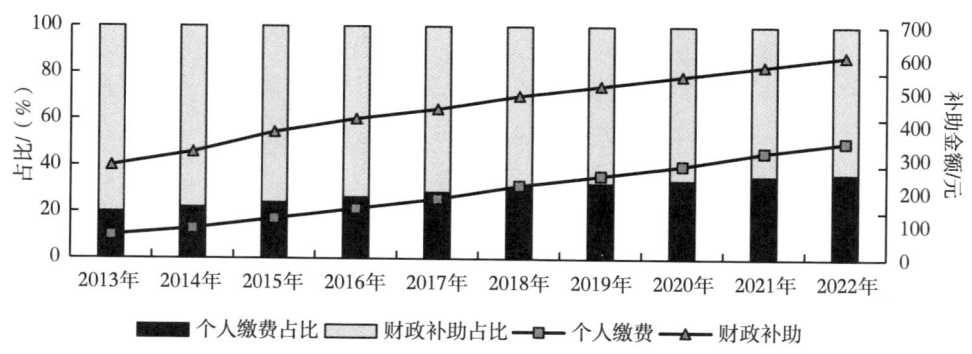

图4-5 2013—2022年全国城乡居民基本医疗保险个人缴费与财政补助金额及占比

数据来源：国家医疗保障局于2013—2022年发布的《关于做好城乡居民基本医疗保障工作的通知》。

1.民族地区城乡居民基本医疗保险筹资标准

为适应医疗费用增长和基本医疗需求提升，确保参保人员医保权益，城乡
居民基本医疗保险的筹资标准每年都会有不同程度的提高。表4-10描述的是
2018—2022年全国和民族地区城乡居民基本医疗保险筹资标准。

表4-10 2018—2022年全国和民族地区城乡居民基本医疗保险筹资标准[2]（单位：元）

全国和地区	筹资标准	2018年	2019年	2020年	2021年	2022年
全国	筹资总额	710	770	830	900	960
	财政补助	490	520	550	580	610
	个人缴费	220	250	280	320	350
内蒙古自治区、广西壮族自治区、新疆维吾尔自治区、云南省	筹资总额	710	770	830	900	960
	财政补助	490	520	550	580	610
	个人缴费	220	250	280	320	350
宁夏回族自治区	筹资总额	710	770	830	880	940
	财政补助	490	520	550	580	610

①温兴生.中国医疗保险学[M].北京:经济科学出版社,2019:101-108.
②本文所有保险相关数据都是以每人、每年为计量标准。

全国和地区	筹资标准	2018年	2019年	2020年	2021年	2022年
宁夏回族自治区	个人缴费	220	250	280	300	330
西藏自治区	筹资总额	—	520	645/705/835	705/765/895	775/965
	财政补助	—	460	585	615	645
	个人缴费	—	60	60/120/250	90/150/280	130/320
青海省	筹资总额	776	858	—	—	—
	财政补助	566	596	—	—	—
	个人缴费	210	262	314	314	326
贵州省	筹资总额	630	710	770	830	900
	财政补助	450	490	520	550	580
	个人缴费	180	220	250	280	320

数据来源：全国和民族地区城乡居民基本医疗保险筹资标准来自国家和各省（自治区、直辖市）的医疗保障局于2018—2022年发布的《关于做好城乡居民基本医疗保障工作的通知》。

分地区来看，民族地区中部分省区的筹资标准一致，个别省区筹资标准存在差异。2022年，内蒙古自治区、广西壮族自治区、新疆维吾尔自治区和云南省的筹资总额一致，为960元；宁夏回族自治区筹资总额为940元；西藏自治区实行分档缴费，筹资总额为775/965元；贵州省城乡居民基本医疗保险缴费总额相对较低，为900元。

从变化趋势上看，2018—2022年全国城乡居民基本医疗保险筹资总额由710元提升至960元，其中财政补助由490元提升至610元，个人缴费由220元增长至350元。内蒙古自治区、广西壮族自治区、新疆维吾尔自治区和云南省城乡居民基本医疗保险筹资标准一致，筹资总额由710元增长至960元，其中财政补助由490元增长至610元，个人缴费由220元增长至350元。宁夏回族自治区城乡居民基本医疗保险筹资总额由710元增长至940元，其中政府财政补助由490元增长至610元，个人缴费由220元增长至330元。西藏自治区城乡居民基本医疗保险筹资总额与其他地区存在较大差异。2019年，西藏自治区城乡居民基本医疗保险筹资总额为520元，其中财政补助为460元，个人缴费为60元。2020—2022年西藏自治区城乡居民基本医疗保险筹资标准的个人缴费实行分档缴费。青海省城乡居民基本医疗保险个人缴费由2018年的210元增加至2022年的 326 元，财政补助由 2018 年的 566 元增加至 2019 年的 596 元。贵州省城乡居民基本医疗保险的筹资总额由 630 元增长至 900 元，其中财政补助由 450 元增长至 580 元，个人缴费由 180 元增长至 320 元。

2. 民族地区城乡居民基本医疗保险筹资结构

城乡居民基本医疗保险筹资标准每年均会有不同程度的上涨。财政补助提高的同时，个人缴费也在不断提升，但财政补助和个人缴费不能无限提高，还需要考虑筹资主体的经济承受能力。政府和居民的承受能力评估应当以筹资责任的合理划分为前提。表 4-11 描述的是 2018—2022 年全国和民族地区城乡居民基本医疗保险的筹资占比，具体包括政府财政补助占比和个人缴费占比。

表 4-11　2018—2022 年全国和民族地区城乡居民基本医疗保险筹资占比（单位：％）

全国和地区	筹资占比	2018年	2019年	2020年	2021年	2022年
全国	财政补助	69.0	67.5	66.3	64.4	63.5
	个人缴费	31.0	32.5	33.7	35.6	36.5
内蒙古自治区、广西壮族自治区、新疆维吾尔自治区、云南省	财政补助	69.0	67.5	66.3	64.4	63.5
	个人缴费	31.0	32.5	33.7	35.6	36.5
宁夏回族自治区	财政补助	69.0	67.5	66.3	65.9	64.9
	个人缴费	31.0	32.5	33.7	34.1	35.1
西藏自治区	财政补助	—	88.5	90.7/83.0/70.1	87.2/80.4/68.7	83.2/66.8
	个人缴费	—	11.5	9.3/17.0/29.9	12.8/19.6/31.3	16.8/33.2
青海省	财政补助	72.9	69.5	—	—	—
	个人缴费	27.1	30.5	—	—	—
贵州省	财政补助	71.4	69.0	67.5	66.3	64.4
	个人缴费	28.6	31.0	32.5	33.7	35.6

数据来源：全国和民族地区城乡居民基本医疗保险筹资占比来自国家和各省（自治区、直辖市）的医疗保障局于 2018—2022 年发布的《关于做好城乡居民基本医疗保障工作的通知》。

分地区来看，城乡居民基本医疗保险筹资中财政补助占比较大，个人缴费占比较小。2018 年，民族地区中，城乡居民基本医疗保险的财政补助占比和个人缴费占比差距最大的是青海省，其中财政补助占比为 72.9％，个人缴费占比为 27.1%，相差 45.8 个百分点；差距最小的省区是内蒙古自治区、广西壮族自治区、宁夏回族自治区、新疆维吾尔自治区和云南省，财政补助占比均为69.0%，个人缴费占比为 31.0%，相差 38 个百分点。2022 年，民族地区中，城乡居民基本医疗保险的财政补助占比和个人缴费占比差距最大的是西藏自治区，其中财政补助占比为 83.2%/66.8%，个人缴费占比为 16.8%/33.2%，相差 66.4个百分点/33.6 个百分点；差距最小的省区为内蒙古自治区、广西壮族自治区、新疆维吾尔自治区和云南省，财政补助占比为 63.5%，个人缴费占比为 36.5%，相差 27 个百分点。

从变化趋势的角度来看，2018—2022 年，城乡居民基本医疗保险的财政补助占比总体上均呈现下降趋势，个人缴费占比总体上逐年提高。内蒙古自治区、广西壮族自治区、新疆维吾尔自治区和云南省的财政补助占比由 69.0% 下降至63.5%，个人缴费占比由 31.0% 上升到 36.5%。宁夏回族自治区的财政补助占比由 69.0% 下降至 64.9%，个人缴费占比由 31.0% 上升至 35.1%。2019—2022年，西藏自治区城乡居民基本医疗保险的财政补助占比整体也呈下降趋势，由88.5% 下降至 83.2%/66.8%，个人缴费由 11.5% 提升至 16.8%/33.2%。2018—2019 年，青海省城乡居民基本医疗保险财政补助占比由 72.9% 下降至 69.5%，个人缴费占比由 27.1% 上升至 30.5%。2018—2022 年，贵州省城乡居民基本医疗保险财政补助占比由 71.4% 下降至 64.4%，个人缴费占比由 28.6% 提升至35.6%。

3. 民族地区城乡居民基本医疗保险参保人数

城乡居民基本医疗保险参保人数是影响基金收入的重要因素，表 4-12 描述的是 2011—2020 年民族地区城乡居民基本医疗保险参保人数。

表 4-12　2011—2020 年民族地区城乡居民基本医疗保险参保人数（单位：万人）

年份	地区							
	内蒙古自治区	广西壮族自治区	宁夏回族自治区	新疆维吾尔自治区	西藏自治区	青海省	云南省	贵州省
2011 年	1709.50	4497.60	458.80	1429.40	254.40	417.10	3878.70	3389.70
2012 年	1746.20	4530.10	816.70	1461.20	260.40	438.80	3898.10	3431.20
2013 年	1783.20	4643.30	813.80	1491.80	267.20	454.30	3911.30	3541.04
2014 年	1816.70	4743.90	822.50	1505.20	278.90	—	3977.80	3579.80
2015 年	1815.60	4739.10	470.00	1523.20	281.50	—	3956.50	3874.70

年份	地区							
	内蒙古 自治区	广西壮族 自治区	宁夏回族自 治区	新疆维吾 尔自治区	西藏自 治区	青海省	云南省	贵州省
2016年	1796.10	—	476.60	1426.68	—	—	3950.50	3608.80
2017年	1666.40	4616.50	494.80	1467.69	—	455.00	3972.50	3658.90
2018年	1659.00	4548.20	494.30	1557.40	298.80	455.90	4014.00	3801.60
2019年	1647.70	4586.60	492.60	1688.10	299.40	454.20	4005.50	3724.70
2020年	1630.90	4561.00	505.80	1687.60	292.30	454.70	4032.80	3718.90

数据来源：国家统计局.中国统计年鉴[M].北京：中国统计出版社，2012—2021.

从变化趋势的角度来看，2011—2020年内蒙古自治区和西藏自治区城乡居民基本医疗保险参保人数呈现"倒U形"趋势。内蒙古自治区2011—2014年参保人数持续上升，2014—2020年参保人数持续下降；西藏自治区2011年—2019年参保人数持续上升，2019—2020年参保人数下降。广西壮族自治区和贵州省、新疆维吾尔自治区城乡居民基本医疗保险参保人数呈"M形"变化。广西壮族自治区2011—2014年参保人数持续上涨，2014—2018年参保人数持续下降，2018—2019年参保人数再次增加，2019—2020年参保人数再次下降。贵州省2011—2015年参保人数持续上升，2015—2016年参保人数下降，2016—2018年参保人数逐年增加，2018—2020年参保人数再次下降。新疆维吾尔自治区2011年—2015年参保人数持续上升，2015年—2016年参保人数下降，2016—2019年参保人数持续上升，2019—2020年参保人数下降。云南省2011—2014年参保人数持续上升，2014—2016年参保人数持续下降，2016—2018年参保人数再次上涨，2018—2019年参保人数下降，2019—2020年参保人数再次上涨。宁夏回族自治区城乡居民基本医疗保险参保人数变化较大，数量差异明显，2011—2012年参保人数上升，2012—2013年参保人数下降，2013—2014年参保人数上升，2014—2015年参保人数急剧下降，2015—2017年参保人数再次上升，2017—2019年参保人数再次下降，2019—2020年参保人数再次上涨。青海省2011—2018年参保人数持续增长，2018—2019年参保人数略有下降，2019—2020年略有回升。

分地区来看，2020年，民族地区中，城乡居民基本医疗保险参保人数由高到低排序依次为广西壮族自治区、云南省、贵州省、新疆维吾尔自治区、内蒙古自治区、宁夏回族自治区、青海省和西藏自治区。2020年，广西壮族自治区城乡居民基本医疗保险参保人数位居民族地区第一，参保人数为4561.00万人。西藏自治区城乡居民基本医疗保险参保人数为292.30万人，参保人数最少，两地区相差4268.70万人。云南省城乡居民基本医疗保险参保人数略低于广西壮族自治区，高于其他民族地区。云南省参保人数为4032.80万人，比西藏自治区参保人数多3740.50万人。贵州省城乡居民基本医疗保险参保人数位居民族地区第三，其参保人数为3718.90万人，比西藏自治区多3426.60万人。内蒙古自治区和新疆维吾尔自治区城乡居民基本医疗保险参保人数相差较小，2011年，内蒙古自治区参保人数为1709.50万人，新疆维吾尔自治区参保人数为1429.40万人，内蒙古自治区参保人数高于新疆维吾尔自治区参保人数；2020年，内蒙古自治区参保人数为1630.90万人，新疆维吾尔自治区参保人数为1687.60万人，内蒙古自治区参保人数低于新疆维吾尔自治区参保人数。2011—2020年间，宁夏回族自治区城乡居民基本医疗保险参保人数整体高于青海省，2020年宁夏回族自治区参保人数为505.80万人，青海省参保人数为454.70万人，两地相差51.10万人。

（三）民族地区大病保险筹资状况

1.城乡居民大病保险筹资状况

城乡居民大病保险的资金主要是从城乡居民基本医疗保险基金中按一定比例或额度划拨。城乡居民基本医疗保险基金有结余的地区，利用结余筹集城乡居民大病保险资金；结余不足或没有结余的地区，在年度筹集的基金中予以安排。表4-13是2021年民族地区城乡居民大病保险的筹资标准。

表4-13　2021年民族地区城乡居民大病保险的筹资标准

地区	筹资标准
内蒙古自治区	50元
广西壮族自治区	≤80元
宁夏回族自治区	62元
新疆维吾尔自治区	102元
西藏自治区	——
青海省	95元
云南省	80元

续表

地区	筹资标准
贵州省	不低于年度筹资总额的5%

数据来源：《关于进一步做好呼包鄂乌城乡居民大病保险工作的通知》《关于做好2021年城乡居民基本医疗保障工作的通知》。

从表4-13可以看出，不同民族地区城乡居民大病保险的筹资标准存在较大差异。内蒙古自治区、宁夏回族自治区、新疆维吾尔自治区、青海省和云南省5个民族地区城乡居民大病保险的筹资标准都是固定金额，目前在50～102元之间。广西壮族自治区城乡居民大病保险筹资标准不能超过一定数额，2021年其筹资标准小于或等于80元。贵州省城乡居民基本医疗保险筹资标准按照比例划分，2021年其筹资标准不低于年度筹资总额的5%。由表4-13也可以看出，民族地区之间的城乡居民大病保险缴费标准地区差异较大，且缴费标准确定的依据不明确。

2.职工大额医疗费用补助筹资状况

职工大额医疗费用补助以城镇职工为参保对象，参保人在参加基本医疗保险的同时，应当参加职工大额医疗费用补助。但筹资主体还没有统一，有的省区由用人单位和职工个人共同缴纳，有的省区仅由用人单位单独缴费，并且缴费金额也不一致。

表4-14描述的是2020年民族地区职工大额医疗费用补助筹资标准。由表4-14可知，内蒙古自治区、广西壮族自治区和云南省采用职工个人和用人单位共同缴纳的筹资方式。内蒙古自治区职工大额医疗费用补助缴费金额为100元，其中用人单位和职工个人各分担50元；广西壮族自治区职工大额医疗费用补助的缴费金额为96元，其中用人单位负担60元，职工个人缴纳36元；云南省职工大额医疗费用补助的缴费金额为402元，其中用人单位负担390元，职工个人缴纳12元。西藏自治区、青海省和贵州省职工大额医疗费用补助个人不缴费，仅由用人单位缴费，缴费金额分别为200元、100元和120元。在民族地区中，云南省的职工大额医疗费用补助筹资标准最高，与广西壮族自治区的筹资标准相差最大，差距为306元。

（四）民族地区城乡医疗救助筹资状况

为了进一步完善医疗救助制度、全面开展重特大疾病医疗救助工作，2015年各地根据救助对象数量、患病率、救助标准、医药费用增长情况，以及基本

表4-14　2020年民族地区职工大额医疗费用补助筹资标准

地区	筹资标准	
内蒙古自治区	用人单位50元	职工个人50元
广西壮族自治区	用人单位60元	职工个人36元
云南省	用人单位390元	职工个人12元
西藏自治区	用人单位200元	0
青海省	用人单位100元	0
贵州省	用人单位120元	0
宁夏回族自治区	—	
新疆维吾尔自治区	—	

数据来源：各民族地区医疗保障局发布的《关于做好2020年城镇职工基本医疗保障工作的通知》。

医疗保险、城乡居民大病保险、商业保险报销水平等，科学测算医疗救助资金需求，加大财政投入，鼓励和引导社会捐赠，健全多渠道筹资机制。

1.民族地区城乡医疗救助筹资标准

1）城乡医疗救助一般公共预算资金分配

城乡医疗救助通过财政预算拨款、专项彩票公益金和社会捐助等渠道建立基金。图4-6描述的是2016—2020年民族地区城乡医疗救助政府财政一般公共预算资金分配的情况。2016—2020年全国中央财政医疗救助补助资金一般公共预算合计分别为1361323万元、1361323万元、2161126万元、2260126万元和2410936万元。

分地区来看，云南省这几年的城乡医疗救助财政补助一般公共预算资金较多，2016—2018年一般公共预算资金分别为76064万元、76193万元和140678万元，位居民族地区首位。2019年，一般公共预算资金最高的民族省区是新疆维吾尔自治区，为169538万元；宁夏回族自治区一般公共预算资金最低，为37399万元；两地相差132139万元。2020年，贵州省一般公共预算资金最高，为210229万元；西藏自治区一般公共预算资金最低，为16612万元；两地相差193617万元。

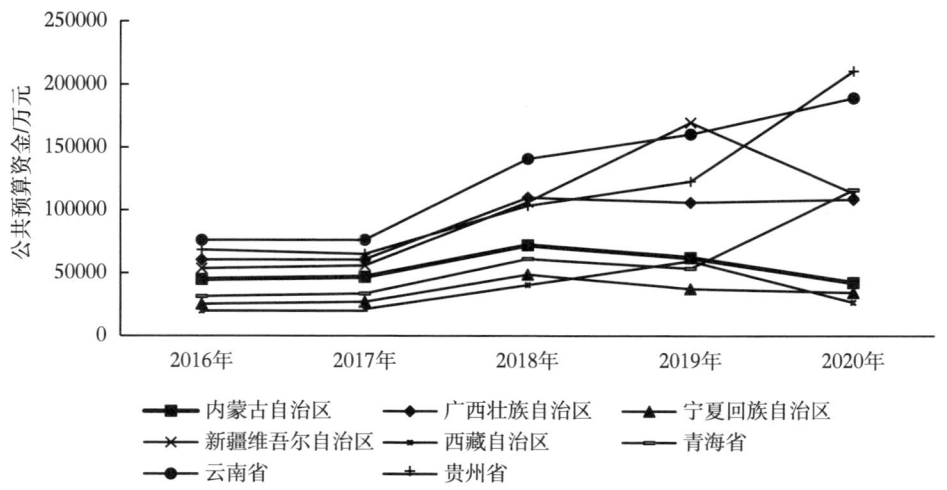

图 4-6 2016—2020 年民族地区城乡医疗救助政府财政一般公共预算资金分配

数据来源：财政部 2016—2020 年发布的《关于下达中央财政医疗救助补助资金预算的通知》。

从变化趋势的角度来看，2016—2020 年大多数民族省区城乡医疗救助财政补助一般公共预算资金都呈现逐年上升的趋势，个别省区出现一定程度的下降。2016—2020 年广西壮族自治区、青海省、云南省和贵州省的一般公共预算资金整体上呈现上涨的趋势，分别由 60446 万元提升至 108141 万元、由 31465 万元提升至 115718 万元、由 76064 万元提升至 188944 万元和由 68350 万元提升至 210229 万元。内蒙古自治区、宁夏回族自治区和西藏自治区城乡医疗救助财政补助一般公共预算资助呈现"倒 U 形"趋势，2020 年均有不同程度的下降。

2）城乡医疗救助彩票公益金分配

2016—2020 年全国城乡医疗救助彩票公益金均为 180000 万元。图 4-7 描述的是 2016—2020 年民族地区城乡医疗救助彩票公益金分配的情况。

分地区来看，云南省城乡医疗救助彩票公益金较高，2016 年云南省城乡医疗救助彩票公益金为 10057 万元，西藏自治区城乡医疗救助彩票公益金最低，为 2625 万元，两省区相差 7432 万元。2019 年城乡医疗救助彩票公益金最高的是新疆维吾尔自治区，为 102803 万元，最低的是宁夏回族自治区，为 2978 万元，两省区相差 99825 万元。2020 年，城乡医疗救助彩票公益金最高的是贵州省，为 15696 万元，最低的是西藏自治区，为 1987 万元，两省区相差 13709 万元。

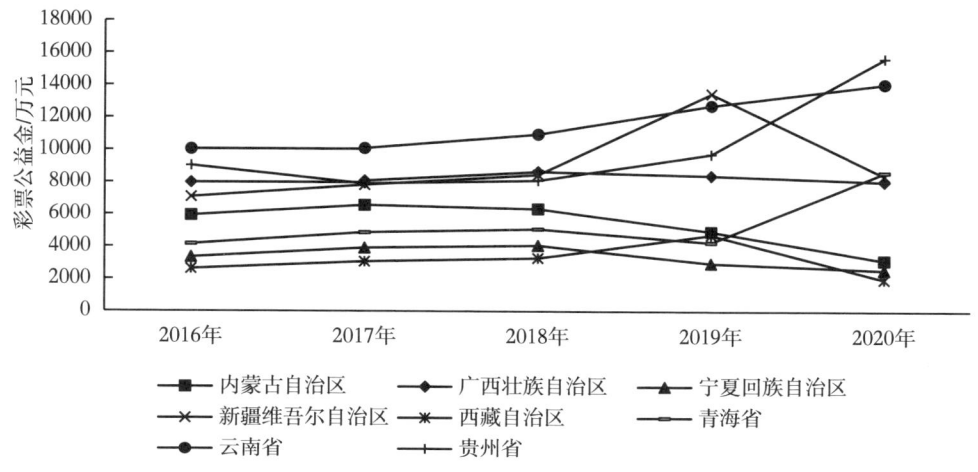

图4-7　2016—2020年民族地区城乡医疗救助彩票公益金分配

数据来源：财政部2016—2020年发布的《关于下达中央财政医疗救助补助资金预算的通知》。

从变化趋势的角度来看，2016—2020年青海省、云南省和贵州省的彩票公益金整体上涨，分别由4161万元提升至8640万元、由10057万元提升至14107万元和由9038万元提升至15696万元。内蒙古自治区、宁夏回族自治区、新疆维吾尔自治区和西藏自治区均呈现"倒U形"变化。广西壮族自治区的彩票公益金总体保持稳定。

2. 民族地区城乡医疗救助筹资结构

表4-15描述的是2016—2020年全国和民族地区城乡医疗救助一般公共预算资金和彩票公益金占比。由表4-15可知，2017—2020年民族地区城乡医疗救助一般公共预算资金占比整体上逐年上升，彩票公益金占比整体上逐年下降。内蒙古自治区、广西壮族自治区、宁夏回族自治区、西藏自治区、青海省、云南省和贵州省一般公共预算资金占比由2016年的88.32％增长至2020年的93.05％，提升了4.73个百分点。新疆维吾尔自治区一般公共预算资金占比由2016年的88.32％增长至2020年的93.06％，提升了4.74个百分点。

图4-8描述的是2016—2020年民族地区中央财政医疗救助补助资金分配情况。分地区来看，这几年，中央财政对云南省医疗救助补助的资金总量最多，达到70.02亿元；其余依次是贵州省、新疆维吾尔自治区、广西壮族自治区、青海省、内蒙古自治区、宁夏回族自治区和西藏自治区，补助资金总量分别为61.99亿元、54.36亿元、48.62亿元、32.24亿元、29.51亿万元、18.98亿万元和18.32亿万元。

表 4-15　2016—2020 年全国和民族地区城乡医疗救助一般公共预算资金和彩票公益金占比

（单位：％）

年份	占比	全国	内蒙古自治区	广西壮族自治区	宁夏回族自治区	新疆维吾尔自治区	西藏自治区	青海省	云南省	贵州省
2016年	一般公共预算资金	88.32	88.32	88.32	88.32	88.32	88.32	88.32	88.32	88.32
	彩票公益金	11.68	11.68	11.68	11.68	11.68	11.68	11.68	11.68	11.68
2017年	一般公共预算资金	88.32	87.70	88.24	87.35	87.70	87.35	87.35	88.30	89.14
	彩票公益金	11.68	12.30	11.76	12.65	12.30	12.65	12.65	11.70	10.86
2018年	一般公共预算资金	92.31	91.89	92.68	92.29	92.60	92.47	92.31	92.76	92.71
	彩票公益金	7.69	8.11	7.32	7.71	7.40	7.53	7.69	7.24	7.29
2019年	一般公共预算资金	92.62	92.62	92.62	92.62	92.62	92.62	92.62	92.62	92.62
	彩票公益金	7.38	7.38	7.38	7.38	7.38	7.38	7.38	7.38	7.38
2020年	一般公共预算资金	93.05	93.05	93.05	93.05	93.06	93.05	93.05	93.05	93.05
	彩票公益金	6.95	6.95	6.95	6.95	6.94	6.95	6.95	6.95	6.95

数据来源：财政部 2016—2020 年发布的《关于下达中央财政医疗救助补助资金预算的通知》。

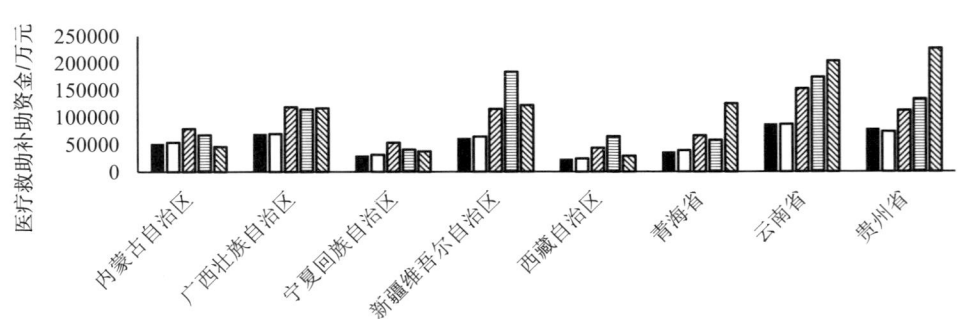

■2016年　□2017年　▨2018年　▥2019年　◪2020年

图 4-8　2016—2020 年民族地区中央财政医疗救助补助资金分配情况

数据来源：财政部 2016—2020 年发布的《关于下达中央财政医疗救助补助资金预算的通知》。

从变化趋势的角度来看，2016—2020年内蒙古自治区、广西壮族自治区、宁夏回族自治区、新疆维吾尔自治区和西藏自治区的中央财政医疗救助补助资金基本呈"倒U形"变化，青海省、云南省和贵州省呈现总体增加的趋势。

三、民族地区医疗保障筹资机制存在的问题

通过对民族地区医疗保障筹资机制实施现状的分析可以看出，目前民族地区医疗保障筹资机制还有待进一步完善，主要体现在以下五个方面。

（一）城镇职工基本医疗保险缴费率有待适时调整

由民族地区城镇职工基本医疗保险2011—2020年的缴费率可以发现，部分民族地区缴费率长期保持不变，如西藏自治区和青海省城镇职工基本医疗保险缴费率连续十年保持不变。与社会经济发展水平不相适应，无法满足人民群众逐渐多样化的医疗需求。

城镇职工基本医疗保险缴费率在不同省份之间，以及相同省份内部各地市之间存在较大差异。2020年，青海省和西藏自治区城镇职工基本医疗保险实行省（自治区）级统筹，但两省区缴费率不一致。西藏自治区城镇职工基本医疗保险缴费率为9.0%，比青海省城镇职工基本医疗保险缴费率高出1个百分点。云南省曲靖市城镇职工基本医疗保险的缴费率为12.0%，而云南省临沧市城镇职工基本医疗保险的缴费率为8.5%，两者相差3.5个百分点。广西壮族自治区桂林市城镇职工基本医疗保险的缴费率为10.5%，而广西壮族自治区南宁市城镇职工基本医疗保险的缴费率为10.0%，两者相差0.5个百分点。

在设置民族地区城镇职工基本医疗保险的缴费率时，应综合考虑人口结构、经济发展水平、个人及用人单位和政府的承受能力，一般应遵循三个原则：一是保基本原则，即城镇职工基本医疗保险筹资要满足人们的基本医疗需求，补偿参保人的患病经济损失；二是适度性原则，即在经济发展水平的基础上，考虑个人收入水平和企业成本；三是相对稳定和适度调整的原则。从制度稳定的角度来看，城镇职工基本医疗保险的缴费率不宜频繁调整，但是从经济发展水平的角度来看，适时、适度调整缴费率也是必要的[1]。因此，城镇职工基本医疗保险缴费率应建立动态调整机制，包括调整对象、调整频率、调整依据和调整幅度等多个方面。筹资的动态调整机制应当以保障效果和基金风险程度为基础，考虑社会经济发展水平、人口老龄化、筹资主体的承受能力和医疗需求等多方面因素。

---

[1]温兴生.中国医疗保险学[M].北京:经济科学出版社,2019:101-108.

（二）城乡居民基本医疗保险筹资责任划分不明晰

通过对比2018—2022年民族地区基金收入和个人缴费与财政补助所占比例可以发现，城乡居民基本医疗保险筹资责任划分不明晰，财政补助所占比例较大，民族地区城乡居民基本医疗保险政府财政补助占比为63.5%～90.7%，而个人缴费占比为9.3%～36.5%。

城乡居民基本医疗保险实行个人缴费和财政补助相结合的筹资机制，个人缴费占比较小，财政补助占比过大，且整个筹资标准的提高过度依赖财政补助。因此，应进一步完善城乡居民基本医疗保险筹资的分担机制，优化个人缴费和财政补助结构，合理划分筹资责任。医疗保障部门应根据城乡一体化进程调整和完善城乡居民基本医疗保险制度，确立筹资结构调整频率、调整时机、目标保障水平等相关政策。财政部门应对财政补贴资金的收支运用情况进行监管，组织专门机构定期评估政府和居民的保费支付能力，定期对财政补贴政策进行调整。

（三）大病保险筹资渠道单一

城乡居民大病保险从城乡居民基本医疗保险基金中划出，缺乏单独的筹资渠道，筹资方式具有短期性和不可持续性。城乡居民大病保险的资金过度依赖城乡居民基本医疗保险基金的结余，随着经济社会发展水平的提高以及人民群众医疗需求的逐渐多样化，城乡居民基本医疗保险基金结余也具有不可持续性。不同民族地区的职工大额医疗费用补助筹资标准差异较大，如2020年，云南省职工大额医疗费用补助筹资标准为402元，其中用人单位缴纳390元，职工个人缴纳12元。内蒙古自治区和青海省职工大额医疗费用补助筹资标准为100元，比云南省少302元。2020年，新疆维吾尔自治区城乡居民大病保险筹资标准为102元，比内蒙古自治区城乡居民大病保险筹资标准高了52元。

因此，为保障大病保险资金来源的稳定性和可持续性，可以尝试建立专门的筹资渠道，并完善相应的筹资标准和筹资责任等。从长远来看，还要建立符合城乡居民大病保险可持续发展的筹资增长机制。民族地区应根据人口结构、疾病谱变化和医疗需求行为变化等可能带来的医疗费用变化的因素，确定切合实际的筹资标准。

（四）城乡医疗救助资金过度依赖政府财政

虽然我国城乡医疗救助资金实行多元化的筹资渠道，但实际上城乡医疗救助制度的运行基本依赖政府的财政资金。这种筹资主体的单一性，会使得政府财政支出压力过重。在城乡医疗救助筹资责任中，中央政府的筹资责任最大。中央和地方规范性文件对各级政府医疗救助资金分担责任只进行了原则性的界定，没有明确规定各级政府的财政分担原则、测算方法和分担比例。这就导致各级政府筹资责任不明确，容易出现相互推诿现象。

城乡医疗救助是我国多层次医疗保障制度的重要组成部分，其保障能力的强弱取决于筹资能力，目前城乡医疗救助制度面临筹资不足、筹资主体较单一等问题。因此，应拓宽城乡医疗救助筹资渠道，让筹资主体更加多元化，鼓励更多的社会力量投入城乡医疗救助筹资中来。提高中央和地方彩票公益金在城乡医疗救助中的资金筹资负担比例。中央财政分担比例应与各省（自治区、直辖市）经济发展水平相挂钩，合理划分中央政府和省级政府的财政责任。

（五）医疗保障统筹层次偏低

民族地区中，宁夏回族自治区、西藏自治区和青海省已经实现了省（自治区）级统筹，省（自治区）级政府可以根据地市（盟、州）级之间筹资水平的差异合理分配资金，提高医疗保障基金的使用效率。内蒙古自治区、广西壮族自治区、新疆维吾尔自治区、云南省和贵州省还未实现省（自治区）级统筹，各地市（盟、州）级之间的缴费率差异较大。

随着人口老龄化程度加深，慢性病患病率逐渐增加，医疗保障基金的可持续性成为日益严峻的问题。统筹层次的提高能够最大限度地发挥医疗保障基金的互助共济功能，改善地区之间医疗保障待遇的不公平性。民族地区应全面推进从地市（盟、州）级统筹调剂向地市（盟、州）级统收统支转变，真正落实地市（盟、州）级统筹，为今后实现省（自治区）级统筹奠定基础，最终实现全国统筹的目标。

第二节　民族地区医疗保障筹资水平测算

研究医疗保障制度的实施和运行，筹资水平是一项非常重要的指标和数据，筹资水平不仅影响医疗保障制度覆盖的广度和深度，而且会对个人的消费水平和消费结构产生重要影响。医疗保障筹资责任划分不合理、筹资方式选取不科学、筹资渠道单一等都是医疗保障筹资中面临的问题。在筹资水平方面，学者们普遍认为各项险种的筹资标准差异较大，应明确筹资主体职责，建立动态调整的筹资机制[1][2][3][4]。

对于经济发展水平相对落后的民族地区而言，筹资水平的优化更需要引起重视。过高的筹资水平不仅会增加个人的支出负担，影响个人消费水平，还会增加政府和用人单位的支付压力；过低的筹资水平不利于满足人民群众日益多样化的医疗需求，不利于医疗保障的可持续发展。因此，本研究试图通过使用乌兰浩特市人民医院的调查数据，运用障碍期权定价模型，测算民族地区医疗保障最优筹资水平，分析民族地区医疗保障实际筹资水平与最优筹资水平之间的差异，为优化民族地区医疗保障筹资机制奠定基础，为我国正在进行的医疗保障制度改革提供一定的理论参考。

一、数据来源与样本描述

（一）数据来源

课题组分别于2019年8月和2021年7月两次对内蒙古自治区兴安盟乌兰浩特市人民医院进行了实地调研。兴安盟位于内蒙古自治区东北部，现辖两市（乌兰浩特市、阿尔山市）三旗（科尔沁右翼前旗、科尔沁右翼中旗、扎赉特旗）一县（突泉县），其中，乌兰浩特市是兴安盟行政公署所在地。2022年全盟地区生产总值为681.53亿元，乌兰浩特市地区生产总值为218.15亿元，位居六市（旗、县）之首，经济发展水平位居全盟前列[5][6]。本研究所用数据均来源于兴安盟所辖的乌兰浩特市人民医院。乌兰浩特市人民医院是一家综合性二级甲等医院，是乌兰浩特市规模最大的医院。2022年医院总建筑面积18000平方米，临床医技科室50余个，设床位416张，年门诊量达15.0万人次以上，年住

---

①李亚青.城乡居民基本医疗保险筹资动态调整机制的构建[J].西北农林科技大学学报(社会科学版),2018,18(5):86-93.

②彭浩然,岳经纶.中国基本医疗保险制度整合:理论争论、实践进展与未来前景[J].学术月刊,2020,52(11):55-65.

③刘文,王若颖.我国试点城市长期护理保险筹资效率研究——基于14个试点城市的实证分析[J].西北人口,2020,41(5):29-45.

④朱坤,林玲.我国基本医疗保险筹资机制研究[J].卫生经济研究,2020,37(8):17-21.

⑤内蒙古自治区人民政府.盟市概况——兴安盟.[EB/OL].[2023-10-31] https://www.nmg.gov.cn/as-nmg/yxnmg/xzqh/msgk/202310/t20231031_2402318.html.

⑥乌兰浩特市人民政府.2022年乌兰浩特市地区生产总值同比增长3.6%.[EB/OL].[2023-01-19] http://www.wlht.gov.cn/wlht/bmzfxxgk/zfzcbmyzsjg/tjj42/fdzdgknr90/ywgz48/5434608/index.html.

院1.2万人次[1]。

（二）样本描述

本节数据来源于2020年乌兰浩特市人民医院患者住院医保结算系统，主要包括患者个人基本信息、住院天数、医疗费用总额、基本医保支付金额、患者自付金额等。根据患者享受的医疗保障制度不同，将整个住院样本划分为四类：一类是享受城镇职工基本医疗保险补偿待遇的样本，共3118个；二类是享受城乡居民基本医疗保险补偿待遇的样本，共6212个，不包括享受城乡居民大病保险补偿待遇的样本；三类是享受城乡居民大病保险补偿待遇的样本，共221个；四类是享受城乡医疗救助补偿待遇的样本，共2610个。

表4-16是2020年乌兰浩特市人民医院患者住院样本的描述性统计，具体包括城镇职工基本医疗保险住院样本的描述性统计、城乡居民基本医疗保险住院样本的描述性统计、城乡居民大病保险住院样本的描述性统计和城乡医疗救助住院样本的描述性统计。

表4-16　2020年乌兰浩特市人民医院患者住院样本的描述性统计

变量		城镇职工基本医疗保险	城乡居民基本医疗保险	城乡居民大病保险	城乡医疗救助
性别[2]		0.61	0.30	0.37	0.43
平均年龄/岁		62	54	50	54
平均住院天数/天		10	10	11	9
平均住院医疗费用总额/元		9596.01	6787.10	15236.06	8098.9
平均基本医保支付金额/元		7264.12	5021.94	4236.03	4689.38
平均患者自付金额/元		1604.84	2597.57	2464.76	——
平均大病保险支付金额/元		——	——	10144.15	——
平均医疗救助金额/元		——	——	——	1803.91
人员类型	一般城市低保户				21.26%
	一般城市特困户				0.92%
	一般农村低保户				46.82%
	一般五保户				0.38%

①医联媒体.乌兰浩特市人民医院介绍[EB/OL].https://mzyy.yilianmeiti.com/19064/.
②本表统计的是男性占比，女性占比为1减去男性占比。

续表

变量		城镇职工基本医疗保险	城乡居民基本医疗保险	城乡居民大病保险	城乡医疗救助
人员类型	建档立卡的低保户				23.03%
	建档立卡的五保户				0.69%
	建档立卡的一般户				6.78%
	建档立卡的重残户				0.12%

在享受城镇职工基本医疗保险补偿待遇的样本中，男性占61%，女性占39%。年龄最小为22岁，最大为95岁，平均值为62岁。住院天数最短为1天，最长为83天，平均值为10天。住院医疗费用总额最小值为687.87元，最大值为307461.41元，平均值为9596.01元。基本医保支付金额最小值为0元，最大值为120000元，平均值为7264.12元。患者自付金额最小值为0元，最大值为93396.83元，平均值为1604.84元。

在享受城乡居民基本医疗保险补偿待遇的样本中，男性占30%，女性占70%。年龄最小为1岁，最大为95岁，平均值为54岁。住院天数最短为1天，最长为124天，平均值为10天。住院医疗费用总额最小值为711.54元，最大值为251390.9元，平均值为6787.10元。基本医保支付金额最小值为0元，最大值为31725.65元，平均值为5021.94元。患者自付金额最小值为0元，最大值为251390.9元，平均值为2597.57元。

在享受城乡居民大病保险补偿待遇的样本中，男性占37%，女性占63%。年龄最小为1岁，最大为89岁，平均值为50岁。住院天数最小值为1天，最大值为114天，平均住院天数为11天。住院医疗费用总额最小值为826.13元，最大值为192503.69元，平均值为15236.06元。大病保险支付金额最小值为20.39元，最大值为280000元，平均值为10144.15元。基本医保支付金额最小值为0元，最大值为80000元，平均值为4236.03元。患者自付金额最小值为216.86元，最大值为26585.99元，平均值为2464.76元。

在享受城乡医疗救助补偿待遇的样本中，男性占43%，女性占57%。年龄最小为1岁，最大为94岁，平均值为54岁。住院天数最小值为1天，最大值为88天，平均值为9天。医疗救助人员类型包括一般城市低保户共555人、一般城市特困户共24人、一般农村低保户共1222人、一般五保户共10人、建档立卡的低保户共601人、建档立卡的五保户共18人、建档立卡的一般户共177人、建档立卡的重残户共3人。医疗费用总额最小值为711.54元，最大值为

149412.76元，平均值为8098.90元。基本医保支付金额最小值为0元，最大值为80000元，平均值为4689.38元。医疗救助金额最小值为186.63元，最大值为23016.28元，平均值为1803.91元。

二、医疗保障筹资水平精算方法

（一）医疗保障精算原理

传统医疗保障精算主要是通过预估损失发生率和平均损失额进行医疗保险定价的，但住院医疗费用存在索赔数据少、发生概率小的特点。因此，传统医疗保障精算存在一定的缺陷。本研究采用障碍期权定价模型，以供需均衡原理为基础，同时兼顾供需双方的利益诉求，测算各项医疗保障制度的最优筹资水平。

可以将医疗保险看成一个向上敲出的看涨期权，设 $C(S(t),t)$ 表示在 t 时刻投保人需要支付的保险费，其中 $S(t)$ 为投保人住院医疗费用，并设 S_t 表示 t 时刻投保人人均累计住院医疗费用。医疗保险中的起付线相当于障碍期权中的执行价格 X，如果居民花费的医疗费用 S_t 未达到起付线，则不执行期权，即医疗费用全部由居民个人承担。如果居民花费的医疗费用 S_t 达到起付线，则执行期权，即医疗保险机构对超过部分 $(S_t - X)$ 按 α 的补偿比例进行赔付，剩余医疗费用由居民个人支付。如果居民花费的医疗费用 S_t 达到了障碍价格 B，则期权失效，即保险机构统一按最高支付限额 H 进行补偿，剩余医疗费用由居民个人支付。令 $B = X + H/\alpha$，则各项医疗保险制度的具体补偿方式以公式表示如下：

$$C(S(t),t) = \begin{cases} 0, S_t \leqslant X \\ \alpha(S_t - X), X < S_t < B \\ H, B \leqslant S_t \end{cases} \qquad (4\text{-}1)$$

（二）障碍期权定价模型

本研究运用 Black-Scholes 期权模型为基础推导出适用于医疗保障筹资水平测算的障碍期权定价模型，具体公式如式（4-2）所示。

$$C(S(t),t) = \alpha S_t \left[N(d_1) - N(d_2) \right] - \alpha X e^{-r(T-t)} \left[N(d_3) - N(d_4) \right] + H e^{-r(T-t)} N(d_4)$$
$$(4\text{-}2)$$

其中，

$$d_1 = \frac{\ln(S_t/X) + (r + \dfrac{\sigma^2}{2})(T-t)}{\sigma\sqrt{T-t}}$$

$$d_2 = \frac{\ln(S_t/B) + (r + \frac{\sigma^2}{2})(T-t)}{\sigma\sqrt{T-t}}$$

$$d_3 = \frac{\ln(S_t/X) + (r - \frac{\sigma^2}{2})(T-t)}{\sigma\sqrt{T-t}}$$

$$d_4 = \frac{\ln(S_t/B) + (r - \frac{\sigma^2}{2})(T-t)}{\sigma\sqrt{T-t}}$$

式（4-2）为医疗保障的障碍期权定价模型公式。式中：$C(S(t),t)$表示在t时刻保险人需要支付的保险费，即医疗保障的筹资水平；S_t表示在t时刻投保人人均住院医疗费用；H表示医疗保障的最高支付限额，B表示设置的障碍价格，α表示医疗保障的补偿比例，且$B = K + H/\alpha$，其中K表示医疗保障的起付线；r表示无风险利率；σ为人均住院医疗费用的标准差；$N(\cdot)$为标准正态分布累积分布函数。

运用障碍期权定价模型测算医疗保障最优筹资水平的具体步骤如下。首先，根据乌兰浩特市人民医院住院总人数和总医疗费用，计算出人均住院医疗费用S_t。其次，将居民住院医疗费用按多少进行排序，并分成若干区间，求出每个区间的人均住院医疗费用S_i，S_i表示第i个区间居民人均住院医疗费用，对每个区间的人均住院医疗费用取对数，得到$\ln S_i$，计算时间序列值$U_i = \ln S_{i+1} - \ln S_i$。再次，求出时间序列值$U_i$的均值和标准差。最后，将人均住院医疗费用$S_t$、时间序列值$U_i$的标准差、起付线、补偿比例、最高支付限额、障碍价格、无风险利率代入医疗保障的障碍期权定价模型中，测算得到各项医疗保障制度的最优筹资水平。

三、民族地区医疗保障筹资水平精算结果分析

本研究根据乌兰浩特市人民医院住院医疗费用数据，利用障碍期权定价模型，测算出医疗保障最优筹资水平，将实际筹资水平与最优筹资水平进行对比分析，探讨两者之间的差距，为进一步优化民族地区医疗保障筹资机制提供一定的理论基础。

（一）城镇职工基本医疗保险筹资水平精算

1. 精算结果

本研究以2020年乌兰浩特市人民医院享受城镇职工基本医疗保险补偿待遇

的住院信息作为测算样本，计算得到人均住院医疗费用 S_i 为 9596.01 元，时间序列值 U_i 的均值 $\bar{v}=0.422546$，标准差 $\sigma=0.191886$，如表 4-17 所示。城镇职工基本医疗保险职工住院起付线设为 700 元，即 $K=700$。2020 年兴安盟将城镇职工医疗保险统筹基金年度最高支付限额由 10 万元调整至 12 万元[①]，即 $H=120000$，则相应的障碍价格 $B=157973.92$。兴安盟 2020 年度城镇职工实际住院报销比例为 76.3%，即 $\alpha=76.3\%$。投保期设为一年，即 $T-t=1$。2020 年财政部发行的三年期国债利率为 4%，以此作为无风险利率，即 $r=4\%$。

表 4-17 2020 年乌兰浩特市人民医院城镇职工住院医疗费用均值与标准差

区间费用/元	城镇职工人均住院医疗费用/元	$\ln S_i$	$U_i=\ln S_{i+1}-\ln S_i$
0（含）～2000	1530.87	7.333591	0.725976
2000（含）～4000	3163.92	8.059567	0.441304
4000（含）～6000	4919.05	8.500871	0.331688
6000（含）～8000	6853.80	8.832559	0.261132
8000（含）～10000	8898.97	9.093691	0.311902
10000（含）～15000	12156.18	9.405593	0.343592
15000（含）～20000	17140.25	9.749185	0.331843
20000（含）～30000	23885.53	10.081028	0.391143
30000（含）～40000	35318.83	10.472172	0.233306
40000（含）～50000	44599.46	10.705477	0.431809
50000（含）～100000	68684.97	11.137286	0.844308
≥100000	159786.46	11.981594	—
均值	0.422546	标准差	0.191886

将上述变量代入式（4-2）医疗保障的障碍期权定价模型，得到 $C_1=6808.60$ 元，即职工享受城镇职工基本医疗保险补偿待遇需要缴纳 6808.60 元。如果不考虑安全附加费用，城镇职工基本医疗保险最优筹资水平为 6808.60 元，

---

① 兴安盟行政公署办公室.关于调整基本医疗保险有关政策的通知[EB/OL].[2020-03-20]. http://www.xam.gov.cn/xam/zwgk73/zfxxgk31/5093518/zc/4713996/index.html.

若累计医疗费用少于700元，由投保人个人负担，超过700元的部分，由保险机构承担76.3％，投保人个人承担23.7％。若累计医疗费用超过157973.92元，则赔付上限为120000元。

2.精算结果分析

城镇职工基本医疗保险的筹资水平与职工收入相挂钩，职工按照个人工资收入的一定比例进行缴纳，用人单位按照职工工资总额的一定比例进行缴纳。本研究选取城镇职工基本医疗保险基金收入和参保人数计算出城镇职工基本医疗保险人均筹资水平，具体公式如式（4-3）所示。

$$城镇职工基本医疗保险人均筹资水平 = \frac{城镇职工基本医疗保险基金收入}{参保人数} \quad (4\text{-}3)$$

2021年3月，兴安盟医疗保障局发布的《2020年兴安盟医疗保障基金运行分析报告》中显示，城镇职工基本医疗保险参保23.5万人，缴费17.1万人。全盟城镇职工基本医疗保险基金收入100531万元，其中统筹基金59903万元[①]。由此计算得出2020年兴安盟城镇职工基本医疗保险人均筹资水平 C_a ＝1005310000/171000＝5879.01（元），即2020年兴安盟城镇职工基本医疗保险实际人均筹资水平为5879.01元。根据障碍期权定价模型测算得出城镇职工基本医疗保险最优筹资水平为6808.60元可知，乌兰浩特市城镇职工基本医疗保险实际筹资水平低于最优筹资水平，即 $C_a < C_1$。

（二）城乡居民基本医疗保险筹资水平精算

1.精算结果

本研究以2020年乌兰浩特市人民医院享受城乡居民基本医疗保险补偿待遇的住院信息作为测算样本，计算得到乌兰浩特市人民医院城乡居民人均住院医疗费用为6787.10元，即 $S_t = 6787.10$，时间序列值 U_i 的均值 $\bar{u} = 0.381494$，标准差 $\sigma = 0.121839$，如表4-18所示。城乡居民基本医疗保险住院起付线设为700元，即 $K = 700$。最高支付限额为100000元，即 $H = 100000$，则相应的障碍价格 $B = 156950$。内蒙古自治区兴安盟2020年度城乡居民实际住院报销比例为64％，即 $\alpha = 64\%$。投保期设为一年，即 $T - t = 1$。2020年财政部发行的三年期国债利率为4％，以此作为无风险利率，即 $r = 4\%$。

---

① 兴安盟医疗保障局.2020年兴安盟医疗保障基金运行分析报告.

表4-18　2020年乌兰浩特市人民医院城乡居民住院医疗费用均值与标准差

费用区间/元	城乡居民人均住院医疗费用/元	$\ln S_i$	$U_i = \ln S_{i+1} - \ln S_i$
0（含）～2000	1569.20	7.358321	0.658067
2000（含）～4000	3030.22	8.016391	0.491372
4000（含）～6000	4953.07	8.507763	0.332575
6000（含）～8000	6907.33	8.840338	0.253599
8000（含）～10000	8901.16	9.093937	0.300019
10000（含）～15000	12015.54	9.393956	0.341593
15000（含）～20000	16908.12	9.735549	0.370076
20000（含）～30000	24480.33	10.105625	0.351047
30000（含）～40000	34775.63	10.456672	0.335095
≥40000	48618.87	10.791767	
均值	0.381494	标准差	0.121839

将上述变量代入式（4-2）医疗保障的障碍期权定价模型，得到 $C_2 =$ 3913.31元，即城乡居民享受城乡居民基本医疗保险补偿待遇需要缴纳3913.31元。如果不考虑安全附加费用，城乡居民基本医疗保险最优筹资水平为3913.31元，若累计医疗费用少于700元，由投保人个人负担；超过700元的部分，由保险机构承担64%，投保人个人承担36%。若累计医疗费用超过156950元，则赔付上限为100000元。

2.精算结果分析

本研究利用障碍期权定价方法测算的结果为最优筹资水平，作为实际筹资标准的参考依据，具体实施要根据各地区的经济发展水平、医疗卫生情况、社会发展状况、文化传统等诸多因素不断调整，使基金收支平衡并保持略有结余的状态。

2020年内蒙古自治区人均城乡居民基本医疗保险筹资总额至少为830元，其中人均财政补助不低于550元，个人缴费为280元[①]。由此可知，2020年内蒙古自治区人均城乡居民基本医疗保险筹资水平总额 $C_b = 550 + 280 = 830$（元），

---

①内蒙古自治区医疗保障局等.关于做好2020年城乡居民基本医疗保障工作的通知[EB/OL].[2020-08-06].https://ylbzj.nmg.gov.cn/zwgk/zfxxgk/fdzdgknr/bmwj/202103/t20210326_1313911.html.

且政府补助占城乡居民基本医疗保险筹资总额的比例为66.27%，个人缴费占城乡居民基本医疗保险筹资总额的比例为33.73%。为了更加直观地展示实际筹资水平与最优筹资水平的差距，整理得出2020年内蒙古自治区城乡居民基本医疗保险实际筹资水平与最优筹资水平对比情况，如表4-19所示。

表4-19　2020年内蒙古自治区城乡居民基本医疗保险实际筹资水平与最优筹资水平对比

（单位：元）

筹资水平	筹资总额	个人缴费	财政补助
实际筹资水平	830	280	550
最优筹资水平	3913.31	959.96	2953.35

由表4-19可知，不论是个人缴费还是财政补助，实际筹资水平均小于最优筹资水平，即$C_b < C_2$。两者的筹资总额相差较大，实际筹资水平比最优筹资水平少3083.31元，个人缴费相差679.96元，财政补助相差2403.35元。

（三）城乡居民大病保险筹资水平精算

城乡居民大病保险的保障范围与城乡居民基本医疗保险相衔接，对于城乡居民患病治疗发生的医疗费用，对经基本医疗保险按照政策支付后个人负担的医保目录内医疗费用给予保障。大病保险保费从基本医疗保险基金中列支，由医保经办机构为全体参保居民代办。建立大病保险制度，能有效防止发生家庭灾难性医疗支出。本研究通过分析含有免赔额及最高支付限额的城乡居民大病保险，把城乡居民大病保险看作向上敲出看涨期权，运用障碍期权定价模型测算城乡居民大病保险最优保费。

1. 精算结果

本研究以2020年乌兰浩特市人民医院享受城乡居民大病保险补偿待遇的住院信息作为测算样本，由于城乡居民大病保险是在基本医疗保险基础上对大病患者医疗费用进行的再次补偿，本研究中城乡居民基本医疗保险人均住院医疗费用由城乡居民大病保险医疗费用总额平均值减去城乡居民基本医疗保险费用总额平均值计算得到，即15236.06－6787.10＝8448.96（元），乌兰浩特市人民医院城乡居民大病患者人均住院医疗费用为8448.96元，即$S_t = 8448.96$，时间序列值U_t的均值$\bar{v} = 0.473565$，标准差$\sigma = 0.291088$，如表4-20所示。2020年，兴安盟大病保险补偿待遇规定，对经住院基本医疗保险支付后个人负担医保目录内医疗费用给予保障，起付线为10000元。报销比例由50%提高到60%，大病保险的年度最高支付限额为270000元。由此可知，$K = 10000$，$H = 270000$，

$\alpha=60\%$，相应的障碍价格 $B=460000$。投保期设为 1 年，即 $T-t=1$。2020 年财政部发行的三年期国债利率为 4%，以此作为无风险利率，即 $r=4\%$。

表 4-20　2020 年乌兰浩特市人民医院城乡居民大病住院医疗费用均值与标准差

费用区间/元	人均住院医疗费用/元	$\ln S_i$	$U_i=\ln S_{i+1}-\ln S_i$
0（含）～2000	1462.74	7.288067	0.708021
2000（含）～4000	2969.32	7.996088	0.524597
4000（含）～6000	5017.49	8.520685	0.297559
6000（含）～8000	6756.39	8.818244	0.270968
8000（含）～10000	8859.20	9.089212	0.255952
10000（含）～15000	11443.35	9.345164	0.424870
15000（含）～20000	17501.36	9.770034	0.317156
20000（含）～30000	24033.17	10.087190	0.318550
30000（含）～40000	33048.79	10.405740	1.144414
≥40000	103793.08	11.550155	
均值	0.473565	标准差	0.291088

将上述变量代入式（4-2）医疗保障的障碍期权定价模型，得到 $C_3=89.14$（元），即城乡居民享受城乡居民大病保险补偿待遇需要缴纳 89.14 元。如果不考虑安全附加费用，城乡居民大病保险最优筹资水平为 89.14 元，若累计医疗费用少于 10000 元，由城乡居民基本医疗保险负担；超过 10000 元的部分，由保险机构承担 60%，投保人个人承担 40%。若累计医疗费用超过 460000 元，则赔付上限为 270000 元。

2. 精算结果分析

城乡居民大病保险可以有效解决基本医疗保险补偿有限的问题，尤其对少数民族居民来说。少数民族居住在特殊的自然环境使其更易患一些特定的疾病，加上经济发展相对滞后，"因病致贫、因病返贫"问题成为制约经济发展的一大问题。城乡居民大病保险对分散居民医疗风险、改善居民生活水平起到重要作用，因此合理的定价和运营十分重要。

兴安盟城乡居民大病保险筹资方式由各盟市根据实际情况自行确定具体金额，2020 年兴安盟城乡居民大病保险缴费标准为 50 元，即城乡居民大病保险人均筹资水平 $C_c=50$（元）。根据障碍期权定价模型测算得出的城乡居民大病保

险最优筹资水平 $C_3=89.14$（元），实际筹资水平较最优筹资水平低39.14元，即 $C_c<C_3$。

（四）城乡医疗救助筹资水平精算

2021年《国务院办公厅关于印发"十四五"全民医疗保障规划的通知》指出，要建立统一规范医疗救助制度，规范救助费用范围，合理确定救助标准，建立健全防范和化解因病致贫返贫长效机制，协同实施大病专项救治，积极引导社会力量参与救助保障，夯实医疗救助托底保障[1]。

1. 精算结果

内蒙古自治区城乡医疗救助实行地市级统筹，针对不同救助对象制定了不同的救助标准。建档立卡贫困人口和重点医疗救助对象中的低保对象患普通疾病住院治疗的，按照70％的比例给予救助，年度最高救助1.5万元。建档立卡贫困人口和重点医疗救助对象中的低保对象患医疗救助重特大疾病病种目录所列疾病，住院治疗按照80％的比例给予救助；个人自负费用在3万元（含）以上的，按照85％的比例给予救助，年度最高救助10万元。低收入对象患医疗救助重特大疾病病种目录所列疾病，住院治疗费用超过5000元的，超出部分按照80％的比例给予救助，年度最高救助5万元。因病致贫对象患医疗救助重特大疾病病种目录所列疾病，住院治疗医疗费用内个人自负部分超过家庭年度总收入的，超过部分按照80％的比例给予救助，年度最高救助5万元[2]。

为了准确测算城乡医疗救助筹资水平，本研究选取2020年乌兰浩特市人民医院享受医疗救助补偿待遇的患者信息作为基础数据，计算得到乌兰浩特市人民医院享受城乡医疗救助补偿待遇的患者人均住院医疗费用为3805.98元，即 $S_t=3805.98$，时间序列值 U_i 的均值 $\delta=0.335097$，标准差 $\sigma=0.117683$，如表4-21所示。城乡医疗救助住院起付线设为4000元，即 $K=4000$。最高支付限额为50000元，即 $H=50000$，补偿比例设为70％，即 $\alpha=70\%$，则相应的障碍价格 $B=75429$。投保期设为1年，即 $T-t=1$。2020年财政部发行的三年期国债利率为4％，以此作为无风险利率，即 $r=4\%$。

---

[1]国务院办公厅.关于印发"十四五"全民医疗保障规划的通知[EB/OL].[2021-09-23].http://www.gov.cn/gongbao/content/2021/content_5643264.htm.

[2]呼和浩特市人民政府办公室.关于印发《城乡医疗救助市级统筹实施办法》的通知[EB/OL].[2021-02-10].http://www.huhhot.gov.cn/zfxxgknew/fdzdgknr/gzxzgfxwj/xzgfxwj/202102/t20210210_893747.html.

表4-21　2020年乌兰浩特市人民医院城乡医疗救助医疗费用均值与标准差

费用区间/元	城乡医疗救助人均住院医疗费用/元	$\ln S_i$	$U_i = \ln S_{i+1} - \ln S_i$
0（含）～1000	865.67	6.763504	0.610460
1000（含）～2000	1593.94	7.373964	0.422727
2000（含）～3000	2432.54	7.796691	0.345394
3000（含）～4000	3436.08	8.142087	0.257606
4000（含）～5000	4445.70	8.399693	0.205670
5000（含）～6000	5460.87	8.605363	0.216015
6000（含）～8000	6777.60	8.821378	0.276255
8000（含）～10000	8934.12	9.097633	0.319665
10000（含）～15000	12299.30	9.417298	0.344518
15000（含）～20000	17358.13	9.761816	0.352655
≥20000	24697.83	10.114471	
均值	0.335097	标准差	0.117683

将上述变量代入式（4-2）医疗保障的障碍期权定价模型，得到 $C_4 = 113.04$（元），即享受城乡医疗救助补偿待遇需要缴纳113.04元。如果不考虑安全附加费用，城乡医疗救助最优筹资水平为113.04元，若累计医疗费用少于4000元，由投保人个人负担，超过4000元的部分，由保险机构承担70%，投保人个人承担30%。若累计医疗费用超过75429元，则赔付上限为50000元。

2.精算结果分析

城乡医疗救助主要筹资来源是政府财政预算，针对贫困而没有经济能力支付医疗费用的居民给予救助，因此，城乡医疗救助是覆盖全民的医疗保障制度。为了能够更直观地比较，本研究利用城乡医疗救助基金收入和人口数量计算出城乡医疗救助人均筹资水平，具体公式见式（4-4）所示。

$$城乡医疗救助人均筹资水平 = \frac{城乡医疗救助基金收入}{人口数量} \tag{4-4}$$

2020年，兴安盟城乡医疗救助基金收入11323万元，支出12659万元[①]。根

———————

①兴安盟医疗保障局.2020年兴安盟医疗保障基金运行分析报告.

据内蒙古自治区第七次全国人口普查公报显示，截至 2020 年 11 月 1 日 0 时，内蒙古自治区兴安盟常住人口为 1416929 人[①]。根据城乡医疗救助基金收入和人口数量计算得出 2020 年兴安盟城乡医疗救助人均筹资水平 C_d＝113230000/1416929 ＝79.91（元），即 2020 年兴安盟城乡医疗救助实际人均筹资水平为 79.91 元。根据障碍期权定价模型测算得出的医疗救助筹资水平 C_4＝113.04 元，实际筹资水平比最优筹资水平低 33.13 元，即 $C_d < C_4$。

综合以上分析，本研究在乌兰浩特市人民医院患者住院样本数据的基础上，利用障碍期权定价模型对不同医疗保险险种进行测算。结果表明，城镇职工基本医疗保险的最优筹资水平为 6808.60 元，城乡居民基本医疗保险的最优筹资水平为 3913.31 元，城乡居民大病保险的最优筹资水平为 89.14 元，城乡医疗救助的最优筹资水平为 113.04 元。

从实际筹资水平与最优筹资水平的比较来看，调查地区城镇职工基本医疗保险实际筹资水平为 5879.01 元，比最优筹资水平低 929.59 元。调查地区城乡居民基本医疗保险实际筹资水平为 830 元，比最优筹资水平低 3083.31 元。调查地区城乡居民大病保险实际筹资水平为 50 元，比最优筹资水平低 39.14 元。调查地区城乡医疗救助实际筹资水平为 79.91 元，比最优筹资水平低 33.13 元。

第三节　民族地区医疗保障筹资水平的政策模拟

医疗保障基金的筹集既要能够满足人民的医疗需求，保障人民生命健康，又要考虑筹资主体的承受能力。基于障碍期权定价模型测算得出的最优筹资水平，结合医疗保障制度设计重点，本研究选取起付线、补偿比例和最高支付限额三个关键要素，分别进行参数设置，形成不同的模拟方案。通过对比分析不同模拟方案下各项医疗保障制度的筹资水平，试图找到一个在各方筹资主体承受范围之内，适合不同经济发展阶段的筹资方案，以期实现民族地区医疗保障筹资机制的可持续发展。

[①]内蒙古自治区统计局，内蒙古自治区第七次全国人口普查领导小组办公室.内蒙古自治区第七次全国人口普查公报（第二号）[EB/OL].[2021-5-20].https://www.nmg.gov.cn/tjsj/sjjdfx/202105/t20210526_1596823.html.

一、数据来源与样本描述

2020年兴安盟医疗保障已实现盟（市）级统筹，医疗保障基金全盟（市）统收统支。本节数据来源于2021年7月笔者在兴安盟的实地调研。兴安盟截至2020年底样本描述性统计如表4-22所示。

表4-22　兴安盟截至2020年底样本描述性统计

变量	变量符号	变量统计
城镇职工基本医疗保险实际缴费人数/万人	P_1	17.1
城乡居民基本医疗保险参保人数/万人	P_2	115.7
城镇最低生活保障人员人数/人	P_3	25062.0
农村最低生活保障人员人数/人	P_4	124358.0
农村特困人员人数/人	P_5	6116.0
留守儿童人数/人	P_6	2737.0
城镇职工基本医疗保险基金收入/万元	N_1	100531.0
城镇常住居民人均可支配收入/元	N_2	31662.0
全体居民人均可支配收入/元	N_3	21342.0
企业总利润/万元	N_4	237812.0
政府财政支出总额/万元	N_5	3942436.0
2016—2020年城镇常住居民人均可支配收入年均增长率/（%）	S_1	6.86
2016—2020年全体居民人均可支配收入年均增长率/（%）	S_2	8.38
企业所得税税率/（%）	S_3	25.00
2018—2020年企业总利润年均增长率/（%）	S_4	6.81
2018—2020年政府财政支出年均增长率/（%）	S_5	8.65

数据来源：兴安盟统计局《兴安盟统计年鉴（2021）》。

根据历年《兴安盟统计年鉴》可得到兴安盟参加医疗保险人数、贫困人数、个人收支、企业利润和政府财政支出等相关变量。2016—2020年城镇常住居民人均可支配收入分别为24279元、26367元、28355元、30408元和31662元，据此可以计算出2016—2020年城镇常住居民人均可支配收入的年均增长率$S_1=$

6.86％。2016—2020年全体居民人均可支配收入分别为15468元、16822元、18577元、20364元和21342元，据此计算得到2016—2020年全体居民人均可支配收入年均增长率$S_2＝8.38％$。中国的企业所得税税率为25％，即$S_3＝25％$。2018—2020年企业所得税总额分别为52114万元、50982万元和59453万元，计算得到2018—2020年企业总利润分别为208456万元、203928万元和237812万元，从而得到2018—2020年企业总利润的年均增长率$S_4＝6.81％$。2018—2020年政府财政支出总额分别为3339930万元、3741808万元和3942436万元，计算得到政府财政支出年均增长率$S_5＝8.65％$。

二、政策模拟方法与最优方案选择

（一）医疗保障筹资水平的政策模拟方法

政策模拟法是将不同政策方案通过政策变量以及其他外生变量的取值输入相应的经济模型，在分析模拟结果的基础上进行评价的方法。[1]本研究首先设定不同政策方案下的假设条件，然后用模型计算出不同假设条件下内生变量的数值，根据不同政策的不同结果对政策进行评价，最后保留某一项行之有效的政策。为了更好地模拟不同起付线、补偿比例和最高支付限额所引起的医疗保障筹资水平的变化，本研究基于前文所测算的最优筹资水平，提出三种调整方案，分别是低目标的政策模拟、中等目标的政策模拟和高目标的政策模拟。

本研究分别以10％、15％和20％作为调整比例，通过设置不同的起付线、补偿比例和最高支付限额测算出不同方案下需要缴纳的医疗保险费用。低目标的政策模拟变量设置中，起付线设置为比现行实施政策规定低10％，补偿比例和最高支付限额设置为比现行实施政策规定高10％；中等目标的政策模拟变量设置中，起付线设置为比现行实施政策规定低15％，补偿比例和最高支付限额设置为比现行实施政策规定高15％；高目标的政策模拟变量设置中，起付线设置为比现行实施政策规定低20％，补偿比例和最高支付限额设置为比现行实施政策规定高20％。

各地区在设定医疗保障补偿待遇时应防范福利主义，严禁超越发展阶段、超出自身承受能力[2]。内蒙古自治区明确提出，到2025年，城镇职工基本医疗

---

[1]胡科益.我国个人所得税制度的收入再分配效应研究[D].上海：上海海关学院,2019.

[2]国家医疗保障局等.关于巩固拓展医疗保障脱贫攻坚成果有效衔接乡村振兴战略的实施意见[EB/OL].[2021-04-23].http://www.nhsa.gov.cn/art/2021/4/23/art_37_4926.html.

保险政策范围内住院报销比例稳定在85%[①]。因此，结合调查地区医疗保障的实际情况，本研究设置的模拟方案中补偿比例均控制在85%及以下。若按照调整比例计算得出的补偿比例超过85%，按85%计算；否则，按照计划调整比例计算得到的补偿比例进行计算。

（二）医疗保障筹资水平最优方案选择

1. 城镇职工基本医疗保险筹资水平最优方案选择

1）职工个人承受能力

本研究以城镇职工基本医疗保险中职工个人筹资水平占城镇常住居民人均可支配收入的比例，预测未来n年职工个人缴费可达到的最优筹资水平。具体公式如下：

$$R_1 = \frac{\text{方案一／方案二／方案三职工个人筹资水平}}{\text{城镇常住居民人均可支配收入} \times (1 + \text{城镇常住居民人均可支配收入增长率})^n}$$

(4-5)

式（4-5）中，R_1为职工个人筹资水平占城镇常住居民人均可支配收入的比例，n为时间，城镇职工基本医疗保险的职工个人缴费率为职工工资总额的2%，以上年度平均工资作为缴费基数计算方案一／方案二／方案三的职工个人筹资水平。

2）企业承受能力

本研究以城镇职工基本医疗保险中用人单位筹资水平与缴费人数的乘积占企业总利润的比例，预测未来n年用人单位可达到的最优筹资水平。具体公式如下：

$$R_2 = \frac{\text{用人单位筹资水平} \times \text{缴费人数}}{\text{用人单位总利润} \times (1 + \text{用人单位总利润增长率})^n}$$

(4-6)

式（4-6）中，R_2为用人单位筹资水平占用人单位总利润的比例，n为时间，用人单位筹资水平以职工工资总额的7%进行计算。

2. 城乡居民基本医疗保险筹资水平最优方案选择

1）居民个人承受能力

本研究以居民个人筹资水平占全体居民人均可支配收入的比例，预测未来n年城乡居民基本医疗保险居民个人的最优筹资水平，具体公式如下：

---

① 内蒙古自治区人民政府办公厅. 关于印发自治区"十四五"医疗保障事业发展规划的通知[EB/OL].[2021-10-08].https://www.nmg.gov.cn/ztzl/zqsk/hmzc/yljk/202110/t20211008_1899623.html.

$$R_3 = \frac{方案一/方案二/方案三居民个人筹资水平}{全体居民人均可支配收入 \times (1 + 全体居民人均可支配收入增长率)^n}$$

$$(4\text{-}7)$$

式（4-7）中，R_3 为居民个人筹资水平占全体居民人均可支配收入的比例，n 为时间，按照城乡居民基本医疗保险筹资比例计算方案一/方案二/方案三居民个人筹资水平。

2）政府补助承受能力

本研究以用人单位人均筹资水平与缴费人数的乘积占政府财政支出的比例，预测未来 n 年城乡居民基本医疗保险的政府补助承受能力，具体公式如下：

$$R_4 = \frac{方案一/方案二/方案三政府补助金额 \times 城乡居民基本医疗保险参保人数}{政府财政总支出 \times (1 + 政府财政支出平均增长率)^n}$$

$$(4\text{-}8)$$

式（4-8）中，R_4 为政府补助占政府财政总支出的比例，n 为时间，根据城乡居民基本医疗保险筹资比例计算方案一/方案二/方案三的政府补助金额，再乘以参保人数计算得出方案一/方案二/方案三的政府补助资金总额。

3. 城乡居民大病保险筹资水平的最优方案选择

由于城乡居民大病保险从城乡居民基本医疗保险基金中划出，政府不额外补助，因此，本研究仅考虑个人缴费的承受能力来选取最优方案，以城乡居民大病保险个人缴费标准占全体居民人均可支配收入的比例来预测未来 n 年能够达到的城乡居民大病保险的筹资水平。具体公式如下：

$$R_5 = \frac{方案一/方案二/方案三个人缴费金额}{全体居民人均可支配收入 \times (1 + 全体居民人均可支配收入增长率)^n} \quad (4\text{-}9)$$

式（4-9）中，R_5 为个人缴费额占全体居民人均可支配收入的比例，n 为时间。

4. 城乡医疗救助筹资水平的最优方案选择

城乡医疗救助基金主要来源于各级政府财政补助，个人不缴费。因此，本研究仅考虑政府财政的承受能力来选择最优方案。以医疗救助筹资总额占政府财政支出的比例预测未来 n 年可以达到的最优筹资水平，具体测算公式如下：

$$R_6 = \frac{方案一/方案二/方案三筹资总额 \times 救助人数}{政府财政支出 \times (1 + 政府财政支出的增长率)^n} \quad (4\text{-}10)$$

式（4-10）中，R_6 为筹资水平与救助人数的乘积占政府财政支出的比例，n 为时间。

三、民族地区医疗保障政策模拟方案

（一）城镇职工基本医疗保险的政策模拟方案

1. 不同模拟方案的变量设置

根据2020年兴安盟城镇职工基本医疗保险实施方案的规定，城镇职工基本医疗保险起付线为700元，即 $K=700$；实际补偿比例为76%，即 $\alpha=76\%$；最高支付限额为120000元，即 $H=120000$。由于补偿比例不能过高，因此，本研究设置的城镇职工基本医疗保险的三种模拟方案中，方案一的补偿比例为79%，方案二的补偿比例为82%，方案三的补偿比例为85%。起付线和最高支付限额按照政策模拟方法的调整比例确定，得出如下三种方案。

方案一为低目标的政策模拟，起付线比现行实施政策规定低10%，即 $K=700\times（1-10\%）=630$；补偿比例为79%，即 $\alpha=79\%$；最高支付限额比现行实施政策规定高10%，$H=120000\times（1+10\%）=132000$。

方案二为中等目标的政策模拟，起付线比现行实施政策规定低15%，即 $K=700\times（1-15\%）=595$；补偿比例为82%，即 $\alpha=82\%$；最高支付限额比现行实施政策规定高15%，$H=120000\times（1+15\%）=138000$。

方案三为高目标的政策模拟，起付线比现行实施政策规定低20%，即 $K=700\times（1-20\%）=560$；补偿比例为85%，即 $\alpha=85\%$；最高支付限额比现行实施政策规定高20%，即 $H=120000\times（1+20\%）=144000$。

2. 不同模拟方案的筹资水平

运用障碍期权定价模型对以上调整方案分别进行测算，得出每个方案下的筹资水平，如表4-23所示。

表4-23　城镇职工基本医疗保险筹资水平的政策模拟结果

模拟方案	参数调整			筹资水平/元
方案一（10%）	$K=630$	$\alpha=79\%$	$H=132000$	7102.67
方案二（15%）	$K=595$	$\alpha=82\%$	$H=138000$	7399.96
方案三（20%）	$K=560$	$\alpha=85\%$	$H=144000$	7699.27

由表4-23可知，在方案一的设定下，运用障碍期权定价公式测算出来的城镇职工基本医疗保险筹资水平为7102.67元，即城镇职工要享受起付线为630

元、补偿比例为79％、最高支付限额为132000元的补偿待遇，则每人每年需要筹资7102.67元。相较于最优筹资水平6808.60元，方案一的筹资水平增加了294.07元。

在方案二的设定下，运用障碍期权定价公式测算出来的城镇职工基本医疗保险筹资水平为7399.96元，即城镇职工要享受起付线为595元、补偿比例为82％、最高支付限额为138000元的补偿待遇，则每人每年需要筹资7399.96元。方案二相较于方案一，筹资水平提高了297.29元。

在方案三的设定下，运用障碍期权定价公式测算出来的城镇职工基本医疗保险筹资水平为7699.27元，即城镇职工要享受起付线为560元、补偿比例为85％、最高支付限额为144000元的补偿待遇，则每人每年需要筹资7699.27元。方案三相较于方案一和方案二，筹资水平分别提高了596.6元和299.31元。

（二）城乡居民基本医疗保险的政策模拟方案

1. 不同模拟方案的变量设置

根据2020年乌兰浩特市城乡居民基本医疗保险实施方案的规定：城乡居民基本医疗保险起付线为700元，即$K=700$；实际补偿比例为64％，即$\alpha=64\%$；最高支付限额为100000元，即$H=100000$。按照政策模拟方法的调整比例，得出如下三种方案。

方案一为低目标的政策模拟，起付线比现行实施政策规定低10％，即$K=700\times(1-10\%)=630$；补偿比例和最高支付限额分别比现行实施政策规定高10％，即$\alpha=64\%\times(1+10\%)=70.4\%$，$H=100000\times(1+10\%)=110000$。

方案二为中等目标的政策模拟，起付线比现行实施政策规定低15％，即$K=700\times(1-15\%)=595$；补偿比例和最高支付限额分别比现行实施政策规定高15％，即$\alpha=64\%\times(1+15\%)=73.6\%$，$H=100000\times(1+15\%)=115000$。

方案三为高目标的政策模拟，起付线比现行实施政策规定低20％，即$K=700\times(1-20\%)=560$；补偿比例和最高支付限额分别比现行实施政策规定高20％，即$\alpha=64\%\times(1+20\%)=76.8\%$，$H=100000\times(1+20\%)=120000$。

2. 不同模拟方案的筹资水平

运用障碍期权定价模型对以上调整方案分别进行测算，得出每个方案下的筹资水平，如表4-24所示。

表4-24　城乡居民基本医疗保险筹资水平的政策模拟结果

模拟方案	参数调整			筹资水平/元
方案一（10%）	$K=630$	$\alpha=70.4\%$	$H=110000$	4351.99
方案二（15%）	$K=595$	$\alpha=73.6\%$	$H=115000$	4574.55
方案三（20%）	$K=560$	$\alpha=76.8\%$	$H=120000$	4799.27

由表4-24可知，在方案一的设定下，运用障碍期权定价模型测算出来的城乡居民基本医疗保险筹资水平为4351.99元，即城乡居民要享受起付线为630元、补偿比例为70.4%、最高支付限额为110000元的补偿待遇，则每人每年需要筹资4351.99元。相较于最优筹资水平3913.31元，方案一的筹资水平增加了438.68元。

在方案二的设定下，运用障碍期权定价模型测算出来的城乡居民基本医疗保险筹资水平为4574.55元，即城乡居民要享受起付线为595元、补偿比例为73.6%、最高支付限额为115000元的补偿待遇，则每人每年需要筹资4574.55元。方案二相较于方案一，筹资水平提高了222.56元。

在方案三的设定下，运用障碍期权定价模型测算出来的城乡居民基本医疗保险筹资水平为4799.27元，即城乡居民要享受起付线为560元、补偿比例为76.8%、最高支付限额为120000元的补偿待遇，则每人每年需要筹资4799.27元。方案三相较于方案一和方案二，筹资水平分别提高了447.28元和224.72元。

（三）城乡居民大病保险的政策模拟方案

1. 不同模拟方案的变量设置

2020年乌兰浩特市城乡居民大病保险实施方案的规定：大病保险起付线为14000元，即$K=14000$；补偿比例为60%，即$\alpha=60\%$；最高支付限额为270000元，即$H=270000$。本研究按照10%、15%和20%的调整比例模拟如下三种方案。

方案一为低目标的政策模拟，起付线比现行实施政策规定低10%，即$K=14000\times（1-10\%）=12600$；补偿比例和最高支付限额分别比现行实施政策规定高10%，即$\alpha=60\%\times（1+10\%）=66\%$，$H=270000\times（1+10\%）=297000$。

方案二为中等目标的政策模拟，起付线比现行实施政策规定低15%，即K

＝14000×（1－15％）＝11900；补偿比例和最高支付限额分别比现行实施政策规定高15％，即α＝60％×（1＋15％）＝69％，H＝270000×（1＋15％）＝310500。

方案三为高目标的政策模拟，起付线比现行实施政策规定低20％，即K＝14000×（1－20％）＝11200；补偿比例和最高支付限额分别比现行实施政策规定高20％，即α＝60％×（1＋20％）＝72％，H＝270000×（1＋20％）＝324000。

2. 不同模拟方案的筹资水平

运用障碍期权定价模型对以上调整方案分别进行测算，得出每个方案下的筹资水平，如表4-25所示。

表4-25　城乡居民大病保险筹资水平的政策模拟结果

模拟方案	参数调整			筹资水平/元
方案一（10％）	K＝12600	α＝66.0％	H＝297000	174.26
方案二（15％）	K＝11900	α＝69.0％	H＝310500	241.87
方案三（20％）	K＝11200	α＝72.0％	H＝324000	333.73

由表4-25可知，在方案一的设定下，运用障碍期权定价模型测算出的城乡居民大病保险筹资水平为174.26元，即城乡居民要享受起付线为12600元、补偿比例为66％、最高支付限额为297000元的补偿待遇，则每人每年需要缴纳174.26元。相较于最优筹资水平89.14元，低目标方案的筹资水平增加了85.12元。

在方案二的设定下，运用障碍期权定价模型测算出的城乡居民大病保险筹资水平为241.87元，即城乡居民要享受起付线为11900元、补偿比例为69％、最高支付限额为310500元的补偿待遇，则每人每年需要缴纳241.87元。方案二相较于方案一，筹资水平增加了67.61元。

在方案三的设定下，运用障碍期权定价模型测算出的城乡居民大病保险筹资水平为333.73元，即城乡居民要享受起付线为11200元、补偿比例为72％、最高支付限额为324000元的补偿待遇，则每人每年需要缴纳333.73元。方案三相较于方案一和方案二，筹资水平分别增加了159.47元和91.86元。

（四）城乡医疗救助的政策模拟方案

1. 不同模拟方案的变量设置

根据2020年乌兰浩特市城乡医疗救助实施方案的规定：城乡医疗救助起付

线为 4000 元，即 $K=4000$；补偿比例为 70％，即 $\alpha=70\%$；最高支付限额为 50000 元，即 $H=50000$。按照政策模拟方案的调整比例，本研究模拟了如下三种不同的方案。

方案一为低目标的政策模拟，起付线比现行实施政策规定低 10％，即 $K=4000\times（1-10\%）=3600$；补偿比例和最高支付限额分别比现行实施政策规定高 10％，即 $\alpha=70\%\times（1+10\%）=77\%$，$H=50000\times（1+10\%）=55000$。

方案二为中等目标的政策模拟，起付线比现行实施政策规定低 15％，即 $K=4000\times（1-15\%）=3400$；补偿比例和最高支付限额分别比现行实施政策规定高 15％，即 $\alpha=70\%\times（1+15\%）=80.5\%$，$H=50000\times（1+15\%）=57500$。

方案三为高目标的政策模拟，起付线比现行实施政策规定低 20％，即 $K=4000\times（1-20\%）=3200$；补偿比例和最高支付限额分别比现行实施政策规定高 20％，即 $\alpha=70\%\times（1+20\%）=84\%$，$H=50000\times（1+20\%）=60000$。

2. 不同模拟方案的筹资水平

运用障碍期权定价模型对以上调整方案分别进行测算，得出每个方案下的筹资水平，如表 4-26 所示。

表 4-26　城乡医疗救助筹资水平的政策模拟结果

模拟方案	参数调整			筹资水平/元
方案一（10％）	$K=3600$	$\alpha=77.00\%$	$H=55000$	305.92
方案二（15％）	$K=3400$	$\alpha=80.50\%$	$H=57500$	449.38
方案三（20％）	$K=3200$	$\alpha=84.00\%$	$H=60000$	619.08

由表 4-26 可知，在方案一的设定下，运用障碍期权定价模型测算出来的城乡医疗救助筹资水平为 305.92 元，即城乡居民要享受起付线为 3600 元、补偿比例为 77％、最高支付限额为 55000 元的补偿待遇，则每人每年需要缴纳 305.92 元。相较于最优筹资水平 113.04 元，方案一的筹资水平提高了 192.88 元。

在方案二的设定下，运用障碍期权定价模型测算出来的城乡医疗救助筹资水平为 449.38 元，即城乡居民要享受起付线为 3400 元、补偿比例为 80.5％、最高支付限额为 57500 元的补偿待遇，则每人每年需要缴纳 449.38 元。方案二相较于方案一，筹资水平增加了 143.46 元。

在方案三的设定下，运用障碍期权定价模型测算出来的城乡医疗救助筹资水平为 619.08 元，即城乡居民要享受起付线为 3200 元、补偿比例为 84％、最高支付限额为 60000 元的补偿待遇，则每人每年需要缴纳 619.08 元。方案三相较于方案一和方案二，筹资水平分别增加了 313.16 元和 169.70 元。

四、民族地区医疗保障政策模拟方案的选择

筹资主体的缴费能力对医疗保障筹资机制的运行有着重要作用，提高筹资水平要考虑筹资主体的承受能力，坚持适度性原则，医疗保障的筹资水平既不能过高，也不能过低。因此，本研究基于前文测算的筹资水平，将缴费与居民收入、企业利润以及政府的财政支出挂钩，分别进行参数调整。

（一）城镇职工基本医疗保险筹资水平最优方案选择结果

1. 职工个人筹资水平最优方案选择结果

兴安盟城镇职工基本医疗保险中职工个人缴费率为2%，用人单位缴费率为7%。基于前文测算得出的城镇职工基本医疗保险三种筹资水平为7102.67元、7399.96元和7699.27元。本研究计算出三种模拟方案中职工个人筹资水平分别为$A_1 = 7102.67 \times 2\% / (2\% + 7\%) = 1578.37$（元）、$A_2 = 7399.96 \times 2\% / (2\% + 7\%) = 1644.44$（元）、$A_3 = 7699.27 \times 2\% / (2\% + 7\%) = 1710.95$（元）。如本章第二节所述，将表4-17中的数据代入医疗保障的障碍期权定价模型，测算得出城镇职工基本医疗保险最优筹资水平为6808.60元，则兴安盟城镇职工基本医疗保险中职工个人最优缴费水平：$6808.60 \times 2\% / (2\% + 7\%) = 1513.02$（元）。2020年兴安盟城镇职工个人缴费占城镇常住居民人均可支配收入的比例$R_1 = 1513.02/31662.0 = 4.78\%$。将所需变量代入式（4-5）中，计算得出$n_1 = 1$、$n_2 = 1$、$n_3 = 2$，由此可以得到，2020—2022年，城镇职工基本医疗保险三种模拟方案的个人缴费部分均未超出个人承受能力。

2. 用人单位筹资水平最优方案选择结果

本研究计算得到三种模拟方案中用人单位筹资水平分别为$B_1 = 7102.67 \times 7\% / (2\% + 7\%) = 5524.30$（元）、$B_2 = 7399.96 \times 7\% / (2\% + 7\%) = 5755.52$（元）、$B_3 = 7699.27 \times 7\% / (2\% + 7\%) = 5988.32$（元）。2020年兴安盟用人单位人均筹资水平为5295.58元，则用人单位人均筹资水平与缴费人数的乘积占用人单位总利润的比例$R_2 = 5295.58 \times 17.1/237812.0 = 38.08\%$。将所需变量代入式（4-6），计算得出$n_1 = 1$、$n_2 = 1$、$n_3 = 2$，这说明，到2022年，三种方案都可作为城镇职工基本医疗保险单位缴费的可选方案。

综合城镇职工基本医疗保险职工个人筹资水平和用人单位筹资水平的最优方案结果，就目前的经济发展水平以及职工的工资水平来说，在三种方案均未超出职工个人和用人单位的承受能力的前提下，方案三的保障待遇水平更高，

因此，方案三是目前城镇职工基本医疗保险的最优方案。

（二）城乡居民基本医疗保险筹资水平最优方案选择结果

1. 居民个人筹资水平最优方案选择结果

兴安盟城乡居民基本医疗保险筹资水平中，城乡居民个人缴纳费用占比为35.29％，政府财政补助占比64.71％。基于前文测算得出的城乡居民基本医疗保险三种方案的筹资水平分别为4351.99元、4574.55元和4799.27元。本研究计算三种模拟方案中城乡居民个人的筹资水平分别为$A_1=4351.99×35.29％=1535.82$（元）、$A_2=4574.55×35.29％=1614.36$（元）、$A_3=4799.27×35.29％=1693.66$（元）。如本章第二节所述，将表4-18中的数据代入医疗保障的障碍期权定价模型，测算得出城乡居民基本医疗保险最优筹资水平为3913.31元，则兴安盟城乡居民基本医疗保险中居民个人最优缴费水平为$3913.31×35.29％=1381.01$(元)。2020年兴安盟城乡居民基本医疗保险个人缴费水平占全体居民人均可支配收入的比重$R_3=1381.01/21342.0=6.47％$。将所需变量代入式（4-7）计算得出$n_1=1$、$n_2=2$、$n_3=3$。方案一测得的筹资水平在2020—2021年是最优的，方案二测得的筹资水平在2020—2022年是最优的，方案三测得的筹资水平在2020—2023年是最优的。

2. 政府财政补助最优方案选择结果

根据兴安盟城乡居民基本医疗保险筹资水平中政府财政补助占比计算得到三种模拟方案中政府财政补助分别为$B_1=4351.99×64.71％=2816.17$（元）、$B_2=4574.55×64.71％=2960.19$（元）、$B_3=4799.27×64.71％=3105.61$（元）。如本章第二节所述，将表4-18中的数据代入医疗保障的障碍期权定价模型，测算得出城乡居民基本医疗保险最优筹资水平为3913.31元，则兴安盟城乡居民基本医疗保险中政府财政补助人均最优水平为$3913.31×64.71％=2532.30$（元）。2020年兴安盟城乡居民基本医疗保险参保人数为115.7万人，据此可计算出2020年政府补助资金总额$B=2532.30×115.7=292987.11$（万元）。根据2020年兴安盟政府财政支出总额，本研究进一步计算得出2020年城乡居民基本医疗保险政府补助总金额占政府财政总支出的比重$R_4=292987.11/3942436.0=7.43％$。将所需变量代入式（4-8），计算得到$n_1=1$、$n_2=2$、$n_3=2$。方案一测得的筹资水平在2020—2021年是最优的，符合经济发展水平和政府承受能力。方案二测得的筹资水平在2020—2022年是最优的，方案三测得的筹资水平在2020—2022年是最优的。

综合城乡居民基本医疗保险居民个人筹资水平和政府财政补助的最优方案选择结果可以得到，2022年可以选择方案二的筹资水平，随着经济发展水平的提升，2023年可以实行方案三的筹资水平方案。

（三）城乡居民大病保险筹资水平最优方案选择结果

如本章第二节所述，将表4-20中的数据代入医疗保障的障碍期权定价模型，测算得出城乡居民大病保险最优筹资水平为89.14元，其占全体居民人均可支配收入的比例R_5＝89.14/21342.0＝0.42%，城乡居民大病保险三种方案的筹资水平分别为174.26元、241.87元和333.73元。将所需变量代入式（4-9）中，计算得出n_1＝8、n_2＝12、n_3＝16。由此可以推测出，在考虑到居民消费水平和缴费承受能力的基础上，2020—2028年，方案一为最优方案；2028—2032年，方案二可作为最优方案；2032—2036年，方案三可选作最优方案。

（四）城乡医疗救助筹资水平最优方案选择结果

如本章第二节所述，将表4-21中的数据代入医疗保障的障碍期权定价模型，测算得出城乡医疗救助最优筹资水平为113.04元。本研究根据兴安盟2021年统计年鉴列出的数据，整理出贫困人口约为158273人，城乡医疗救助资金筹资总额为113.04×158273＝17891179.92（元）。城乡医疗救助资金总额占当年财政支出的比重R_6＝17891179.92/39424360000＝0.05%。城乡医疗救助三种方案的筹资水平分别为305.92元、449.38元和619.08元。将所需变量的数值代入式（4-10），计算得出n_1＝12、n_2＝17、n_3＝20。在考虑政府补助的承受能力基础上，2020—2032年，方案一可作为最优方案；2032—2037年，方案二可作为最优方案；2037—2040年，方案三可作为最优方案。

综合以上分析，本研究根据起付线、补偿比例和最高支付限额的不同组合构成三种模拟方案，计算不同模拟方案的筹资水平，然后根据个人缴费承受能力和政府财政补助的承受能力选择出最优方案。

比较三种模拟方案，方案一的筹资水平低于方案二和方案三的筹资水平，但三种方案测得的筹资水平均高于最优筹资水平。方案一中，城镇职工基本医疗保险的筹资水平比最优筹资水平增加了294.07元，城乡居民基本医疗保险的筹资水平比最优筹资水平增加了438.68元，城乡居民大病保险的筹资水平比最优筹资水平增加了85.12元，城乡医疗救助的筹资水平比最优筹资水平增加了192.88元。方案二中，城镇职工基本医疗保险的筹资水平比最优筹资水平增加了591.36元，城乡居民基本医疗保险的筹资水平比最优筹资水平增加了661.24元，城乡居民大病保险的筹资水平比最优筹资水平增加了152.73元，城乡医疗救助的筹资水平比最优筹资水平增加了336.34元。方案三中，城镇职工基本医疗保险的筹资水平比最优筹资水平增加了890.67元，城乡居民基本医疗保险的筹资水平比最优筹资水平增加了885.96元，城乡居民大病保险的筹资水平比最优筹资水平增加了244.59元，城乡医疗救助的筹资水平比最优筹资水平增加了506.04元。

　　在模拟方案选择方面，城镇职工基本医疗保险的三种模拟方案均未超出目前的经济发展水平和职工及单位的承受能力，在三种方案均可行的前提下，方案三的待遇保障水平更高，可作为最优方案。城乡居民基本医疗保险的三种模拟方案中，2022年可以选择方案二的筹资水平，随着经济发展水平的提升，2023年可以实行方案三的筹资水平方案。城乡居民大病保险的三种模拟方案中，2020—2028年，方案一为最优方案；2028—2032年，方案二为最优方案；2032—2036年，方案三为最优方案。城乡医疗救助的三种模拟方案中，在考虑政府补助的承受能力基础上，2020—2032年，方案一为最优方案；2032—2037年，方案二为最优方案；2037—2040年，方案三为最优方案。

第五章　民族地区医疗保障补偿机制及其优化

科学合理厘定医疗保障待遇水平，是整个医疗保障体系平稳运行的关键因素。这不仅关系到国民收入再分配的公平性问题，也关系到医疗保障体系发展的可持续性问题。医疗保障作为收入再分配的重要手段之一，其保障水平不仅受区域经济水平的影响，也取决于医疗保障制度的补偿机制[①]。而建立科学合理的补偿方式是完善医疗保障制度的重点和难点，也是有效发挥医疗保障效果的前提。医疗保障待遇水平并不是越高越好，应与经济发展水平相适应，医疗保障待遇水平过低，则无法充分发挥其制度效用，过高则容易发生道德风险。一种好的补偿方式"既能把医疗费用的增长控制在合理的范围内；又能激励定点医疗机构提高服务效率，促使医疗保险与医疗服务健康协调地发展。"[②]因此，本章通过了解民族地区医疗保障补偿机制运行现状，探明民族地区医疗保障实际补偿水平与结构，测算民族地区医疗保障最优补偿水平，模拟民族地区医疗保障补偿方案，在此基础上提出优化民族地区医疗保障补偿机制的策略。在有限的财政投入下，优化民族地区医疗保障补偿机制，对于健全民族地区医疗保障体系、巩固民族地区拓展脱贫攻坚成果同乡村振兴有效衔接，具有重要的意义。

第一节　民族地区医疗保障补偿机制运行现状

一、医疗保障补偿机制的改革与发展

梳理我国医疗保障体系的建立与发展历程可以发现，我国医疗保障补偿机制的改革发展与政策走向息息相关。从我国医疗保障制度开始建立至今，各项医疗保障补偿机制随社会经济发展而日益完善。

[①]詹长春,郑珊珊.农村居民医疗保障"逆向"收入再分配效应形成机制及克服——以江苏省为例[J].农业经济问题,2018(10):85-93.

[②]江里程,林枫.论医疗保险和服务制度的可持续发展[J].中国卫生经济,2004(2):42-44.

（一）城镇职工基本医疗保险补偿机制改革与发展

新中国成立以来，我国城镇职工基本医疗保险补偿机制的改革与发展，大致分为制度萌芽阶段、制度建立阶段和快速发展阶段三个阶段。

第一阶段是制度萌芽阶段（1951—1993年）。我国于20世纪50年代初开始建立医疗保障制度。1951年开始建立劳保制度。其补偿对象主要是国营、公私合营、私营及合作社经营的工厂、矿场及其附属单位等企业的工人或职员。补偿范围主要包括符合享受医疗保障条件的补偿对象，在该企业医疗所、医院或特约医院医治时，所需的全部治疗费、住院费及普通药费；同时，其供养的直系亲属的普通药费也可减半。补偿方式主要通过企业行政方面或资方来负担[①]。1952年开始建立公费医疗制度。在补偿对象上，公费医疗制度进一步将各级政府机关、党务工作人员等纳入公费医疗保障范围[②]。通过政府承担的补偿方式对以上符合享受公费医疗保障待遇人员的全部医疗费用进行补偿，个人无须承担任何医疗费用。这一时期，我国实行的是公费和劳保医疗相结合的医疗保险制度。享受公费和劳保医疗的人员，在本单位自办医疗机构或指定的社会医疗机构就医可享受近乎免费医疗的福利，其供养的直系亲属的医疗费用可减半。1978—1993年，随着公办医疗机构开始扩张，财政投入日趋不足，补偿方式开始转向由个人、企业与政府共同承担。

第二阶段是制度建立阶段（1993—1998年）。1993年，党的十四届三中全会通过了《中共中央关于建立社会主义市场经济体制若干问题的决定》，提出建立社会统筹和个人账户相结合的医疗保险制度，城镇职工基本医疗保险基金由单位和个人共同负担。1994年，开始对职工医疗制度改革进行试点，试点地区职工的医疗费用先从个人医疗账户支付，个人医疗账户不足支付时，由职工自付，职工自付医疗费超过本人年工资收入5％以上的部分，再由社会统筹医疗基金进行支付，但个人仍需负担一定比例[③]。1998年，我国正式建立了城镇职工基本医疗保险制度，进一步明确了城镇职工基本医疗保险补偿机制。其补偿

---

①国家行政法规库.中华人民共和国劳动保险条例[EB/OL].[1951-02-26]. http://xzfg.moj.gov.cn/front/law/detail?LawID=1350.

②政务院.关于全国各级人民政府、党派、团体及所属事业单位的国家工作人员实行公费医疗预防的指示[EB/OL].[1952-6-27].http://www.110.com/fagui/law_369.html.

③国家体改委,财政部,劳动部,卫生部.印发《关于职工医疗制度改革的试点意见》的通知[EB/OL].[1994-04-14]. https://m12333.cn/policy/pdbr.html.

对象主要包括企业及机关、事业单位、社会团体、民办非企业单位及其职工等。在补偿方式上，明确由个人和用人单位共同承担医疗费用。在补偿范围上，提出要确定统筹基金的起付标准和最高支付限额，起付标准以下的医疗费用，从个人账户中支付或由个人自付，起付标准以上、最高支付限额以下的医疗费用，主要从统筹基金中支付，个人也要负担一定比例。[①]

第三阶段是快速发展阶段（1998年至今）。1998年，城镇职工基本医疗保险制度正式建立之后，我国城镇职工基本医疗保险的补偿对象和补偿方式基本确定了，在其后的发展过程中大多在补偿范围上对个人承担的医疗费用比例进行调整。2021年，我国对城镇职工基本医疗保险的补偿机制进行了较大调整。在补偿对象上，在原先仅对职工本人进行补偿的基础上，进一步将职工配偶、父母、子女纳入补偿对象范围。在补偿方式上，个人账户不仅可用于支付参保人员在医保政策范围内的自付费用，也可用于支付参保人员本人及其配偶、父母、子女在定点医疗机构就医发生的由个人负担的医疗费用，以及在定点零售药店购买药品、医疗器械、医用耗材发生的由个人负担的费用。在补偿范围方面，在原先仅对住院费用进行补偿的基础上，实行门诊统筹，将多发病、常见病的普通门诊费用纳入统筹基金支付范围，政策范围内支付比例不低于50%[②]。

（二）城乡居民基本医疗保险补偿机制改革与发展

根据我国城乡居民基本医疗保险制度发展过程的不同，可将城乡居民基本医疗保险补偿机制的发展分为两个阶段：一是新型农村合作医疗保险与城镇居民基本医疗保险制度合并前的独立发展阶段；二是新型农村合作医疗保险与城镇居民基本医疗保险合并之后的合并发展阶段。

第一阶段是制度独立发展阶段（2003—2016年）。2003年新型农村合作医疗保险正式建立，其补偿对象主要为参保的农村居民，补偿范围主要涉及患大病农村居民的大额医疗费用或住院医疗费用，补偿方式为通过个人自付和统筹账户共济互助进行补偿[③]。2007年为了完善新型农村合作医疗统筹补偿方案，

---

①国务院.国务院关于建立城镇职工基本医疗保险制度的决定[EB/OL].[1998-12-14].http://www.nhsa.gov.cn/art/1998/12/14/art_37_1189.html.

②国务院办公厅.关于建立健全职工基本医疗保险门诊共济保障机制的指导意见[EB/OL].[2021-04-13].https://www.gov.cn/gongbao/content/2021/content_5605104.htm

③国务院办公厅.关于建立新型农村合作医疗制度意见的通知[EB/OL].[2008-03-28].http://www.gov.cn/zhengce/content/2008-03/28/content_6412.htm.

指出要规范新农合的补偿机制，进一步提高农民受益水平、扩大农民受益面[①]。在补偿范围上，将农村居民门诊费用纳入补偿范围，这一时期的新型农村合作医疗的统筹机制主要有"大病统筹＋门诊统筹""住院统筹＋门诊统筹"和"大病统筹"这三种补偿模式。2007年开展城镇居民基本医疗保险试点工作，提出建立与新农合对应的对城镇居民医疗费用进行补偿的城镇居民基本医疗保险制度。其补偿对象主要为不属于城镇职工基本医疗保险制度覆盖范围的中小学阶段的学生（包括职业高中、中专、技校学生）、少年儿童和其他非从业城镇居民。补偿范围为参保居民的住院和门诊大病医疗费用。补偿方式与新型农村合作医疗保险制度的补偿方式一致，即由个人和统筹账户共同进行补偿[②]。

第二阶段是合并发展阶段（2016年至今）。2016年，我国将新型农村合作医疗制度与城镇居民基本医疗保险制度合并，形成统一的城乡居民基本医疗保险制度。补偿范围遵循保障适度、收支平衡的原则，均衡城乡保障待遇，逐步统一保障范围和支付标准，主要补偿参保人员发生的住院和门诊医药费用，其政策范围内住院费用补偿比例保持在75％左右[③]。2019年进一步强化了城乡居民基本医疗保险的补偿机制。在补偿范围上，提出要巩固提高政策范围内住院费用报销比例，将建立健全城乡居民基本医疗保险门诊费用统筹及支付机制，并进一步将高血压、糖尿病等门诊用药纳入医保报销范围[④]，提升了城乡居民基本医疗保险的保障能力。

（三）城乡居民大病保险补偿机制改革与发展

根据我国城乡居民大病保险制度的发展历程，可将城乡居民大病保险补偿机制的改革与发展大致分为制度萌芽阶段、制度建立阶段和快速发展阶段。

第一阶段是制度萌芽阶段（2003—2012年）。2007年中国保险行业协会与中国医师协会共同制定了《重大疾病保险的疾病定义使用规范》，界定了高发的

---

①卫生部，财政部，国家中医药管理局.关于完善新型农村合作医疗统筹补偿方案的指导意见[EB/OL].[2007-09-25].http://www.gov.cn/zwgk/2007-09/25/content_760778.htm.

②国务院.关于开展城镇居民基本医疗保险试点的指导意见[EB/OL].[2007-07-10].http://www.gov.cn/gongbao/content/2007/content_719882.htm.

③国务院.关于整合城乡居民基本医疗保险制度的意见[EB/OL].[2016-01-03].http://www.gov.cn/zhengce/content/2016-01/12/content_10582.htm.

④国家医疗保障局,财政部.关于做好2019年城乡居民基本医疗保障工作的通知[EB/OL].[2019-05-13].http://www.nhsa.gov.cn/art/2019/5/13/art_37_1286.html.

25种重大疾病，并对这25种重大疾病制定了相应的补偿标准[①]。但这一时期，我国医疗保险对大病费用的补偿机制，主要依托新型农村合作医疗保险制度，且仍旧停留在对居民高额医疗费用和某些重大疾病治疗费用进行部分补偿层面，尚未形成统一规范的大病补偿制度。

第二阶段是制度建立阶段（2012—2015年）。2012年8月，国家发展改革委等六部门发布《关于开展城乡居民大病保险工作的指导意见》，提出建立大病保险制度，各地方先试点后推广，确定大病保险合理的补偿机制[②]。这一文件标志着我国城乡居民大病保险制度的建立，其补偿对象主要包括新型农村合作医疗保险和城镇居民基本医疗保险的参保人，补偿范围主要包括城乡居民由重大疾病产生的高额医疗费用，补偿方式为在新型农村合作医疗保险或城镇居民基本医疗保险对符合报销条件的参保者进行初次补偿之后，对患者的高额医疗费用进行二次补偿，且费用报销比例不低于50％。2015年8月，国务院办公厅发布《关于全面实施城乡居民大病保险的意见》，开始将城乡居民大病保险制度在全国范围内实施，并进一步强化了城乡居民大病保险的补偿机制，主要体现在补偿比例的提升方面。

第三阶段是快速发展阶段（2015年至今）。2016—2017年，随着新型农村合作医疗保险制度与城镇居民基本医疗保险制度合并工作的推进，城乡居民大病保险制度已经有效对接医疗救助等医疗制度体系。在补偿方式上，建立起侧重于帮扶社会困难群体如低保人群或低收入群体的更高保障水平的补偿机制，有效减轻了重大疾病患者看病就医的负担。2019年，国家医疗保障局、财政部联合发布《关于做好2019年城乡居民基本医疗保障工作的通知》，提出要降低并统一大病保险补偿起付线，将政策范围内补偿比例由50％提高至60％，加大大病保险对贫困人口的支付倾斜力度，贫困人口补偿比例提高5个百分点[③]。2021年1月，国家医疗保障局、财政部下发《关于建立医疗保障待遇清单制度的意见》，将城乡居民大病保险纳入补充医疗保险制度范畴，要求大病保险补偿比例不低于60％。总体来看，我国城乡居民大病保险补偿制度在保障居民重大疾病医疗费用方面，发挥了至关重要的作用，其补偿水平得到大幅提升。

---

①中国保险监督管理委员会.我国"重大疾病保险的疾病定义使用规范"正式启用[EB/OL].[2007-04-03].http://www.gov.cn/gzdt/2007-04/03/content_570423.htm.

②国家发展改革委等.六部门关于开展城乡居民大病保险工作的指导意见[EB/OL].[2012-08-24].http://www.gov.cn/gzdt/2012-08/31/content_2214223.htm.

③国家医疗保障局,财政部.关于做好2019年城乡居民基本医疗保障工作的通知[EB/OL].[2019-05-13].http://www.nhsa.gov.cn/art/2019/5/13/art_37_1286.html.

（四）城乡医疗救助补偿机制改革与发展

2003年和2005年，我国分别在农村和城市建立了农村医疗救助制度和城市医疗救助制度，其补偿机制逐渐从早期的医疗困难补助、医疗费用减免发展到现在包括门诊救助、住院救助和重特大疾病救助等综合救助模式。从城乡医疗救助制度开始建立发展至今，我国相关部门相继出台了大量的政策制度来完善其补偿机制。总体上，可将我国城乡医疗救助补偿机制的改革与发展分为制度建立和快速发展两个阶段。

第一阶段是制度建立阶段（2003—2012年）。2003年，我国正式建立农村医疗救助制度。其补偿对象主要为患大病的符合救助条件的农村群体；补偿范围主要包括资助医疗救助对象缴纳个人应负担的全部或部分资金，并对因患大病经合作医疗补助后个人负担医疗费用过高，影响家庭基本生活的个人，再给予适当的医疗救助；补偿方式主要是通过基层政府或当地民政部门对其参保费用和医疗费用进行直接补偿[1]。2004年，财政部、民政部扩展对农村医疗救助的补偿范围，进一步将符合国家规定的特种传染病救治费用也给予一定的医疗救助补偿[2]。2005年，在部分地区开展建立城市医疗救助制度试点工作，在补偿对象上进一步将城市贫困群体纳入医疗救助体系中[3]。2012年，又开展重特大疾病医疗救助试点工作，进一步将符合救助条件的城乡特殊困难群体纳入医疗救助体系中。在补偿范围方面，在对原有的重大疾病或高额住院费用进行补偿的基础上，将医疗救助对象在经基本医疗保险和大病保险补偿之后，仍然难以负担的费用纳入补偿范围[4]。这一时期，我国城乡医疗救助补偿对象基本覆盖城乡大病患者及特殊困难群体，补偿范围包括除重大疾病之外的高额门诊和住院医疗费用。

第二阶段是快速发展阶段（2012年至今）。2015年，我国全面实施重特大疾病医疗救助制度，在将困难老年人、未成年人以及因病致贫等群体纳入医疗

---

① 民政部，卫生部，财政部.关于实施农村医疗救助的意见[EB/OL].[2003-11-18].http://www.gov.cn/gongbao/content/2004/content_62870.htm.

② 财政部，民政部.农村医疗救助基金管理试行办法[EB/OL].[2004-1-5]. https://www.gov.cn/gong-bao/content/2004/content_62934.htm.

③ 民政部等.关于建立城市医疗救助制度试点工作意见的通知[EB/OL].[2005-03-14].https://www.gov.cn/gongbao/content/2005/content_63211.htm.

④ 中华人民共和国国家卫生健康委员会.关于加快推进农村居民重大疾病医疗保障工作的意见[EB/OL].[2012-11-21]. http://www.nhc.gov.cn/wjw/gfxwj/201304/030cffe5c9b94c598208c0cc913018b6.shtml.

救助体系的同时，进一步提出医疗救助补偿包括资助参保、门诊救助、住院救助和重特大疾病救助以及直接救助和间接救助等多种补偿形式相结合的补偿范围与补偿方式[①]。2018年，开始实施医疗保障扶贫三年行动，进一步增强医疗救助托底保障能力，确保在年度救助限额内及农村贫困人口政策范围内，个人自付住院医疗费用救助比例不低于70%，并加大向特殊困难群体倾斜的救助力度[②]。

二、民族地区医疗保障补偿方式分析

民族地区医疗保障体系主要包括城镇职工基本医疗保险、城乡居民基本医疗保险、城乡居民大病保险及城乡医疗救助等制度。本研究分别对民族地区四种医疗保障制度的补偿方式进行分析。

（一）城镇职工基本医疗保险补偿方式

民族地区城镇职工基本医疗保险制度的补偿对象，主要是参加了城镇职工基本医疗保险并符合享受医疗补偿待遇条件的劳动者（含离退休人员）。在补偿方式和补偿范围方面，民族地区城镇职工基本医疗保险主要通过个人账户和统筹账户共同支付的方式进行补偿。其中，个人账户主要用于支付参保者及其亲属在定点医疗机构或定点零售药店发生的政策范围内的自付费用，统筹账户则用于补偿参保者患病住院时发生的部分医疗费用。

民族各省区城镇职工基本医疗保险采用相同的门诊补偿方式，报销比例随医疗机构等级不同略有差异。因此，本研究主要对民族地区城镇职工基本医疗保险住院补偿方式进行分析，并根据起付线、报销比例和封顶线等情况，将民族地区城镇职工基本医疗保险补偿方式分为三类，即"医疗机构等级"补偿模式、"医疗机构等级＋医药目录"补偿模式和"医疗机构等级＋医疗费用分段"补偿模式。

1. "医疗机构等级"补偿模式

"医疗机构等级"补偿模式[③]，是根据职工就诊医疗机构的不同等级，设定

---

①民政部等.关于进一步完善医疗救助制度全面开展重特大疾病医疗救助工作意见的通知[EB/OL].[2015-04-30].http://www.gov.cn/zhengce/content/2015-04/30/content_9683.htm.

②国家医保局、财政部、国务院扶贫办.关于印发《医疗保障扶贫三年行动实施方案（2018—2020年）》的通知[EB/OL].[2018-10-19].http://www.gov.cn/xinwen/2018-10/19/content_5332738.htm.

③本节数据来源于各省（自治区、直辖市）医疗保障局官方网站，经整理而得。

不同的起付线和报销比例。大部分省份的城镇职工基本医疗保险都采用这种补偿模式，民族地区中的内蒙古自治区、新疆维吾尔自治区、贵州省、云南省和青海省等省区的城镇职工基本医疗保险采用的就是这种补偿模式。表5-1描述的是内蒙古自治区、新疆维吾尔自治区、贵州省、云南省和青海省城镇职工基本医疗保险"医疗机构等级"补偿模式的基本情况。

表5-1　城镇职工基本医疗保险"医疗机构等级"补偿模式

民族省区	一级医疗机构		二级医疗机构		三级医疗机构		封顶线 /万元
	起付线 /元	报销比例 /（%）	起付线 /元	报销比例 /（%）	起付线 /元	报销比例 /（%）	
内蒙古自治区	300	95	500	93	800	91	19
新疆维吾尔自治区	200	95	400	90	900	85	8
贵州省	200	90	400	80	600	70	15
青海省	350	85	550	80	750	75	22
云南省	200	91	500	88	1200	85	26

由表5-1可知，从起付线来看，新疆维吾尔自治区、贵州省和云南省城镇职工基本医疗保险制度规定，在一级医疗机构就诊医疗费用报销的起付线为200元；内蒙古自治区和青海省城镇职工基本医疗保险制度规定，一级医疗机构就诊医疗费用报销的起付线分别为300元和350元。对于在二级医疗机构就诊医疗费用报销的起付线，新疆维吾尔自治区和贵州省最低，为400元；其次是内蒙古自治区和云南省，为500元；青海省最高，为550元。对于在三级医疗机构就诊医疗费用报销的起付线，贵州省最低，为600元；其次为青海省，750元，内蒙古自治区为800元，新疆维吾尔自治区为900元；最高为云南省，1200元。

从报销比例来看，内蒙古自治区、新疆维吾尔自治区、贵州省、青海省和云南省城镇职工基本医疗保险制度都规定，在一级医疗机构就诊医疗费用的报销比例最高，其次为二级医疗机构，三级医疗机构最低。内蒙古自治区城镇职工基本医疗保险在三个医疗机构等级下的报销比例均不低于新疆维吾尔自治区、贵州省、青海省和云南省，且五个民族省区在三个医疗机构等级下的报销比例的差距有所不同。一级医疗机构中，内蒙古自治区和新疆维吾尔自治区城镇职工基本医疗保险报销比例最高，为95%，青海省最低，为85%，相差10个百分点。二级医疗机构中，内蒙古自治区城镇职工基本医疗保险的报销比例最高，为93%，贵州省和青海省的报销比例最低，为80%，相差13个百分点。三级医疗机构中，内蒙古自治区和贵州省城镇职工基本医疗保险的报销比例相差最大，达到21个百分点。

从封顶线来看，城镇职工基本医疗保险采用"医疗机构等级"补偿模式的封顶线设置差距较大，青海省和云南省的就诊医疗费用报销封顶线分别达到22万元和26万元，远高于新疆维吾尔自治区的8万元。

2. "医疗机构等级＋药品目录"补偿模式

"医疗机构等级＋药品目录"补偿模式，是根据职工就诊的医疗机构和使用药品目录的不同等级，设定不同的起付线和报销比例。一般起付线设置与就诊医疗机构等级相关，报销比例则由使用的药品目录来决定。

全国仅广西壮族自治区和宁夏回族自治区的城镇职工基本医疗保险采用这种补偿模式。表5-2描述的是广西壮族自治区和宁夏回族自治区城镇职工基本医疗保险"医疗机构等级＋药品目录"补偿模式的基本情况。由表5-2可知，从起付线来看，广西壮族自治区和宁夏回族自治区城镇职工基本医疗保险制度规定，在一级和二级医疗机构就诊医疗费用报销的起付线相同，分别为200元和400元。但在三级医疗机构就诊医疗费用报销的起付线并不相同，广西壮族自治区的起付线为600元，宁夏回族自治区的起付线为700元。

表5-2　城镇职工基本医疗保险"医疗机构等级+药品目录"补偿模式

民族省区	起付线/元			报销比例/（%）			封顶线/万元
	医疗机构等级			药品目录			
	一级	二级	三级	甲类	乙类	丙类	
广西壮族自治区	200	400	600	85	75	60	40
宁夏回族自治区	200	400	700	90	85	80	30

从报销比例来看，广西壮族自治区和宁夏回族自治区城镇职工基本医疗保险制度都规定，甲类药品的报销比例最高，其次是乙类药品，丙类药品最低。但宁夏回族自治区城镇职工基本医疗保险制度中三类药品报销比例均高于广西壮族自治区，且两者的差距有所不同。两个自治区甲类药品报销比例相差5个百分点，乙类药品报销比例相差10个百分点，丙类药品报销比例相差最大，达到20个百分点。

从封顶线来看，城镇职工基本医疗保险采用"医疗机构等级＋药品目录"补偿模式的封顶线设置较高，广西壮族自治区和宁夏回族自治区分别达到40万元和30万元，远高于"医疗机构等级"补偿模式封顶线。

3. "医疗机构等级＋医疗费用分段"补偿模式

"医疗机构等级＋医疗费用分段"补偿模式，是根据职工就诊的医疗机构等级和医疗费用分段的不同，设定不同的起付线和报销比例。一般起付线设置主要与医疗机构等级相关，报销比例则根据医疗费用分段情况来决定。

民族地区中仅有西藏自治区城镇职工基本医疗保险采用这种补偿模式。表5-3描述的是西藏自治区城镇职工基本医疗保险采用"医疗机构等级＋医疗费用分段"补偿模式的基本情况。

表5-3 城镇职工基本医疗保险"医疗机构等级+医疗费用分段"补偿模式

民族省区	医疗机构等级	起付线/元	费用分段	报销比例/（%）	封顶线/万元
西藏自治区	一级医疗机构	200	起付线至2万元	93	22
	二级医疗机构	300	2万～4万元	96	
	三级医疗机构	400	4万～8万元	98	

由表5-3可知，从起付线来看，西藏自治区城镇职工基本医疗保险制度规定，在一级医疗机构就诊医疗费用报销的起付线最低为200元；其次为二级医疗机构，为300元；三级医疗机构最高，为400元。一级医疗机构和三级医疗机构的起付线差距为200元。

从报销比例来看，西藏自治区城镇职工基本医疗保险制度规定，医疗费用报销比例设置随着医疗费用的增加而提升，当医疗费用在起付线至2万元时，报销比例为93%；当医疗费用在2万～4万元时，报销比例为96%；当医疗费用在4万～8万元时，报销比例为98%。在8万元以上部分的医疗费用则纳入城乡居民大病保险进行报销。

从封顶线来看，西藏自治区城镇职工基本医疗保险医疗费用报销封顶线设置为22万元，和"医疗机构等级"补偿模式下内蒙古自治区、青海省的封顶线设置较为接近，与"医疗机构等级＋药品目录"补偿模式下设置的封顶线存在较大差距。

（二）城乡居民基本医疗保险补偿方式

目前，民族地区各省区城乡居民基本医疗保险采用"门诊补偿＋住院补偿"的方式，根据特定比例和医疗机构等级设定不同的医疗费用补偿方式。据此，本研究根据民族地区城乡居民基本医疗保险门诊补偿和住院补偿的基本特征将其分为两类，一类为"医疗机构等级"补偿模式，另一类为"比例＋医疗机构等级"补偿模式。

1. "医疗机构等级"补偿模式

"医疗机构等级"补偿模式，是指根据居民就诊的医疗机构等级来设定门诊和住院医疗费用的起付线、报销比例和封顶线。民族地区有宁夏回族自治区、贵州省和云南省三个省份采用这种补偿模式。表5-4描述的是宁夏回族自治区、贵州省和云南省城乡居民基本医疗保险采用"医疗机构等级"补偿模式的基本情况。

表5-4　城乡居民基本医疗保险"医疗机构等级"补偿模式

民族省区	门诊补偿				住院补偿							
	报销比例/（%）			封顶线/元	起付线/元			报销比例/（%）			封顶线/万元
	医疗机构等级				医疗机构等级			医疗机构等级			
	一级	二级	三级		一级	二级	三级	一级	二级	三级	
宁夏回族自治区	65	50	30	260	0	300	500	90	87	55	16
贵州省	50	30	20	300	200	400	600	85	75	60	25
云南省	50	50	25	400	100	300	600	85	75	60	6

1）门诊补偿方面

宁夏回族自治区、贵州省和云南省城乡居民基本医疗保险主要对门诊费用报销比例和封顶线进行了设置。

从门诊报销比例来看，宁夏回族自治区、贵州省和云南省城乡居民基本医疗保险制度规定，一级医疗机构医疗费用报销比例最高，分别为65%、50%和50%；其次为二级医疗机构，分别为50%、30%和50%；三级医疗机构最低，分别为30%、20%和25%。宁夏回族自治区、贵州省和云南省在不同等级医疗机构的门诊报销比例有所不同，从横向来看，宁夏回族自治区三级医疗机构的报销比例高于贵州省和云南省。从纵向来看，宁夏回族自治区一级医疗机构门诊报销比例比贵州省和云南省高15个百分点；宁夏回族自治区和云南省二级医疗机构门诊报销比例相同，均为50%，比贵州省高20个百分点；宁夏回族自治区三级医疗机构门诊报销比例分别比贵州省和云南省高10个百分点和5个百分点。

从门诊报销封顶线来看，宁夏回族自治区、贵州省和云南省城乡居民基本医疗保险制度规定，门诊报销封顶线分别为260元、300元、400元，宁夏回族自治区和云南省门诊报销封顶线的差距最大，为140元。

2）住院补偿方面

宁夏回族自治区、贵州省和云南省城乡居民基本医疗保险主要对住院费用报销的起付线、报销比例和封顶线进行了设置。

从住院报销起付线来看，宁夏回族自治区、贵州省和云南省城乡居民基本医疗保险制度规定，一级医疗机构住院费用报销起付线最低，其次为二级医疗机构，三级医疗机构最高。贵州省城乡居民基本医疗保险在一、二、三级医疗机构住院报销起付线分别为200元、400元和600元，均高于宁夏回族自治区和云南省。

从住院报销比例来看，宁夏回族自治区、贵州省和云南省城乡居民基本医疗保险制度规定，一级医疗机构住院费用报销比例最高，其次为二级医疗机构，三级医疗机构最低。贵州省和云南省城乡居民基本医疗保险在三个等级医疗机构的住院报销比例相同，在一、二级医疗机构的住院报销比例低于宁夏回族自治区，且存在报销比例上的差距。宁夏回族自治区城乡居民基本医疗保险一级医疗机构住院报销比例，比贵州省和云南省高5个百分点，二级医疗机构住院报销比例高了12个百分点。但在三级医疗机构住院报销比例上，宁夏回族自治区比贵州省和云南省低5个百分点。

从住院封顶线来看，宁夏回族自治区、贵州省和云南省的城乡居民基本医疗保险住院报销封顶线分别设置为16万元、25万元和6万元，封顶线最高的贵州省比最低的云南省高19万元。

2．"比例＋医疗机构等级"补偿模式

"比例＋医疗机构等级"补偿模式，是指对城乡居民基本医疗保险门诊补偿设置不同报销比例和封顶线，而对城乡居民基本医疗保险住院补偿则根据医疗机构等级设定起付线、报销比例和封顶线。内蒙古自治区、广西壮族自治区、西藏自治区、新疆维吾尔自治区和青海省等五个民族地区的城乡居民基本医疗保险采用这种补偿模式。表5-5描述的是内蒙古自治区、广西壮族自治区、西藏自治区、新疆维吾尔自治区和青海省城乡居民基本医疗保险采用"比例＋医疗机构等级"补偿模式的基本情况。

表5-5 城乡居民基本医疗保险"比例+医疗机构等级"补偿模式

民族省区	门诊补偿		住院补偿							
	报销比例/（%）	封顶线/元	起付线/元			报销比例/（%）			封顶线/万元
			医疗机构等级			医疗机构等级			
			一级	二级	三级	一级	二级	三级	
内蒙古自治区	65	600	0	300	500	60	55	50	10
广西壮族自治区	30	300	150	300	500	80	70	45	10
西藏自治区	60	300	200	200	500	80	70	50	6
新疆维吾尔自治区	70	300	200	300	600	90	80	65	8
青海省	50	120	100	600	1500	90	80	70	10

由表5-5可知，在门诊补偿方面，内蒙古自治区、广西壮族自治区、西藏自治区、新疆维吾尔自治区和青海省城乡居民基本医疗保险主要对报销比例和封顶线进行了设置。从门诊报销比例来看，内蒙古自治区、广西壮族自治区、西藏自治区、新疆维吾尔自治区和青海省城乡居民基本医疗保险制度规定，门诊医疗费用报销比例分别为65%、30%、60%、70%和50%，门诊报销比例最高的是新疆维吾尔自治区，最低的是广西壮族自治区，两者差距达40个百分点。

从门诊封顶线来看，内蒙古自治区城乡居民基本医疗保险制度规定门诊医疗费用报销封顶线为600元；广西壮族自治区、西藏自治区和新疆维吾尔自治区门诊医疗费用报销封顶线相同，均为300元；青海省门诊医疗费用报销封顶线为120元。内蒙古自治区和青海省门诊医疗费用报销封顶线差距最大，相差480元。

在住院补偿方面，内蒙古自治区、广西壮族自治区、西藏自治区、新疆维吾尔自治区和青海省城乡居民基本医疗保险根据居民就诊的医疗机构等级设定住院医疗费用报销起付线、报销比例和封顶线。从起付线来看，内蒙古自治区、广西壮族自治区、西藏自治区、新疆维吾尔自治区和青海省城乡居民基本医疗保险制度规定，一级医疗机构住院报销起付线最低，其次为二级医疗机构，三级医疗机构最高。一级医疗机构住院医疗费用报销起付线最高的是西藏自治区和新疆维吾尔自治区，均为200元；最低的是内蒙古自治区，取消了起付线。二级和三级医疗机构住院医疗费用报销起付线最高的都是青海省，分别为600元和1500元。二级医疗机构住院医疗费用报销起付线最低的是西藏自治区，为

200元。三级医疗机构住院医疗费用报销起付线最低的是内蒙古自治区、广西壮族自治区和西藏自治区，均为500元。

从住院报销比例来看，内蒙古自治区、广西壮族自治区、西藏自治区、新疆维吾尔自治区和青海省城乡居民基本医疗保险制度规定，一级医疗机构住院医疗费用报销比例最高，其次为二级医疗机构，三级医疗机构最低。一级医疗机构住院医疗费用报销比例最低的是内蒙古自治区，为60%；其次为广西壮族自治区和西藏自治区，均为80%；最高的是新疆维吾尔自治区和青海省，均为90%；内蒙古自治区与新疆维吾尔自治区、青海省差距最大，相差30个百分点。二级医疗机构住院医疗费用报销比例最低的是内蒙古自治区，为55%；其次是广西壮族自治区和西藏自治区，均为70%；最高的是新疆维吾尔自治区和青海省，均为80%；内蒙古自治区与新疆维吾尔自治区、青海省差距最大，相差25个百分点。三级医疗机构住院医疗费用报销比例最低的是广西壮族自治区，为45%；其次为内蒙古自治区、西藏自治区和新疆维吾尔自治区，分别为50%、50%和65%；最高的是青海省，为70%；广西壮族自治区与青海省的差距最大，相差25个百分点。

从住院报销封顶线来看，内蒙古自治区、广西壮族自治区和青海省的住院报销封顶线均为10万元，西藏自治区为6万元，新疆维吾尔自治区为8万元。总体上，"比例＋医疗机构等级"补偿模式住院报销封顶线低于"医疗机构等级"补偿模式。

（三）城乡居民大病保险补偿方式

在补偿方式上，民族地区城乡居民大病保险主要与城乡居民基本医疗保险相衔接，对经城乡居民基本医疗保险补偿后，仍需个人负担的合规医疗费用给予二次补偿，实际支付比例不低于50%。

目前，民族地区城乡居民大病保险主要与城乡居民基本医疗保险相衔接，通过设定特定的起付线、报销比例和封顶线形成相应的补偿模式。本研究根据民族地区城乡居民大病保险报销起付线和封顶线设置情况，将其补偿模式划分为"双高"补偿模式、"双低"补偿模式和"一低一高"补偿模式三类。

1. "双高"补偿模式

"双高"补偿模式是指具有高起付线和高封顶线的补偿模式。民族地区中内蒙古自治区、广西壮族自治区、新疆维吾尔自治区和云南省四个民族省区城乡居民大病保险采用这种模式。表5-6描述的是内蒙古自治区、广西壮族自治区、新疆维吾尔自治区和云南省城乡居民大病保险采用"双高"补偿模式的基本情况。

由表5-6可知，从起付线来看，内蒙古自治区、广西壮族自治区、新疆维吾尔自治区和云南省城乡居民大病保险制度规定，城乡居民大病医疗费用报销起付线设置不低于1万元。广西壮族自治区和云南省起付线最低，其次为内蒙古自治区，最高的是新疆维吾尔自治区。云南省、广西壮族自治区的起付线与新疆维吾尔自治区的起付线差距达5000元。

表5-6　民族地区城乡居民大病保险补偿模式

模式	民族省区	起付线/元	封顶线/万元	报销比例/（％）
"双高"补偿模式	内蒙古自治区	14000	30	60～70
	广西壮族自治区	10000	50	60～80
	新疆维吾尔自治区	15000	30	50～65
	云南省	10000	15	50～80
"双低"补偿模式	宁夏回族自治区	8400	13	60～73
	西藏自治区	5000	14	70～90
	贵州省	7000	15	60～70
"一低一高"补偿模式	青海省	5000	—	80

从封顶线来看，内蒙古自治区、广西壮族自治区、新疆维吾尔自治区和云南省城乡居民大病保险制度规定，封顶线不低于15万元。广西壮族自治区封顶线最高，云南省封顶线最低，两者差距达35万元。

从报销比例来看，内蒙古自治区、广西壮族自治区、新疆维吾尔自治区和云南省城乡居民大病保险制度规定，针对不同的医疗费用分段设定了不同的报销比例。在最低可报销比例上，内蒙古自治区和广西壮族自治区城乡居民大病保险最低可报60％，新疆维吾尔自治区和云南省最低可报50％。在最高可报销比例上，内蒙古自治区为70％，广西壮族自治区和云南省为80％，新疆维吾尔自治区为65％。云南省报销比例上限和下限差距最大，高达30个百分点。

2. "双低"补偿模式

"双低"补偿模式与"双高"模式相对应，是具有低起付线和低封顶线的补偿模式。民族地区中宁夏回族自治区、西藏自治区和贵州省三个民族省区的城乡居民大病保险采用这种模式。表5-6描述了宁夏回族自治区、西藏自治区和贵州省城乡居民大病保险采用"双低"补偿模式的基本情况。

从起付线来看，宁夏回族自治区、西藏自治区和贵州省城乡居民大病保险制度规定，起付线设置均在1万元以下。西藏自治区的起付线最低，其次为贵州省，宁夏回族自治区的起付线最高，西藏自治区和宁夏回族自治区起付线差距最大，为3400元。

从封顶线来看，宁夏回族自治区、西藏自治区和贵州省城乡居民大病保险制度规定：大病保险报销封顶线不高于15万元。宁夏回族自治区、西藏自治区和贵州省城乡居民大病保险报销封顶线分别为13万元、14万元和15万元，差别最大的是宁夏回族自治区和贵州省，差距为2万元。与"双高"补偿模式相比，"双低"补偿模式的封顶线差距较小。

从报销比例来看，宁夏回族自治区、西藏自治区和贵州省城乡居民大病保险制度规定：针对不同的医疗费用分段设定不同的报销比例。在最低可报销比例上，宁夏回族自治区和贵州省的最低可报销比例相同，均为60%；西藏自治区为70%。在最高可报销比例上，宁夏回族自治区、西藏自治区和贵州省分别为73%、90%和70%。西藏自治区报销比例上限和下限差距最大，达20个百分点。

3. "一低一高"补偿模式

"一低一高"补偿模式是指具有低起付线和高封顶线或不设置封顶线的补偿模式。民族地区中仅有青海省城乡居民大病保险采用这种模式。表5-6描述了青海省城乡居民大病保险采用"一低一高"补偿模式的基本情况。

由表5-6可知，从报销起付线来看，青海省城乡居民大病保险制度规定：起付线为5000元。

从封顶线来看，青海省城乡居民大病保险制度规定：不设置大病保险最高报销限额，即取消大病保险报销封顶线。与"双高"补偿模式和"双低"补偿模式相比，"一低一高"补偿模式大病保险报销的空间最大。

从报销比例来看，青海省城乡居民大病保险制度规定，在大病保险报销起付线以上部分设定相同的报销比例，起付线以上的医疗费用报销比例均为80%。

（四）城乡医疗救助补偿方式

根据就诊时间的前后，民族地区城乡医疗救助的补偿方式可分为医前救助和医后救助，医前救助主要通过对符合条件的城乡医疗救助对象发放一定的医疗救助金，医后救助主要对救助对象产生的医疗费用进行减免或者补偿。

本研究主要对民族地区城乡医疗救助中的医后救助进行分析，并根据其救助形式的基本特征，将民族地区城乡医疗救助模式分为"1+1"医疗救助补偿模式、"2+1" 医疗救助补偿模式和"二次"医疗救助补偿模式三种。

1. "1+1"医疗救助补偿模式

"1+1"医疗救助补偿模式，是指门诊补偿和住院补偿相结合的医疗救助补偿模式。民族地区中内蒙古自治区、广西壮族自治区、宁夏回族自治区、贵州省等四个省区采用这种城乡医疗救助补偿模式。表5-7描述了内蒙古自治区、广西壮族自治区、宁夏回族自治区和贵州省城乡医疗救助采用"1+1"医疗救助模式的基本情况。

表5-7　"1+1"医疗救助补偿模式

民族省区	救助对象	门诊救助		住院救助	
		报销比例/(%)	封顶线/万元	报销比例/(%)	封顶线/万元
内蒙古自治区	特困供养人员	70	1	100	10
	城乡低保对象			75～80	1.5～10
	低收入群体			80（自付0.5万元以上）	5
	因病致贫人员			80（自付0.5万元以上）	5
广西壮族自治区	特困供养人员	100	0.4	100	6
	城乡低保对象	95	0.3	95	5
	低收入群体	/	/	90	3
	因病致贫人员	/	/	80（自付0.3万元以上）	2
宁夏回族自治区	特困供养人员	90	0.3	90	3
	城乡低保对象	50	0.2	70	3
贵州省	特困供养人员	100	5	100	5
	城乡低保对象	70		70	5
	低收入群体	60		60（自付0.1万元以上）	5
	因病致贫人员	50		50（自付0.2万元以上）	5

注："/"表示省区中的该类群体未纳入城乡医疗救助范围。

由表5-7可知，内蒙古自治区、广西壮族自治区、宁夏回族自治区和贵州省城乡医疗救助根据医疗救助对象的不同，分别设定了门诊补偿和住院补偿的报销比例和封顶线。门诊救助方面，在门诊报销比例上，除内蒙古自治区以外，广西壮族自治区、宁夏回族自治区和贵州省城乡医疗救助制度规定，城乡医疗救助门诊报销比例从高到低依次为特困供养人员、城乡低保对象、低收入群体、因病致贫人员。但各省区的补偿比例有所不同，以特困供养人员为例，广西壮族自治区和贵州省对特困供养人员的门诊报销比例最高，为100%；其次为宁夏回族自治区；内蒙古自治区门诊报销比例最低，为70%。在门诊报销封顶线上，内蒙古自治区和贵州省对所有救助对象设定了相同的门诊报销封顶线，内蒙古自治区为1万元，贵州省为5万元。广西壮族自治区和宁夏回族自治区对特困供养人员和城乡低保对象设定了不同的封顶线，范围在2000～4000元不等。

住院救助方面，在住院报销比例上，内蒙古自治区、广西壮族自治区、宁夏回族自治区和贵州省城乡医疗救助制度规定，城乡医疗救助住院报销比例从高到低依次为特困供养人员、城乡低保对象、低收入群体、因病致贫人员。但各省份的补偿比例有所不同，以特困供养人员为例，内蒙古自治区、广西壮族自治区和贵州省住院报销比例均为100%，宁夏回族自治区为90%。在住院报销封顶线上，除贵州省之外，内蒙古自治区、广西壮族自治区和宁夏回族自治区针对不同的救助对象设置了不同的封顶线，范围在1.5万～10万元不等。

2. "2+1"医疗救助补偿模式

"2+1"医疗救助补偿模式是指采用普通门诊救助、特殊门诊救助和住院救助等2种门诊救助+住院救助的城乡医疗救助补偿模式。民族地区中云南省和青海省城乡医疗救助采用这种补偿模式。表5-8描述了云南省和青海省城乡医疗救助采用"2+1"医疗救助补偿模式的基本情况。

表 5-8　"2+1"医疗救助补偿模式

民族省区	救助对象	普通门诊救助		特殊门诊救助		住院救助	
		报销比例/(%)	封顶线/元	报销比例/(%)	封顶线/万元	报销比例/(%)	封顶线/万元
云南省	重点救助对象	100	200	100	0.2～0.5	100	2
	城乡低保对象	70		70～80		70～80	
青海省	重点救助对象	100	360	90～100	1	80～100	5～6
	城乡低保对象	—	—	—	—	50（自付0.5万元上）	6
	因病致贫人员	—	—	—	—		

由表5-8可知，云南省和青海省城乡医疗救助对普通门诊救助、特殊门诊救助和住院救助分别设定了不同的救助对象，且根据救助对象的不同设定了不同的报销比例和封顶线。普通门诊救助方面，在报销比例上，云南省城乡医疗救助制度规定，对重点救助对象和城乡低保对象设定不同的报销比例，分别为100％和70％。青海省城乡医疗救助制度规定，重点救助对象的报销比例为100％。在封顶线上，云南省和青海省城乡医疗救助制度规定，普通门诊医疗救助的封顶线分别为200元和360元。

特殊门诊救助方面，在报销比例上，云南省对重点救助对象和城乡低保对象分别设定100％和70％～80％的报销比例，青海省仅对重点救助对象设定了90％～100％的报销比例。在封顶线上，云南省和青海省城乡医疗救助制度规定，特殊门诊救助封顶线分别为2000～5000元和1万元，两者的差距为5000～8000元。

住院救助方面，在报销比例上，云南省和青海省城乡医疗救助制度规定，重点救助对象和城乡低保对象设定不同的报销比例，且重点救助对象的报销比例高于城乡低保对象和因病致贫人员。云南省和青海省对重点救助对象设定的报销比例分别为100％和80％～100％，城乡低保对象的报销比例分别为70％～80％和50％，青海省对因病致贫人员的住院报销比例为50％，总体上云南省城乡医疗救助住院报销比例高于青海省。在封顶线上，云南省城乡医疗救助制度规定重点救助对象和城乡低保对象均设定2万元的住院救助封顶线，青海省则针对不同救助对象设定5万～6万元的封顶线，两者差距为3万～4万元。

3. "二次"医疗救助补偿模式

"二次"医疗救助补偿模式，是指按医疗费用情况进行一次救助和二次救助的城乡医疗救助补偿模式。民族地区中西藏自治区和新疆维吾尔自治区这两个省区采用这种补偿模式。表5-9描述了西藏自治区和新疆维吾尔自治区采用"二次"医疗救助补偿模式的基本情况。

表5-9 "二次"医疗救助补偿模式

民族省区	救助对象	一次救助		二次救助	
		报销比例/（％）	封顶线/万元	报销比例/（％）	封顶线/万元
西藏自治区	重点救助对象	100	2	30（0.1万元以上）	4
	城乡低保对象	60	2	20（0.1万元以上）	2
	低收入困难人员	20	1	10	1

民族省区	救助对象	一次救助		二次救助	
		报销比例/(％)	封顶线/万元	报销比例/(％)	封顶线/万元
西藏自治区	因病致贫人员	20	1	10	1
新疆维吾尔自治区	重点救助对象	100	2	30	4
	城乡低保对象	60	2	30	4
	低收入困难人员	20	1	20	2
	因病致贫人员	20	1	20	2

由表5-9可知,"二次"医疗救助补偿模式对两次救助中的不同救助对象分别设定了不同的报销比例和封顶线。一次救助方面,在报销比例上,西藏自治区和新疆维吾尔自治区城乡医疗救助制度规定,重点救助对象的报销比例最高,其次为城乡低保对象,低收入困难人员和因病致贫人员报销比例最低,西藏自治区和新疆维吾尔自治区一次救助报销比例相同。在封顶线上,西藏自治区和新疆维吾尔自治区城乡医疗救助制度规定,重点救助对象和城乡低保对象的封顶线相同,且高于低收入困难人员和因病致贫人员,两类群体封顶线差距为1万元。

二次救助方面,在报销比例上,西藏自治区和新疆维吾尔自治区城乡医疗救助制度规定,重点救助对象和城乡低保对象的报销比例高于低收入困难人员和因病致贫人员,两地重点救助对象的报销比例相同,均为30％。但新疆维吾尔自治区城乡低保对象、低收入困难人员和因病致贫人员的报销比例均高于西藏自治区,各类群体报销比例差距为10个百分点。在封顶线上,西藏自治区和新疆维吾尔自治区对重点救助对象设定了相同的报销封顶线,均为4万元。但新疆维吾尔自治区城乡低保对象、低收入困难人员和因病致贫人员的封顶线均高于西藏自治区,各类群体封顶线差距为1万～2万元。

三、民族地区医疗保障补偿效果分析

民族地区医疗保障基金支出及其使用率是反映民族地区医疗保障补偿能力和补偿效果的重要指标。由于每个省区医疗保障基金支出与其人口规模相关,以总支出这一指标难以反映出省区之间存在的差异性,因此,本研究使用医疗保障基金人均支出和医疗保障基金使用率来衡量民族地区医疗保障补偿效果。

其中，医疗保障基金人均支出是各项医疗保障制度基金总支出与参保人数的比值，医疗保障基金使用率是各项医疗保障制度基金支出与收入的百分比。

（一）城镇职工基本医疗保险补偿状况

1. 城镇职工基本医疗保险补偿地区差异

1）城镇职工基本医疗保险基金人均支出

图 5-1 中描述的是 2011—2020 年全国和民族地区城镇职工基本医疗保险基金人均支出水平的基本情况。2011—2020 年民族地区城镇职工基本医疗保险基金人均支出范围在 1429.5～5953.9 元之间，且各省区城镇职工基本医疗保险基金人均支出有差异。民族地区城镇职工基本医疗保险基金人均支出从高到低依次为青海省、西藏自治区、云南省、新疆维吾尔自治区、宁夏回族自治区、内蒙古自治区、贵州省、广西壮族自治区。贵州省和广西壮族自治区城镇职工基本医疗保险基金人均支出低于全国城镇职工基本医疗保险基金人均支出的平均水平，说明民族地区城镇职工基本医疗保险基金人均支出水平不仅与全国城镇职工基本医疗保险基金人均支出水平存在差异，在民族地区各省区之间也存在差异。其中，广西壮族自治区城镇职工基本医疗保险基金人均支出的水平和青海省差距最大，差距为 1765 元，比全国城镇职工基本医疗保险基金人均支出的平均水平低 809 元。

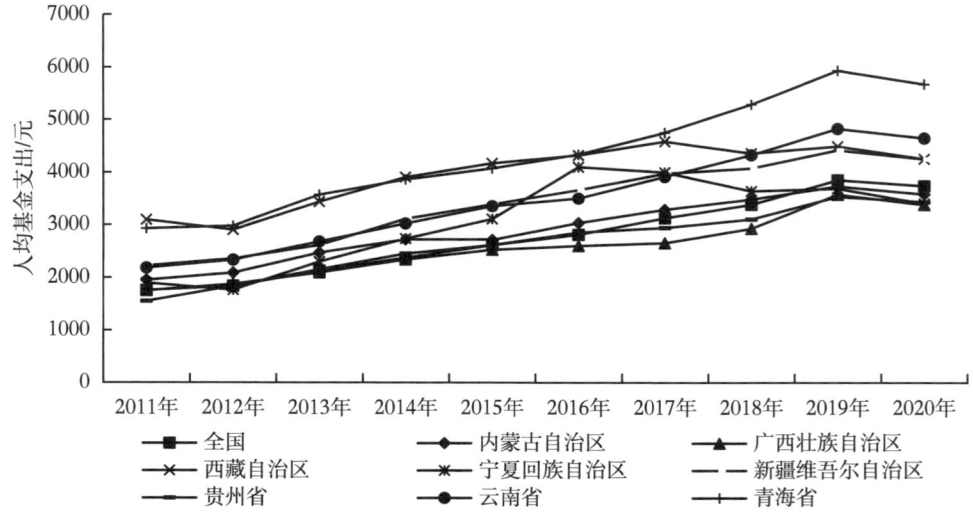

图 5-1　2011—2020 年全国和民族地区城镇职工基本医疗保险基金人均支出

数据来源：国家统计局.中国统计年鉴[M].北京：中国统计出版社，2012—2021.

2）城镇职工基本医疗保险基金使用率

图 5-2 描述的是 2011—2020 年全国和民族地区城镇职工基本医疗保险基金使用率的基本情况。2011—2020 年民族地区城镇职工基本医疗保险基金使用率范围在 42.0%～98.2% 之间，且各民族省区城镇职工基本医疗保险基金使用率有所差异。2011—2020 年，民族地区城镇职工基本医疗保险基金使用率从高到低依次为贵州省、内蒙古自治区、广西壮族自治区、云南省、宁夏回族自治区、新疆维吾尔自治区、青海省和西藏自治区。除贵州省之外，其他民族省区城镇职工基本医疗保险基金使用率基本低于全国平均水平。

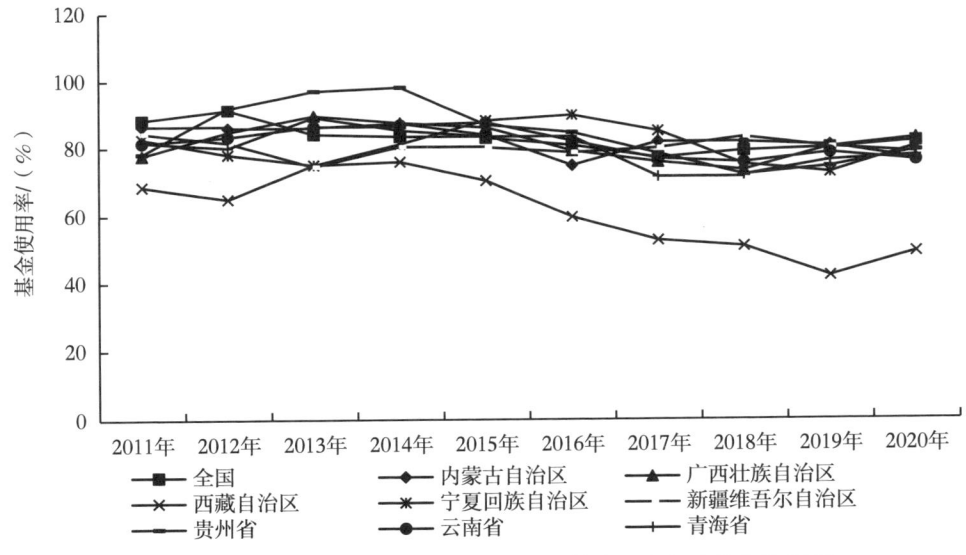

图 5-2 2011—2020 年民族地区城镇职工基本医疗保险基金使用率

数据来源：国家统计局.中国统计年鉴[M].北京：中国统计出版社，2012—2021.

2.城镇职工基本医疗保险补偿变化趋势

1）城镇职工基本医疗保险基金人均支出

由图 5-1 可知，全国城镇职工基本医疗保险基金人均支出水平在 2011—2019 年均呈上升趋势，在 2019—2020 年略有下降。2011—2020 年，宁夏回族自治区城镇职工基本医疗保险基金人均支出在 2011—2016 年呈持续上升状态，后基本呈下降状态；西藏自治区城镇职工基本医疗保险基金人均支出在 2011—2017 年整体呈上升状态，后基本呈下降状态。其余民族省区城镇职工基本医疗保险基金人均支出水平在 2011—2019 年均基本呈上升趋势，但在 2019—2020 年，基金人均支出水平有所下降。

2）城镇职工基本医疗保险基金使用率

由图 5-2 可知，2011—2020 年，全国城镇职工基本医疗保险基金使用率在 2011—2017 年基本呈下降状态，2017—2020 年基本呈上升状态。而民族地区城镇职工基本医疗保险基金使用率在 2011—2020 年基本呈先上升，后下降，最后趋于平稳的状态。

（二）城乡居民基本医疗保险补偿状况

1. 城乡居民基本医疗保险补偿地区差异

1）城乡居民基本医疗保险基金人均支出

图 5-3 中描述的是 2011—2020 年全国和民族地区城乡居民基本医疗保险基金人均支出水平的基本情况[①]。2011—2020 年民族地区城乡居民基本医疗保险基金人均支出范围在 95～819.6 元，各个省区城乡居民基本医疗保险基金人均支出水平有所差异。在 2011—2020 年，民族地区城乡居民基本医疗保险基金人均支出从高到低依次为宁夏回族自治区、云南省、新疆维吾尔自治区、内蒙古自治区、贵州省、广西壮族自治区。除宁夏回族自治区之外，其余省区城乡居民基本医疗保险基金人均支出基本低于全国城乡居民基本医疗保险基金人均支出的平均水平。

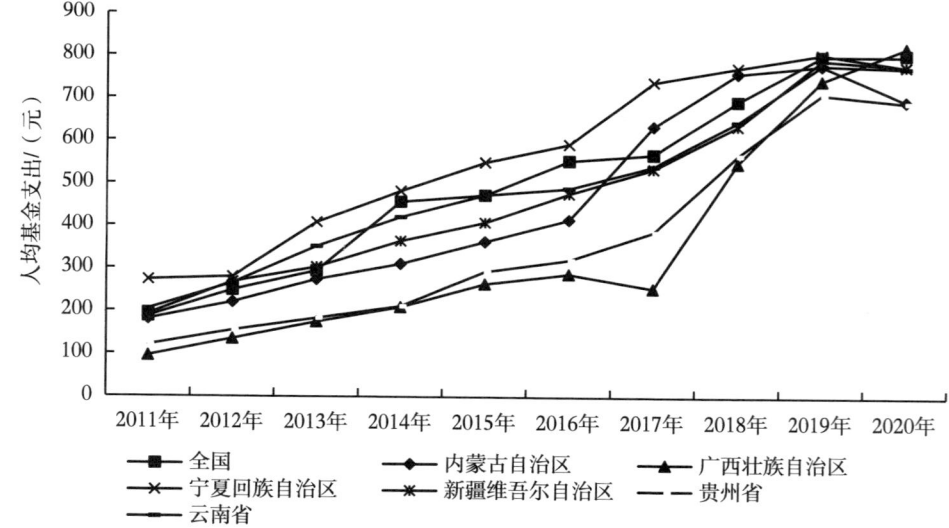

图 5-3　2011—2020 年全国和民族地区城乡居民基本医疗保险基金人均支出

数据来源：国家统计局.中国统计年鉴[M].北京：中国统计出版社，2012—2021.

①因青海省和西藏自治区城乡居民基本医疗保险参保人数和基金收支统计口径不一致，故未将其数据纳入。

2）城乡居民基本医疗保险基金使用率

图5-4描述的是2011—2020年全国和民族地区城乡居民基本医疗保险基金使用率的基本情况。2011—2020年民族地区城乡居民基本医疗保险基金使用率的范围在41.7％～105.0％之间，各民族省区城乡居民基本医疗保险基金使用率有所差异。2011—2020年，与其他民族省区相比，广西壮族自治区城乡居民基本医疗保险基金使用率基本处于最低水平，其次是云南省和宁夏回族自治区城乡居民基本医疗保险基金使用率长期处于较低水平，而贵州省城乡居民基本医疗保险基金使用率基本保持在较高水平。2019年和2020年各个民族省区城乡居民基本医疗保险基金使用率的差距明显缩小，且均显著提高，基本维持在80.9％～95.6％的合理区间。

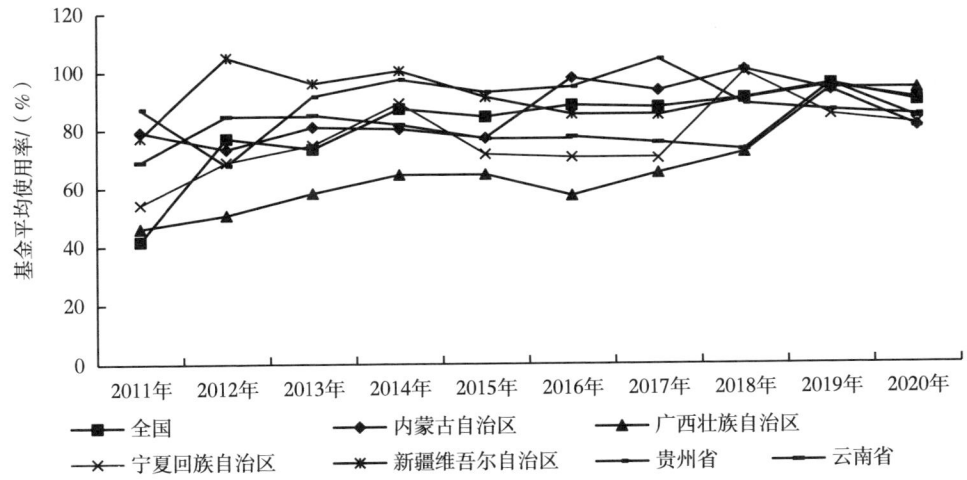

图5-4　2011—2020年全国和民族地区城乡居民基本医疗保险基金平均使用率

数据来源：国家统计局.中国统计年鉴[M].北京：中国统计出版社，2012—2021.

2.城乡居民基本医疗保险补偿变化趋势

1）城乡居民基本医疗保险基金人均支出

由图5-3可知，2011—2020年，全国城乡居民基本医疗保险基金人均支出水平基本呈上升的变化趋势。而民族地区中除广西壮族自治区城乡居民基本医疗保险基金人均支出水平在2016—2017年出现短暂下降之外，其他省区城乡居民基本医疗保险基金人均支出水平在2011—2019年期间均呈持续上升的变化趋势。

2）城乡居民基本医疗保险基金使用率

由图5-4可知，在2011—2019年期间，除云南省、新疆维吾尔自治区城乡居民基本医疗保险基金使用率呈现先上升后下降再上升的变化趋势之外，全国及其他民族省区城乡居民基本医疗保险基金使用率均基本呈波动上升趋势，但在2019—2020年略有下降。

（三）城乡医疗救助补偿状况

1. 城乡医疗救助补偿地区差异

1）城乡医疗救助每万人救助人次

图5-5描述的是2011—2020年民族地区城乡医疗救助每万人救助人次的基本情况。2011—2020年，民族地区城乡医疗救助每万人救助范围在68.7～1279人次，且各个省区每万人救助人次有所差异。

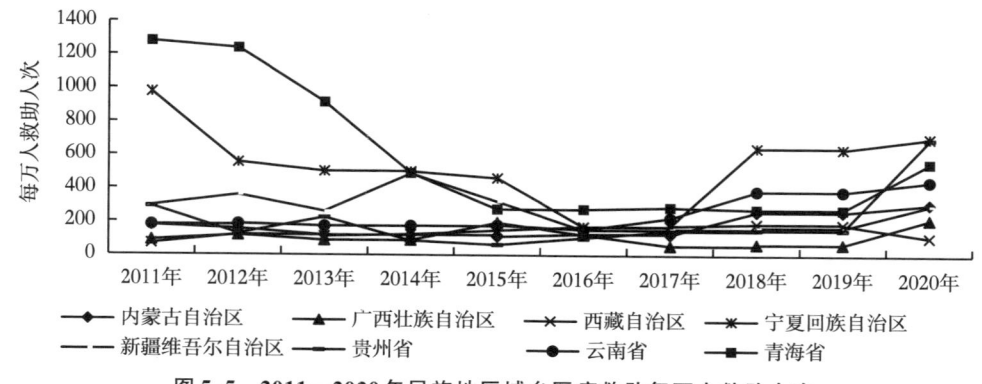

图 5-5　2011—2020年民族地区城乡医疗救助每万人救助人次

数据来源：国家统计局.中国统计年鉴[M].北京：中国统计出版社，2012—2021.

2）城乡医疗救助人均救助支出

图5-6描述的是2011—2020年民族地区城乡医疗救助人均救助支出的基本情况。2011—2020年，民族地区城乡医疗救助人均救助支出范围在11.0～79.8元之间，且各民族省区城乡医疗救助人均救助支出有所差异。

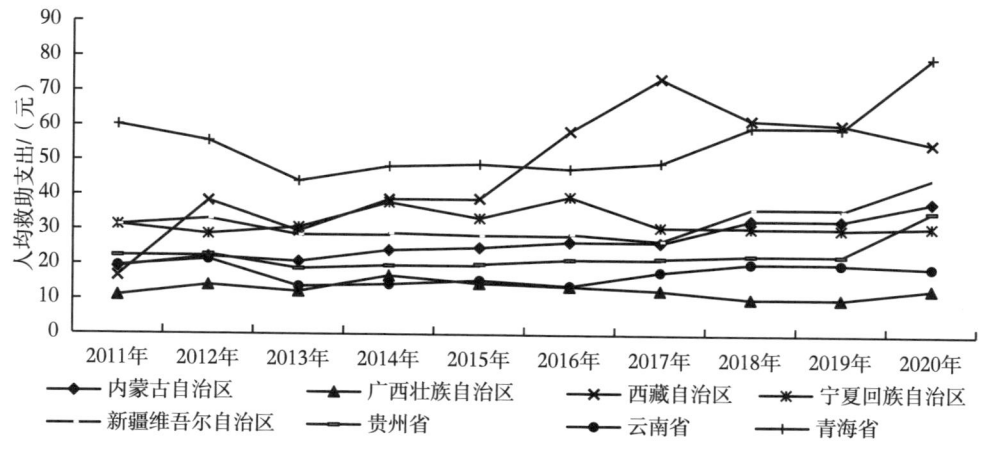

图 5-6　2011-2020年民族地区城乡医疗救助人均救助支出

数据来源：国家统计局.中国统计年鉴[M].北京：中国统计出版社，2012—2021.

2.城乡医疗救助补偿变化趋势

1）城乡医疗救助每万人救助人次

由图5-5可知，2011—2020年，民族地区中青海省和宁夏回族自治区城乡医疗救助每万人救助人次呈先下降后上升的变化趋势，新疆维吾尔自治区呈先上升后下降再上升的变化趋势，其他民族省区变动趋势均较为平缓，总体上呈平缓上升的变化趋势。

2）城乡医疗救助人均救助支出

由图5-6可知，民族地区中西藏自治区城乡医疗救助人均救助支出在2011—2017年呈波动上升趋势，其后在2017—2020年逐渐下降。其他民族省区在2011—2020年总体上呈平缓上升的变化趋势。

第二节　民族地区医疗保障补偿水平与结构分析

深入实施健康中国战略，提升医疗保障水平是深化医疗保障制度改革的目标之一。民族地区医疗保障实际补偿水平如何？民族地区医疗保障体系中各项医疗保障制度结构是否合理？对这些问题的回答对于推进我国民族地区基本医疗保障制度均衡、可持续发展，进一步提高制度设计的合理性以及保障水平的有效性具有重要的理论和实践意义。

本节将以内蒙古自治区兴安盟乌兰浩特市为例，对民族地区医疗保障的补偿水平和补偿结构进行实证分析，以期进一步为民族地区医疗保障体系的完善提供参考。

一、民族地区医疗保障补偿水平分析

课题组分别于2019年8月和2021年7月两次到乌兰浩特市进行实地调研。本节数据来源于乌兰浩特市人民医院2018—2020年居民就诊医保结算系统，主要包括享受了城镇职工基本医疗保险、城乡居民基本医疗保险、城乡居民大病保险和城乡医疗救助补偿待遇的居民就诊信息。

（一）城镇职工基本医疗保险补偿水平分析

1.城镇职工基本医疗保险样本特征

表5-10描述了2018—2020年乌兰浩特市城镇职工基本医疗保险就诊样本的

基本情况。由表5-10可知，2018年，城镇职工的就诊样本为40897个，其中门诊样本36758个，占比为89.9%；住院样本4139个，占比为10.1%。2019年，城镇职工的就诊样本为32226个，其中门诊样本28244个，占比为87.6%；住院样本3982个，占比为12.4%。2020年，城镇职工的就诊样本为37807个，其中门诊样本34688个，占比为91.8%；住院样本3119个，占比为8.2%。

表5-10　2018—2020年乌兰浩特市城镇职工基本医疗保险就诊样本情况

年份	总样本/人	门诊		住院	
		数量/人	占比/(%)	数量/人	占比/(%)
2018年	40897	36758	89.9	4139	10.1
2019年	32226	28244	87.6	3982	12.4
2020年	37807	34688	91.8	3119	8.2

2. 城镇职工基本医疗保险补偿水平

表5-11描述了2018—2020年乌兰浩特市城镇基本医疗保险补偿情况。从城镇职工基本医疗保险补偿方面来看，2018年，城镇职工样本门诊平均总费用为930.7元，门诊平均自付费用为41.6元，医保门诊补偿比例为95.5%；住院平均总费用为9880.8元，住院平均自付费用为2050.7元，医保住院补偿比例为79.2%。2019年，城镇职工样本门诊平均总费用为663.8元，门诊平均自付费用为26.6元，门诊补偿比例为96.0%；住院平均总费用为9231.7元，其中住院平均自付费用为1842.6元，医保住院补偿比例为80.0%。2020年，城镇职工样本门诊平均总费用为1184.5元，门诊平均自付费用为61.5元，医保门诊补偿比例为94.8%；住院平均总费用为9033.4元，其中住院平均自付费用为1523.2元，医保住院补偿比例为83.1%。

表5-11　2018—2020年乌兰浩特市城镇职工基本医疗保险补偿情况

年份	门诊			住院		
	平均总费用/元	平均自付费用/元	补偿比例/(%)	平均总费用/元	平均自付费用/元	补偿比例/(%)
2018年	930.7	41.6	95.5	9880.8	2050.7	79.2
2019年	663.8	26.6	96.0	9231.7	1842.6	80.0
2020年	1184.5	61.5	94.8	9033.4	1523.2	83.1

综合以上分析，在城镇职工基本医疗保险补偿方面，2018—2020年乌兰浩特市城镇职工门诊补偿比例基本稳定在94%以上，住院补偿比例从2018年的79.2%提高到2020年的83.1%。

（二）城乡居民基本医疗保险补偿水平分析

1. 城乡居民基本医疗保险样本描述

表5-12描述了2018—2020年乌兰浩特市城乡居民基本医疗保险就诊样本情况。2018年，参加城乡居民医疗保险就诊样本18728个。其中，门诊样本9217个，男性3360人，占比36.5%，女性5857人，占比63.5%；住院样本9511个，男性4393人，占比46.2%，女性5118人，占比53.8%；样本平均年龄为56岁。2019年，就诊样本17113个。其中，门诊样本8079个，男性3790人，占比46.9%，女性4289人，占比53.1%；住院样本9034个，男性4078人，占比45.1%，女性4956人，占比54.9%。2020年，就诊样本13681个。其中，门诊样本7247个，男性3234人，占比44.6%，女性4013人，占比55.4%；住院样本6434个，男性2884人，占比44.8%，女性3550人，占比55.2%。

表5-12　2018—2020年乌兰浩特市城乡居民基本医疗保险就诊样本情况

年份	总样本/人	平均年龄/岁	门诊		住院	
			数量/人	占比/(%)	数量/人	占比/(%)
2018年	18728	56	9217	49.2	9511	50.8
2019年	17113	58	8079	47.2	9034	52.8
2020年	13681	61	7247	53.0	6434	47.0

2. 城乡居民基本医疗保险补偿水平

表5-13描述了2018—2020年乌兰浩特市城乡居民基本医疗保险补偿情况。从城乡居民基本医疗保险补偿方面来看，2018年，平均门诊费用为952.62元，其中平均自付费用为205.76元，门诊补偿比例为78.4%；平均住院费用为9296.51元，其中平均自付费用为2338.39元，住院补偿比例为74.8%。2019年，平均门诊费用为767.43元，其中平均自付费用为139.94元，门诊补偿比例为81.8%；平均住院费用为9437.10元，其中平均自付费用为2303.07元，住院补偿比例为75.6%。2020年，平均门诊费用为981.25元，其中平均自付费用为218.38元，门诊补偿比例为77.7%；平均住院费用为8838.49元，平均自付费用为2597.57元，住院补偿比例为70.6%。

表5-13　2018—2020年乌兰浩特市城乡居民基本医疗保险补偿情况

年份	门诊			住院		
	平均费用/元	平均自付费用/元	补偿比例/(%)	平均费用/元	平均自付费用/元	补偿比例/(%)
2018年	952.62	205.76	78.4	9296.51	2338.39	74.8
2019年	767.43	139.94	81.8	9437.10	2303.07	75.6
2020年	981.25	218.38	77.7	8838.49	2597.57	70.6

综合以上分析，在城乡居民基本医疗保险补偿方面，2018—2020年乌兰浩特市城乡居民基本医疗保险门诊补偿比例范围在77.7%～81.8%之间，住院补偿比例范围在70.6%～75.6%之间，低于城镇职工基本医疗保险的门诊和住院的补偿水平。乌兰浩特市城镇职工基本医疗保险和城乡居民基本医疗保险在补偿水平方面存在较大的差异。

（三）城乡居民大病保险补偿水平分析

表5-14描述了2018—2020年乌兰浩特市城乡居民大病保险补偿情况。其中，2018年大病补偿人数381人，占住院总人数的比例为4.01%，大病保险平均补偿费用6947.75元，占总费用的比例为11.1%。2019年大病补偿人数469人，占住院总人数的比例为5.19%，大病保险平均补偿费用12005.12元，占总费用的比例为19.5%。2020年大病补偿人数221人，占住院总人数的比例为3.43%，大病保险平均补偿费用10144.14元，占总费用的比例为15.3%。

表5-14　2018—2020年乌兰浩特市城乡居民大病保险补偿情况

年份	大病补偿人数/人	大病补偿人数比例/(%)	大病补偿费用/元	大病补偿比例/(%)
2018年	381	4.01	6947.75	11.1
2019年	469	5.19	12005.12	19.5
2020年	221	3.43	10144.14	15.3

总体上，乌兰浩特市城乡居民大病保险补偿人数占比为3.43%～5.19%，大病保险补偿费用从2018年的6947.75元上升到2020年的10144.14元，大病保险平均补偿比例范围为11.1%～19.5%。

（四）城乡医疗救助补偿水平分析

在2018—2020年乌兰浩特市城乡居民就诊样本中，2018年低保、五保户等贫困群体的门诊样本为3419个，占总门诊人数的37.09％；住院样本为3747个，占总住院人数的39.40％；平均年龄为56岁。2019年贫困群体的门诊样本为3254个，占总门诊人数的40.27％；住院样本为3622个，占总住院人数的40.09％；平均年龄为60岁。2020年贫困群体的门诊样本为3799个，占总门诊人数的52.42％；住院样本为2610个，占总住院人数的40.57％；平均年龄为61岁。

表5-15描述了2018—2020年乌兰浩特市城乡医疗救助补偿情况。2018年平均门诊费用为1212.97元，其中医疗保险补偿平均支付863.95元，报销比例为71.23％，医疗救助补偿167.12元，救助比例为13.78％；平均住院费用为69155.64元，其中基本医疗保险报销额为65628.58元，报销比例为94.90％，医疗救助补偿5982.94元，救助比例为8.65％。2019年平均门诊费用为1031.39元，其中医疗保险补偿平均支付944.8元，报销比例为91.60％，医疗救助补偿125.33元，救助比例为12.15％；平均住院费用为13084.68元，其中基本医疗保险报销额为11710.75元，报销比例为89.50％，医疗救助补偿1778.89元，救助比例为13.60％。2020年平均门诊费用为1214.72元，其中医疗保险补偿平均支付1047.74元，报销比例为86.25％，医疗救助补偿223.01元，救助比例为18.36％；平均住院费用为10235.37元，其中基本医疗保险报销额为8845.83元，报销比例为86.42％，医疗救助补偿1885.95元，救助比例为18.43％。

表5-15　2018—2020年乌兰浩特市城乡医疗救助补偿情况　　（单位：％）

年份	门诊			住院		
	总补偿比例	医疗保险比例	医疗救助比例	总补偿比例	医疗保险比例	医疗救助比例
2018年	71.23	57.45	13.78	94.90	86.25	8.65
2019年	91.60	79.45	12.15	89.50	75.90	13.60
2020年	86.25	67.89	18.36	86.42	67.99	18.43

综合以上分析，2018—2020年乌兰浩特市城乡医疗救助门诊和住院的总补偿比例呈现逐年下降的趋势，但城乡医疗救助补偿比例基本保持着上升的趋势。这说明城乡医疗救助对特殊人群的保障水平在逐渐提高。

二、民族地区医疗保障补偿结构分析

笔者根据2018—2020年乌兰浩特市人民医院就诊结算数据，分别对"门诊费用""住院费用""医疗总费用"的补偿结构进行深入分析。

（一）门诊费用补偿结构分析

表5-16描述了2018—2020年乌兰浩特市门诊费用补偿总体结构情况。结果显示，2018—2020年乌兰浩特市平均门诊总费用分别为652.5元、566.3元和689.3元，门诊费用均值为636.0元；制度补偿比例分别为83.7%、87.3%和83.6%，补偿比例均值为84.9%；平均个人自付费用分别为106.1元、71.9元和113.3元，个人自付费用均值为97.1元，自付比例分别为16.3%、12.7%和16.4%，补偿比例均值为15.1%；其中，制度补偿比例呈先上升后下降的变化趋势，个人自付费用和比例随门诊总费用变化呈先降低后上升的变化趋势。

表5-16 2018—2020年乌兰浩特市门诊费用补偿总体结构情况

年份	平均门诊费用/元	制度补偿/元	补偿比例/（%）	平均个人自付费用/元	自付比例/（%）
2018年	652.5	546.4	83.7	106.1	16.3
2019年	566.3	494.4	87.3	71.9	12.7
2020年	689.3	576.0	83.6	113.3	16.4
均值	636.0	538.9	84.9	97.1	15.1

表5-17描述了2018—2020年乌兰浩特市主要慢性疾病门诊费用补偿结构情况。由表5-17可知，在2018—2020年期间，乌兰浩特市这些慢性疾病的平均门诊费用在288.72～823.28元之间，制度补偿比例范围在66.25%～77.69%之间。随着各病种门诊平均费用的上升，制度补偿比例并未呈现出明显上升趋势，同时个人自付的比例也没有明显下降的趋势。

表5-17 2018—2020年乌兰浩特市主要慢性疾病门诊费用补偿结构情况

年份	病种	平均费用/元	制度补偿		个人自付	
			费用/元	比例/（%）	费用/元	比例/（%）
2018年	脑血管病	371.02	285.62	76.98	85.40	23.02
	冠心病	477.90	348.32	72.89	129.58	27.11
	糖尿病	662.95	460.41	69.45	202.54	30.55
	慢性肝病	823.28	638.3	77.53	184.98	22.47
2019年	糖尿病	288.72	196.65	68.11	92.07	31.89

年份	病种	平均费用/元	制度补偿		个人自付	
			费用/元	比例/（%）	费用/元	比例/（%）
2019年	冠心病	308.77	221.26	71.66	87.51	28.34
	肺气肿	322.34	250.41	77.69	71.93	22.31
	慢性肝病	385.43	285.61	74.10	99.82	25.90
2020年	冠心病	427.73	295.47	69.08	132.26	30.92
	脑血管病	476.51	351.87	73.84	124.64	26.16
	糖尿病	643.96	426.65	66.25	217.31	33.75
	慢性肝病	661.61	485.38	73.36	176.23	26.64

（二）住院费用补偿结构分析

表5-18描述了2018—2020年乌兰浩特市住院费用不同制度补偿结构情况。按"制度类型"对乌兰浩特市住院费用补偿结构进行分析。结果显示，2018—2020年乌兰浩特市住院费用中医疗保障制度补偿比例分别为76.5%、76.7%和76.6%。其中，基本医疗保险补偿比例分别为52.4%、52.1%和56.3%；医疗救助补偿比例分别为17.8%、17.0%和16.1%；大病保险补偿比例分别为2.8%、6.3%和3.1%；兜底补助比例分别为3.5%、1.3%和1.1%。平均个人自付比例分别为23.5%、23.3%和23.4%。

表5-18　2018—2020年乌兰浩特市住院费用不同制度补偿结构情况

项目		2018年		2019年		2020年	
		人均金额/元	比例/（%）	人均金额/元	比例/（%）	人均金额/元	比例/（%）
制度补偿	兜底补助	345.5	3.5	124.6	1.3	117.2	1.1
	基本医保	5202.2	52.4	5153.7	52.1	6238.9	56.3
	大病保险	278.4	2.8	622.0	6.3	348.5	3.1
	医疗救助	1770.5	17.8	1685.3	17.0	1786.1	16.1
	合计	7596.6	76.5	7585.6	76.7	8490.7	76.6
个人自费		2338.4	23.5	2303.1	23.3	2597.6	23.4
医疗总费用		9935.0	100.0	9888.7	100.0	11088.3	100.0

由表 5-18 可知，该地区住院费用中医疗保障制度补偿比例在 76.5%～76.7% 之间，个人自付费用比例为 23.3%～23.5%，说明该地区医疗保障制度补偿水平较为稳定。其中，2018—2020 年间，基本医疗保险从 52.4% 上升至56.3%，说明基本医疗保险作用有所上升。大病保险补偿水平呈现先上升后下降的变化趋势，这可能与当年大病患者的数量变化有关。医疗救助与政府兜底补助比例均呈现下降趋势，说明制度作用随基本医保的保障作用的加强而下降。

（三）医疗总费用补偿结构分析

表 5-19 描述了 2018—2020 年乌兰浩特市医疗总费用分段补偿结构情况。按"总费用分段"方式对 2018—2020 年乌兰浩特市医疗总费用补偿结构进行分析。结果显示，在不同费用分段情况中，随着医疗总费用的增加，医疗保障制度补偿费用及其比例呈上升趋势，个人自付费用及比例呈现降低趋势，说明民族地区医疗保障对较高医疗费用开支的居民具有较好的保障作用。从结构总体方面来看，民族地区医疗保障总补偿比例范围为 69.4%～76.7%。其中，基本医疗保险补偿比例范围为 53.7%～54.7%，大病保险补偿比例范围为 4.6%～8.1%，补偿比例有所提升。而医疗救助补偿比例范围为 10.7%～17.7%，补偿比例呈明显的降低趋势。从结构层次方面看，2018—2020 年民族地区医疗保障补偿结构中，基本医疗保险补偿比例趋于稳定，城乡居民大病保险制度发挥越来越大的作用，城乡医疗救助制度补偿作用逐渐降低。

表 5-19　2018—2020 年乌兰浩特市医疗总费用分段补偿结构情况　（单位：%）

项目		0.5万元以下	0.5万元（含）～1万元	1万元（含）～5万元	5万元（含）～10万元	10万元以上	总体
基本医保补偿比例	2018年	50.8	57.5	58.9	57.8	47.2	54.4
	2019年	50.4	56.9	57.7	55.8	47.8	53.7
	2020年	51.0	58.2	60.1	60.2	43.8	54.7
大病保险补偿比例	2018年	0.1	0.5	1.8	5.5	15.0	4.6
	2019年	0.4	0.9	3.5	11.3	24.2	8.1
	2020年	0.2	0.4	2.2	7.6	25.0	7.1
医疗救助补偿比例	2018年	11.0	13.5	14.5	16.9	32.5	17.7
	2019年	9.9	12.9	14.3	15.8	20.8	14.7
	2020年	10.2	12.9	12.9	12.4	5.3	10.7

续表

项目		0.5万元以下	0.5万（含）～1万元	1万（含）～5万元	5万（含）～10万元	10万元以上	总体
总制度补偿比例	2018年	61.9	71.5	75.2	80.2	94.7	76.7
	2019年	60.7	70.7	75.5	82.9	92.8	76.5
	2020年	61.4	68.9	72.1	70.6	74.1	69.4
个人自付比例	2018年	38.1	28.5	24.8	19.8	5.3	23.3
	2019年	39.3	29.3	24.5	17.1	7.2	23.5
	2020年	38.6	31.1	27.9	29.4	25.9	30.6

　　综合以上分析，通过对乌兰浩特市医疗保障补偿水平和结构的分析可以得出以下三个结论。一是从补偿水平看，乌兰浩特市城镇职工基本医疗保险住院补偿水平在79.2%～83.1%之间，城乡居民基本医疗保险住院补偿水平在70.6%～75.6%之间，城乡居民大病保险补偿水平在11.1%～19.5%之间，城乡医疗救助住院补偿水平在8.65%～18.43%之间。二是从补偿结构看，在医疗总费用中，个人自付比例在23.3%～30.6%之间，多重医疗保障制度的总补偿比例在69.4%～76.7%之间。"十四五"时期我国医疗保障发展指标要求为，到2025年个人卫生支出占卫生总费用的比例降至27%。乌兰浩特市该项指标在2018年和2019年在国家约束线范围之内，2020年略超过国家的约束线。三是当医疗总费用低于10万元时，随着医疗总费用的上升，三项医疗保障制度补偿比例也逐渐上升，且基本医疗保险给予的补偿费用占很大比例，为50.4%～60.2%。但当医疗总费用超过10万元时，基本医疗保险给予的补偿费用所占比例下降到50%以下，城乡居民大病保险和城乡医疗救助给予的补偿费用大幅提高，城乡居民大病保险最高时能达到25.0%，城乡医疗救助最高时能达到32.5%。

　　因此，笔者建议进一步降低城乡居民大病保险起付标准，让更多患大病居民享受到城乡居民大病保险保障；提高城乡医疗救助群体民政救助标准，加强政府兜底保障功能，缓解特殊困难群体的经济负担；合理厘定不同医疗费用层级的补偿比例，充分发挥医疗保障对不同需求层次群体疾病经济风险的保障作用；加强制度宣传，进一步扩大医疗保障体系覆盖面，将依旧处于医保体系覆盖范围之外的群体纳入保障体系中，巩固现有保障水平。

第三节　民族地区医疗保障最优补偿水平测算

研究医疗保障的最优补偿水平，是深入实施健康中国战略的重要方面，与此同时，分析民族地区医疗保障的补偿水平，是有效完善民族地区医疗保障功能，推进我国社会保障制度向高质量、可持续均衡方向发展的必要之举，也是构建中国特色社会保障体系的应有之义。本节分别讨论了民族地区城镇职工基本医疗保险、城乡居民基本医疗保险、城乡居民大病保险和城乡医疗救助的最优补偿水平。

一、医疗保障补偿水平研究回顾

医疗保障补偿水平的合理厘定是卫生研究领域中的重要议题，也是公共卫生政策领域研究的热点。国内外学者对医疗保障补偿水平进行了大量的研究。

（一）基本医疗保险补偿水平相关研究

早期的研究学者发现医疗保险会引起医疗服务的大幅增加，医疗保险的给付应确定合理的双方共担机制，防止医疗保险收支失衡[1][2]。Pauly认为医疗服务的过度需求导致了道德风险的发生[3]。其他研究学者将医疗服务供方引入研究，发现医疗服务供方同样会导致道德风险增加，这是因为第三方付费机制的引入，使医疗服务供方基于收益最大化的目标而产生过度服务或诱导需求[4][5]。基于此，有学者对非线性最优医疗保障的设计进行了分析，认为医疗保障补偿水平

---

①ZECKHAUSER R. Medical insurance: A case study of the tradeoff between risk spreading and appropriate incentives. Journal of Economic Theory, 1970, 2(1):10-26.

②ARROW K J. Uncertainty and the welfare economics of medical care. The American Economic Review, 1963, 53(5):941-973.

③PAULY M V. Over insurance and public provision of insurance: the roles of moral hazard and adverse selection. Quarterly Journal of Economics, 1974, 88:44-62.

④EVANS R G. The economics of health and medical care. Canadian Journal of Economics/Revue canadienne d'Economique, 1976, 9(3):532-537.

⑤MANNING W G, NEWHOUSE J P, DUAN N, et al. Health insurance and the demand for medical care: evidence from a randomized experiment. The American Economic Review, 1987, 77(3):251-277.

和居民健康状况相关，应根据居民健康状况设计不同的医疗保险补偿水平[1][2]。Nyman认为医疗保险水平的提升除了降低医疗服务相对价格带来不合理医疗服务需求的道德风险损失之外，还带来基于消费平滑的福利价值，医疗保险最优补偿水平应将消费平滑效应的福利价值与道德风险置于统一的框架下进行考虑[3]。在此基础上，Chetty基于社会福利最大化理论，改进了Baily的经典的失业保险最优化模型，并首次用于医疗保险最优水平估计[4][5]。为了进一步提高社会福利最大化理论和研究数据结合的有效性，Chetty和Finkelstein将医疗保险的社会福利效应和道德风险分别表示为消费平滑效果和医疗服务需求弹性的充分统计量的函数形式，纳入研究模型[6][7]。目前，基于社会福利最大化理论求解社会保险最优补偿水平的研究方法获得国内外学者一致认可，并广泛用于基本医疗保险最优补偿水平的测定[8][9][10]。

（二）城乡居民大病保险补偿水平相关研究

随着城乡居民大病保险制度的推进，许多学者开始评价城乡居民大病保险制度的运行效果。有学者从城乡居民大病保险制度及其实施效果角度出发，分

①BUCHANAN J L, KEELER E B, ROLPH J E, et al. Simulating health expenditures under alternative insurance plans. Management Science, 1991, 37(9):1067-1215.

②BLOMQVIST A. Optimal non-linear health insurance[J]. Journal of Health Economis, 1997, 16(3):303-321.

③NYMAN J A. The value of health insurance: the access motive[J]. Journal of Health Economics, 1999, 18(2).141-152.

④CHETTY R. Sufficient statistics for welfare analysis: a bridge between structural and reduced—form methods. Annual Review of Economics, 2009, 1:451-488.

⑤BAILY M N. Some aspects of optimal unemployment insurance. Journal of Public Economics, 1978, 10(3): 379-402.

⑥CHETTY R, FINKELSTEIN A. Social insurance: connecting theory to data. Handbook of Public Economics, 2013, 5:111-193.

⑦CHETTYR. A general formula for the optimal level of social insurance. Journal of Public Economics, 2006, 90(10):1879-1901.

⑧BRONCHETTI E T. Workers' compensation and consumption smoothing. Journal of Public Economics, 2012, 96(5-6):495-508.

⑨赵绍阳, 臧文斌, 尹庆双. 医疗保障水平的福利效果[J]. 经济研究, 2015, 50(8):130-145.

⑩鲍震宇, 赵元凤. 农村居民基本医疗保险的最优支付水平研究[J]. 保险研究, 2017, (10):102-117.

析了江苏省部分县、市城乡居民大病保险制度的运行效果[①]。也有学者从城乡居民大病保险制度的覆盖率、补偿水平和大病医疗费用等角度出发，分析了我国农村地区大病保险的保障效果[②]。还有部分学者比较了不同补偿方式下城乡居民大病保险制度的运行效果，如周晋和金昊就分别对不同病种和费用等方式下大病保险制度的起付线、封顶线和补偿效率进行分析，发现以费用界定大病可使参保人享有更高的公平性，同时在无病种限制的补偿方案中产生的总效用大于有病种限制的补偿方案[③]。仇雨临等人认为，高额医疗费用的界定方式、起付线和封顶线的设置与大病保险制度的目标不符，大病保险具有普惠效应，但对真正面临灾难性医疗支出风险的人群保障水平有限，因而需要进一步优化大病的界定标准[④]。

（三）医疗救助补偿水平相关研究

城乡医疗救助制度作为我国保障城乡特殊弱势群体合理享受医疗服务的一项基本制度，对于提升城乡特殊弱势群体的健康水平发挥着重要作用。学者关注的点主要在于分析我国城乡医疗救助体系、筹资水平和保障效果等方面的问题[⑤][⑥][⑦]。综合以上分析结果可知，现有研究分别就医疗保障中的基本医疗保险、城乡居民大病保险和城乡医疗救助的实施状况进行了分析，但对于如何厘定医疗保障最优补偿水平的研究较少，尤其是针对我国民族地区医疗保障制度最优补偿水平的分析较为少见。事实上，对民族地区医疗保障制度的补偿水平进行厘定，是巩固脱贫攻坚成果，推动各区域经济协同发展、实现共同富裕的重要一环，也是本研究主要目的之一。

因此，本研究尝试采用充分统计量、微观模拟法等方法，探析民族地区医疗保障最优补偿水平，以期为民族地区医疗保障制度的发展与完善提供一定的

①顾海，朱晓文，钱瑛琦.大病保险政策评价指标体系构建与效果评价——以江苏省为例[J].中国卫生管理研究，2016(1):63-83＋198.

②丁一磊，杨妮超，顾海.中国农村居民重大疾病保障制度评价指标体系构建及运行效果分析——以东中西部101个医保统筹地区为例[J].南京农业大学学报(社会科学版)，2017,17(6):48-58＋163.

③周晋，金昊.大病医保体系内的制度差异及其公平和效率评价[J].大连理工大学学报（社会科学版），2016,37(1):83-89.

④仇雨临，冉晓醒.大病保险创新发展研究：实践总结与理论思考[J].江淮论坛，2019(6):156-162.

⑤李春根，赖志杰.论城乡一体化社会救助体系的构建[J].财政研究，2010(3):31-35.

⑥白晨.转移还是消化:省级政府基本公共服务筹资策略及其效果分析——来自医疗救助服务的证据[J].中国软科学，2020(1):95-103.

⑦张小娟.我国医疗救助兜底保障问题的实证研究[J].卫生经济研究，2022,39(4):1-6.

理论与实践参考。

二、数据来源与测算方法

（一）数据来源

本节实证分析采用的数据主要来源于两个方面：一是2020年乌兰浩特市人民医院居民医保结算系统的数据，包含就诊居民的个人信息和住院补偿情况，主要用于评估民族地区基本医疗保险水平是否达到最优，以及分析城乡居民大病保险和城乡医疗救助最优补偿水平；二是2020年中国家庭追踪调查（CFPS）数据，主要选取民族地区样本数据，估计城镇职工基本医疗保险和城乡居民基本医疗保险最优补偿水平。

（二）测算方法

1. 充分统计量

基于社会福利最大化理论求解基本医疗保险最优水平的研究方法是目前的主流方法，其中以 Chetty 和 Finkelstein 的研究模型最为经典。其原理如下：首先，基于社会福利最大化理论，在对福利效应和道德风险进行权衡的基础上，建立基本医疗保险最优补偿水平的理论模型；其次，在统一的理论模型框架下，通过充分统计量的函数形式构建出估计最优医疗保障补偿水平的计量模型，并估计相关参数；最后，基于理论和数据判断现行医疗保障的补偿水平是否达到最优，并进一步探讨基本医疗保险的最优补偿水平。本研究主要采用如下 Chetty 和 Finkelstein 的简化模型进行分析。

$$\frac{u'(c_0) - u'(c_1)}{u'(c_1)} = \frac{\varepsilon_{p,b}}{p} \tag{5-1}$$

$$M_w(b) = \frac{u'(c_0) - u'(c_1)}{u'(c_1)} - \frac{\varepsilon_{p,b}}{1-p} \tag{5-2}$$

式（5-1）中，Chetty 和 Finkelstein 根据个体的健康状况，分别建立了基于消费的两种效用函数，即健康状态下的消费效用函数 $u'(c_1)$ 和生病状态下的消费效用函数 $u'(c_0)$，$\varepsilon_{p,b}$ 为医疗服务需求价格弹性，表示医疗保险补偿水平对居民卫生服务需求的影响，p 表示居民健康的概率。该模型将医疗保险带来的福利效用分成两个部分。等式左边表示的是在健康与生病状态下的消费边际效用之差即医疗保险报销带来的消费平滑边际收益；等式右边表示的是基于医疗保险水平变化带来的道德风险损失效用。当两种效用相等，即式（5-2）中社会福

利边际效应 $M_w(b)=0$ 时，表明此时的医疗保险补偿水平达到最优。如果前者大于后者，即 $M_w(b)>0$，说明当前的医疗保险补偿水平低于最优水平；如果 $M_w(b)<0$，则说明当前医疗保险补偿水平高于最优水平。因此，式（5-2）可以作为判断现行医疗保险制度下，其医疗保障水平是否达到最优的判别式。

进一步，参考 Gruber[①]、赵绍阳等[②]和鲍震宇等[③]学者的研究，假设效用函数是常相对风险厌恶系数效用：

$$\frac{u'(c_0)-u'(c_1)}{u'(c_1)}=\frac{u'(c_0)}{c_1}-1=(\frac{c_1}{c_0})^\gamma-1 \qquad (5\text{-}3)$$

式中，γ 是相对风险厌恶系数。式(5-1)因此可以进一步近似为：

$$M_w(b)=(\frac{c_1}{c_0})^\gamma-1-\frac{\varepsilon_{p,b}}{(1-p)} \qquad (5\text{-}4)$$

$$b=\frac{\varepsilon_{p,b}/p}{\beta}\cdot\frac{1}{\gamma}-\frac{\alpha}{\beta} \qquad (5\text{-}5)$$

根据式（5-4）可知，判断当前医疗保障水平是否最优，只需要估计4个关键的充分统计量：c_1/c_0、γ、$\varepsilon_{p,b}$ 以及 p。其中 c_1/c_0 代表健康与生病状态下的消费水平之比，即消费平滑效应，γ 代表风险厌恶系数，$\varepsilon_{p,b}$ 是医疗服务需求价格弹性，p 是平均住院率。基于这4个参数的估计结果，就可以根据 $M_w(b)$ 的大小估计基本医疗保险最优补偿水平。另外，参照鲍震宇和赵元凤的研究可进一步得出消费平滑效应系数 β 和没有医疗保障时的消费下降率 α，并结合式（5-5）估计医疗保险最优补偿水平 b。

2. 微观模拟法

微观模拟法最早在1957年由美国学者 Orcutt 提出，是一种基于微观个体定量研究宏观经济政策效应的分析工具，主要是将某项特殊政策、制度设计或实施办法作为介入措施，进而模拟有关政策的实施过程。目前，微观模拟法已普遍用于分析医疗保险制度、养老保险制度或社会救助制度等社会保障制度的改革对居民健康、经济保障等方面的影响。已有部分学者通过构建医疗保险的微

① GRUBER J，YELOWITZ A. Public health insurance and private savings. Journal of Political Economy，1999，107(6):1249-1274.

②赵绍阳,臧文斌,尹庆双.医疗保障水平的福利效果[J].经济研究,2015,50(8):130-145.

③鲍震宇,赵元凤.农村居民基本医疗保险的最优支付水平研究[J].保险研究,2017,(10):102-117.

观模拟模型，模拟分析了我国医疗保险制度的实施效果[1][2]。

微观模拟法是研究评价医疗保险制度决策和保障效果的有效方法之一，适用于本研究对民族地区城乡居民大病保险制度和城乡医疗救助制度最优补偿水平的分析。

三、民族地区医疗保障最优补偿水平测算结果分析

（一）城镇职工基本医疗保险最优补偿水平测算

1. 基于医院数据的最优补偿水平分析

结合前文内容，判断当前民族地区城镇职工基本医疗保险的保障水平，只需要估计4个关键的充分统计量，即 c_1/c_0、γ、$\varepsilon_{p,b}$ 以及 p。本研究主要依托现有研究文献和实证回归分析的方式，估计各参数。

1）消费平滑效应 c_1/c_0

赵绍阳研究发现，2010年一次大病冲击导致家庭非医疗消费水平平均下降1944元，占家庭年平均消费水平的9.5%，这一占比低于Cochrane对美国家庭研究所得的结果值（15%）[3]。基于这一占比，可大致估计得到健康状态下的消费水平是疾病状态下消费水平的1.095倍，即 $c_1/c_0=1.095$，说明我国城镇居民不能通过医疗保险完全"平滑"大病冲击对消费的影响。

2）风险厌恶系数 γ

在国内，较少有文献估计风险厌恶系数。封进等通过研究认为农村居民风险规避程度要远高于消费支出，估算其相对风险厌恶系数在8.5左右[4]。赵绍阳等[5]、鲍震宇等[6]学者在此基础上认为我国居民相对风险厌恶系数在5~6之间。因此，本研究基于现有文献研究基础，对相对风险厌恶系数取值1~10。

①熊林平.中国医疗保险制度微观模拟模型研究[M].北京:科学出版社,2014.

②田文华,段光锋.上海市城乡居民大病保险补偿的微观模拟分析[J].同济大学学报（社会科学版）,2020,31(5):114-124.

③COCHRANE J H . A simple test of consumption insurance[J]. Journal of Political Economy,1991,99(5).957-976.

④封进,余央央.中国农村的收入差距与健康[J].经济研究,2007,(1):79-88.

⑤赵绍阳,臧文斌,尹庆双.医疗保障水平的福利效果[J].经济研究,2015,50(8):130-145.

⑥鲍震宇,赵元凤.农村居民基本医疗保险的最优支付水平研究[J].保险研究,2017(10):102-117.

3）医疗服务需求价格弹性 $\varepsilon_{p,b}$

借鉴赵绍阳等的做法，本研究采用2020年乌兰浩特市医疗保障结算系统数据，以住院医疗费用（对数）作为因变量，报销比例、年龄及其平方项等作为自变量进行普通最小二乘回归，估计医疗服务需求价格弹性 $\varepsilon_{p,b}$。表5-20中模型1是乌兰浩特市参加城镇职工基本医疗保险居民对医疗服务需求价格弹性的回归结果，模型2在模型1的基础上进一步控制了性别、年龄及其平方项等变量。模型2的结果显示，在对性别、年龄及其平方项等变量进行控制的情况下，城镇职工基本医疗保险的医疗服务需求价格弹性系数为1.226，且在1％的统计水平上显著。这一结果说明，乌兰浩特市城镇职工基本医疗保险的报销水平每提升1个单位，其住院医疗费用增加1.226个单位，即提升城镇职工基本医疗保险报销水平将导致医疗服务需求的增加。

表5-20　乌兰浩特市城镇职工基本医疗保险医疗服务需求价格弹性回归结果

变量	模型1		模型2	
	回归系数	稳健标准误	回归系数	稳健标准误
报销比例	1.345***	（0.187）	1.226***	（0.196）
性别			0.082***	（0.028）
年龄			0.008	（0.007）
年龄平方			−0.001	（0.001）
常数项	7.681***	（0.144）	7.352***	（0.192）
样本量	2954		2954	
R^2	0.057		0.064	

注：***表示1％的显著水平，括号中为稳健性标准误。

根据式（5-4）可以计算得到乌兰浩特市城镇职工基本医疗保险的社会福利值。表5-21显示，在给定消费平滑效应 c_1/c_0 以及医疗服务需求价格弹性参数的条件下，乌兰浩特市城镇职工基本医疗保险的社会福利边际效应 $M_w(b)$ 随着风险厌恶系数的提高而提高。只有当风险厌恶系数等于10时，社会福利边际效应 $M_w(b)$ 才大于0，说明乌兰浩特市城镇职工基本医疗保险的实际补偿水平低于最优补偿水平。因此，只有当风险厌恶系数等于10时，乌兰浩特市城镇职工基本医疗保险才能达到最优补偿水平。

表5-21　乌兰浩特市城镇职工基本医疗保险社会福利边际效应分析结果

风险厌恶系数（γ）	$M_w(b)$
	$\varepsilon_{p,b}=1.23$
1	−1.20
2	−1.09
3	−0.98
4	−0.85
5	−0.72
6	−0.57
7	−0.40
8	−0.22
9	−0.03
10	0.19

注：2020年1—12月乌兰浩特市住院情况统计显示居民住院率为5.3%。

2. 基于CFPS数据的最优补偿水平估计

为进一步估计民族地区城镇职工基本医疗保险最优补偿水平，须估计式（5-5）中的各类参数如消费平滑效应系数β等，因此这里选用2020年中国家庭追踪调查数据进行分析。基于研究目的，对数据进行了一系列清洗过程，具体操作步骤如下：首先，考虑到本研究关注的对象为民族地区医疗保险，根据数据中的省份编码筛选出民族地区样本；其次，筛选研究中所需要的各类变量如个人基本特征和医疗服务利用情况等；最后，考虑到城镇职工基本医疗保险和城乡居民基本医疗保险在补偿水平上存在较大的制度差异，我们还根据受访样本参保的医疗保险制度不同，将其分为城镇职工样本和城乡居民样本两组。最后获得2229个有效样本，其中，城镇职工样本为172个，占总样本的7.7%；城乡居民样本为2057个，占总样本的92.3%。具体变量及其均值情况如表5-22所示。

表5-22　变量及其描述性统计

变量	总样本		城镇职工样本		城乡居民样本	
	均值	标准差	均值	标准差	均值	标准差
性别	0.536	0.499	0.599	0.492	0.530	0.499
年龄	39.199	17.919	41.349	15.343	39.019	18.109

续表

变量	总样本		城镇职工样本		城乡居民样本	
	均值	标准差	均值	标准差	均值	标准差
受教育程度	2.720	2.008	4.459	2.617	2.575	1.878
户口类型	0.457	0.617	0.837	0.619	0.425	0.606
婚姻状况	0.642	0.480	0.791	0.408	0.629	0.483
个人收入	9.582	1.231	10.539	1.159	9.502	1.204
是否住院	0.103	0.304	0.116	0.321	0.102	0.302
总费用	3.740	3.632	4.718	3.562	3.659	3.626
自付费用	3.463	3.479	4.034	3.522	3.415	3.472
报销比例	0.104	0.245	0.196	0.341	0.097	0.234
样本量	2229		172		2057	

表5-23中模型1和模型2为民族地区城镇职工基本医疗保险医疗服务需求价格弹性 $\varepsilon_{p,b}$ 的分析结果,模型2在模型1的基础上进一步控制了省区固定效应。表5-23的结果显示,在控制省区固定效应和其他条件的情况下,民族地区城镇职工基本医疗保险的医疗服务需求价格弹性系数为0.274,且在1%的统计水平上显著,即民族地区城镇职工基本医疗保险住院补偿水平的消费平滑效果的参数 β 为0.274。

表5-23 民族地区城镇职工基本医疗保险医疗服务需求价格弹性分析

变量	模型1		模型2	
	回归系数	稳健标准误	回归系数	稳健标准误
报销比例	0.212***	(0.051)	0.274***	(0.017)
性别	−0.011	(0.052)	−0.014	(0.012)
年龄	0.003	(0.003)	0.001**	(0.001)
受教育程度	0.005	(0.017)	−0.003	(0.004)
户口类型	−0.047	(0.053)	−0.002	(0.010)
婚姻状况	0.093	(0.093)	0.021	(0.165)
个人收入	0.007	(0.019)	0.001	(0.005)
省区固定效应	未控制		控制	

变量	模型1		模型2	
	回归系数	稳健标准误	回归系数	稳健标准误
样本量	172		172	
Pseudo R^2	0.181		0.261	

注：***、**分别表示1%、5%的显著水平。

鲍震宇等（2017）学者的研究表明，我国基本医疗保险的消费平滑系数在0.32左右，当政府不提供医疗保险报销时居民家庭消费支出的下降率数值为0.256，即参数 α 的值为0.256。同时，前文描述性统计结果显示总样本住院率 p 值为0.103。据此，根据式（5-5）可计算出民族地区城镇职工基本医疗保险的最优补偿水平。具体情况如表5-24所示。

表5-24 民族地区城镇职工基本医疗保险最优补偿水平估计结果

风险厌恶系数（γ）	b
	$\varepsilon_{p,b}=1.23$
1	1.755
2	1.278
3	1.118
4	1.039
5	0.991
6	0.959
7	0.936
8	0.919
9	0.906
10	0.896

结合表5-21和表5-24的分析结果可知，只有当风险厌恶系数为10及以上时，民族地区城镇职工基本医疗保险社会福利边际效应才大于0，即其补偿水平最接近最优水平，为89.6%。

（二）城乡居民基本医疗保险最优补偿水平测算

1. 基于医院数据的最优补偿水平分析

表5-25中模型1和模型2描述的是乌兰浩特市城乡居民基本医疗保险医疗服务需求价格弹性 $\varepsilon_{p,b}$ 的回归结果，模型2在模型1的基础上进一步控制了性别、年龄及其平方项等变量。结果显示，在对性别、年龄及其平方项等变量进行控制的情况下，城乡居民基本医疗保险的医疗服务需求价格弹性系数为4.306，且在1%的统计水平上显著。这一结果说明，乌兰浩特市城乡居民基本医疗保险的报销水平每提升1个单位，其住院医疗费用增加4.306个单位，提升城乡居民基本医疗保险报销水平将导致医疗服务需求的增加。

表5-25　乌兰浩特市城乡居民基本医疗保险医疗服务需求价格弹性的回归结果

变量	模型1		模型2	
	回归系数	稳健标准误	回归系数	稳健标准误
报销比例	4.800***	(0.237)	4.306***	(0.263)
性别			0.104***	(0.017)
年龄			0.015***	(0.002)
年龄平方			−0.0001***	(0.001)
常数项	6.036***	(0.131)	5.831***	(0.111)
样本量	6433		6433	
R^2	0.320		0.344	

注：***表示1%的显著水平。

结合前文内容，根据式（5-4）可以计算得到乌兰浩特市城乡居民基本医疗保险的社会福利边际效应。表5-26显示，在给定消费平滑效应 c_1/c_0 以及医疗服务需求价格弹性参数的条件下，乌兰浩特市城乡居民基本医疗保险的社会福利边际效应 $M_w(b)$ 随着风险厌恶系数的提高而提高。当风险厌恶系数小于18时，其社会福利边际效应 $M_w(b)$ 均小于0，说明乌兰浩特市城乡居民基本医疗保险的实际补偿水平低于最优补偿水平。这也从侧面反映出民族地区城乡居民风险负担能力较低，当其风险负担能力提高时需提升社会福利水平，即进一步提升医疗保险补偿水平。

表5-26 乌兰浩特市城乡居民基本医疗保险社会福利边际效应分析结果

风险厌恶系数(γ)	$M_w(b)$
	$\varepsilon_{p,b}=4.31$
1	-3.45
2	-3.34
3	-3.23
4	-3.10
5	-2.97
6	-2.82
7	-2.65
8	-2.47
9	-2.28
10	-2.06
⋮	⋮
18	0.01

2.城乡居民基本医疗保险最优补偿水平分析

表5-27中模型1和模型2描述的是民族地区城乡居民基本医疗保险医疗服务需求价格弹性 $\varepsilon_{p,b}$ 的分析结果，模型2在模型1的基础上进一步控制了省区固定效应。表5-27的结果显示，在控制省区固定效应和其他条件的情况下，民族地区城乡居民基本医疗保险的医疗服务需求价格弹性系数为0.272，且在1%的统计水平上显著，即民族地区城乡居民基本医疗保险住院补偿水平的消费平滑效果的参数 β 为0.272。

表5-27 民族地区城乡居民基本医疗保险医疗服务需求价格弹性分析结果

变量	模型1		模型2	
	回归系数	稳健标准误	回归系数	稳健标准误
报销比例	0.290***	(0.059)	0.272***	(0.017)
性别	0.012	(0.059)	-0.015	(0.012)
年龄	0.001	(0.004)	0.001**	(0.001)
受教育程度	0.002	(0.020)	-0.003	(0.004)
户口类型	-0.060	(0.062)	0.001	(0.009)

续表

变量	模型 1		模型 2	
	回归系数	稳健标准误	回归系数	稳健标准误
婚姻状况	0.130	(0.084)	0.016	(0.016)
个人收入	0.010	(0.020)	0.002	(0.006)
省区固定效应	未控制		控制	
样本量	2057		2057	
PseudoR^2	0.268		0.277	

注：***、**分别表示1%、5%的显著水平。

在前文估计的各参数基础上，根据式（5-5）可计算出民族地区城乡居民基本医疗保险的最优补偿水平，具体情况如表5-28所示。结合表5-26和表5-28的分析结果可知，只有当风险厌恶系数为18及以上时，民族地区城镇居民基本医疗保险社会福利边际效应才大于0，即其补偿水平最接近最优水平，为80.1%。

表5-28　民族地区城乡居民基本医疗保险最优补偿水平估计结果

风险厌恶系数(γ)	b
	$\varepsilon_{p,b}=4.31$
1	1.747
2	1.274
3	1.116
4	1.037
5	0.989
6	0.958
7	0.935
8	0.918
9	0.905
10	0.895
⋮	⋮
18	0.801

综上分析，可见民族地区基本医疗保险中，城镇职工基本医疗保险的最优补偿水平高于城乡居民基本医疗保险。但当前民族地区城镇职工基本医疗保

和城乡居民基本医疗保险的补偿比例均低于最优补偿水平，预示着在一定范围内提高民族地区基本医疗保险的补偿水平可带来较大的社会福利效益，有利于提高民族地区基本医疗保险对居民经济风险的保障能力。

（三）城乡居民大病保险最优补偿水平测算

1. 方案设计

我国大部分地区以医疗费用作为界定大病的标准，即将个人年度累计负担的医疗费用超过当地上一年度人均可支配收入的参保者作为补偿对象。由此可见，城乡居民大病保险起付标准是决定居民能否获得大病保险补偿的重要因素。据此，本研究主要根据不同的起付标准设计不同的模拟方案，以此分析民族地区城乡居民大病保险的最优补偿水平。如表5-29所示，根据地区人均可支配收入和不同的系数分别设计了10种不同的方案，其中自付限额以现有研究常用的灾难性卫生支出标准即以世界卫生组织制定的人均可支配收入的40%为界定标准进行确定。

表5-29 乌兰浩特市城乡居民大病保险补偿水平模拟方案

模拟方案	起付标准 （地区人均可支配收入×系数）	自付限额 （灾难性卫生支出警戒线）
方案1	人均可支配收入×1.0	人均可支配收入×0.4
方案2	人均可支配收入×0.9	人均可支配收入×0.4
方案3	人均可支配收入×0.8	人均可支配收入×0.4
方案4	人均可支配收入×0.7	人均可支配收入×0.4
方案5	人均可支配收入×0.6	人均可支配收入×0.4
方案6	人均可支配收入×0.5	人均可支配收入×0.4
方案7	人均可支配收入×0.4	人均可支配收入×0.4
方案8	人均可支配收入×0.3	人均可支配收入×0.4
方案9	人均可支配收入×0.2	人均可支配收入×0.4
方案10	人均可支配收入×0.1	人均可支配收入×0.4

2. 结果分析

在以上方案设计的基础上分析乌兰浩特市城乡居民大病保险的最优补偿水平，具体分析结果如表5-30所示。

根据表5-30，方案1至方案10分别模拟了由高到低的城乡居民大病保险补偿起付线，可见随着起付线的降低，居民平均补偿费用、总补偿比例均呈现明显的下降趋势，享受城乡居民大病保险补偿的受益人数和受益率呈现上升趋势。"十四五"期间，我国城乡居民政策范围内住院费用补偿比例应保持在70%左右。据此，当总补偿比例为70%以上时，城乡居民大病保险补偿比例与基本医疗保险补偿比例的比值应不低于18.7%，城乡居民大病保险补偿比例需达到11.2%以上。根据估算结果，当医疗保险总补偿水平为80.1%时达到最优，此时城乡居民基本医疗保险补偿水平为59.3%，城乡居民大病保险补偿比例为20.8%。这说明民族地区城乡居民大病保险最优补偿水平为20.8%，且最低不低于11.2%。

表5-30 乌兰浩特市城乡居民大病保险补偿水平的模拟分析结果

模拟方案	起付线/元	系数	自付限额/元	平均补偿费用/元	受益人数/人	受益率/(%)	总补偿比例/(%)	基本医保/(%)	大病保险/(%)
方案1	31497.0	1.0	12598.8	63235.8	307	4.8	80.1	59.3	20.8
方案2	28347.3	0.9	12598.8	59998.7	340	5.3	79.0	59.6	19.4
方案3	25197.6	0.8	12598.8	56347.4	382	5.9	77.6	59.3	18.4
方案4	22047.9	0.7	12598.8	52407.2	434	6.8	75.9	59.5	16.5
方案5	18898.2	0.6	12598.8	48968.4	486	7.6	74.3	59.6	14.7
方案6	15748.5	0.5	12598.8	43429.6	588	9.1	70.9	59.8	11.2
方案7	12598.8	0.4	12598.8	36181.4	781	12.1	65.2	59.9	5.2
方案8	9449.1	0.3	12598.8	27189.9	1212	18.8	—	—	—
方案9	6299.4	0.2	12598.8	18040.7	2277	35.4	—	—	—
方案10	3149.7	0.1	12598.8	10795.6	4957	77.1			

此外，上述分析结果也显示，过高的城乡居民大病保险起付标准将导致城乡居民大病保险受益水平的大幅下降，在一定程度上限制了大病保险的保障效果。据此应合理制定城乡居民大病保险起付标准，提高城乡居民大病保险覆盖水平。同时，分析结果显示，在降低城乡居民大病保险起付标准的同时，城乡居民大病保险补偿水平也随之降低，这主要是因为不同费用等级下居民的报销比例存在差异导致的，暗示着城乡居民大病保险补偿水平应按照城乡居民大病保险费用情况对不同的费用等级设定不同的补偿比例。

（四）城乡医疗救助最优补偿水平测算

1. 方案设计

目前学术界对于城乡医疗救助最优补偿水平的研究较少，本节采用方案模拟的方式分析民族地区城乡医疗救助最优补偿水平。具体分析思路如下：首先，考虑到城乡医疗救助的补偿水平可能受城乡类型和救助对象的不同而存在差异，因此将样本按城乡类型和医疗救助对象进行分组；其次，在民族地区对城乡医疗救助对象界定标准和政策补贴相关规定的基础上，设计具体模拟方案；最后，结合调研样本医疗费用和补偿情况分析城乡医疗救助最优补偿水平。

民族地区享受城乡医疗救助的群体大多为城乡低保或特困供养人员，其经济收入较低，生活主要依靠政府给予的社会救助补贴。其中，2020年乌兰浩特市城市和农村最低生活保障平均标准（A档）分别为每月752元和465元，城市和农村特困人员的基本生活标准为每月1543元和833元（见表5-31）。因此，本研究主要通过将最低生活保障标准作为自付限额，设计乌兰浩特市城乡医疗救助最优补偿水平的模拟方案。

表5-31　2020年乌兰浩特市最低生活保障标准

地区	低保补贴/（元/月）					特困供养补贴/（元/月）
	A档	B档		C档		
		B1	B2	C1	C2	
农村	465	367	315	210	157	833
城市	752	692	629	566	503	1543

本研究依据城市和农村不同救助类型的医疗费用自付限额，分别设计了5种模拟方案，以分析乌兰浩特市城乡医疗救助最优补偿水平，如表5-32所示。其中，方案1至方案5中的自付限额等于政府每月给予的补贴额乘以一定系数。

表5-32　乌兰浩特市城乡医疗救助补偿水平模拟方案　　（单位：元/月）

地区	人员类型	方案1	方案2	方案3	方案4	方案5
		自付限额	自付限额	自付限额	自付限额	自付限额
城市	低保	752.0	564.0	376.0	188.0	0
	特困供养	791.0	593.3	395.5	197.8	0

续表

地区	人员类型	方案1 自付限额	方案2 自付限额	方案3 自付限额	方案4 自付限额	方案5 自付限额
农村	低保	464.8	348.6	232.4	116.2	0
	特困供养	368.5	276.4	184.3	92.1	0

2. 结果分析

表5-33为根据以上模拟方案分析得出的结果，当医疗救助对象自付限额达到政府给予补贴的生活标准（方案1）时，城市、农村低保群体医疗救助比例分别为29.7%和29.3%，自付比例分别为8.6%和4.1%；城市、农村特困供养群体医疗救助比例分别为31.7%和26.0%，自付比例分别为9.9%和2.2%。当医疗救助对象自付比例为0（方案5）时，城市和农村低保群体医疗救助比例分别为38.3%和33.4%，城市和农村特困供养群体的医疗救助比例分别为41.6%和28.2%。

表5-33　乌兰浩特市城乡医疗救助补偿水平的模拟分析结果　　（单位：%）

方案模拟		总体		城市		农村	
		低保	特困供养	低保	特困供养	低保	特困供养
方案1	救助比例	29.5	28.9	29.7	31.7	29.3	26.0
	自付比例	6.4	6.1	8.6	9.9	4.1	2.2
方案2	救助比例	31.1	30.4	31.9	34.2	30.3	26.5
	自付比例	4.8	4.6	6.4	7.4	3.1	1.7
方案3	救助比例	32.7	31.9	34.0	36.7	31.3	27.1
	自付比例	3.2	3.0	4.3	4.9	2.1	1.1
方案4	救助比例	34.3	33.4	36.2	2.1	32.4	27.6
	自付比例	1.6	1.6	39.1	2.5	1.0	0.6
方案5	救助比例	35.9	34.9	38.3	41.6	33.4	28.2
	自付比例	0	0	0	0	0	0

根据以上分析可知，在综合考虑低保群体和特困供养群体自身的经济来源、经济收入状况以及城乡医疗救助基金收支状况的情况下，在城市和农村低保群体发生医疗费用而不影响其基本生活时，政府补贴的部分费用即为低保群体最

高可承受的医疗费用自付限额，即城市和农村低保群体城乡医疗救助最优补偿水平为方案1。城乡特困供养群体由于经济收入水平极低，政府补贴部分为保障其最低生活水平的费用，由此可见城乡特困供养群体的承受医疗费用自负限额基本为0，即城乡医疗救助应对城乡特困供养群体的医疗费用进行兜底补助（方案5）。因此，当城乡低保群体自付比例分别为8.6%和4.1%时，城乡医疗救助对城乡低保群体的补偿水平达到最优，此时城乡低保群体医疗救助最优补偿比例分别为29.7%和29.3%；当城乡特困供养群体自付比例均为0时，城乡医疗救助对城乡特困供养群体的救助水平达到最优，此时城乡特困供养群体医疗救助最优比例分别为41.6%和28.2%。前文分析结果显示，目前乌兰浩特市城乡医疗救助比例较低，和最优补偿比例相比尚存在较大差距。造成这一差距的原因主要为基本医疗保险对城乡医疗救助对象的补偿水平较低，与其他居民相比并未体现出补偿力度的特殊性。同时，基本医疗保险补偿水平较低也在一定程度上增加了城乡医疗救助的负担，使得城乡医疗救助基金面临较大的基金支付压力。

（五）民族地区医疗保障最优补偿方案分析

表5-34描述的是民族地区医疗保障最优补偿方案分析结果。其中，实际比例为2020年乌兰浩特市城乡居民住院样本医疗保障各项制度补偿的基本情况。由表5-34可知，民族地区医疗保障低保或特困供养人员的实际总补偿水平低于最优总补偿水平，低了9.4个百分点。其中，基本医疗保险补偿水平比最优补偿水平低了5.5个百分点，城乡居民大病保险补偿水平比最优补偿水平也低了5.5个百分点，城乡医疗救助和政府兜底补助补偿水平比最优补偿水平高1.6个百分点。

表5-34　民族地区医疗保障最优补偿方案分析结果　　（单位：%）

项目	低保或特困人员		一般居民	
	实际比例	最优比例	实际比例	最优比例
基本医保	53.8	59.3	53.8	59.3
大病保险	15.3	20.8	15.3	20.8
医疗救助	21.5	19.9	0	0
兜底补助				
合计	90.6	100	69.1	80.1

四、民族地区医疗保障补偿机制的优化策略

本研究利用充分统计量、微观模拟法等方法测算了民族地区医疗保障的最优补偿水平，得出以下三个结论。一是从三重医疗保障体系总补偿水平看，民族地区居民通过三重医疗保障制度获得的实际总补偿水平低于最优总补偿水平。民族地区城镇职工和城乡居民通过三重医疗保障制度获得的最优总补偿水平分别为89.6％和80.1％。二是从单个医疗保障制度补偿水平看，对于民族地区城乡居民来说，城乡居民基本医疗保险制度实际补偿水平为53.8％，低于该制度的最优补偿水平（59.3％）；城乡居民大病保险制度实际补偿水平为15.3％，低于该制度的最优补偿水平（20.8％）；为低保和特困人员服务的城乡医疗救助制度实际补偿水平为21.5％，略高于该制度的最优补偿水平（19.9％）。三是从三重医疗保障体系补偿结构上看，不同层次的医疗保障最优补偿水平所占比例应为6：2：2，即基本医疗保险制度最优补偿水平为60％，大病保险制度最优补偿水平为20％，医疗救助制度最优补偿水平为20％。

综合以上研究结果，本研究认为应从三个方面优化民族地区医疗保障补偿机制。

第一，提高基本医疗保险基金统筹层次，适度提高基本医疗保险补偿水平。适度提升基本医疗保险住院补偿水平将有利于提高社会福利水平，但是基本医疗保险基金是限制其政策效果的决定性因素。因此，需进一步提高基本医疗保险基金的统筹层次，将基本医疗保险基金县级统筹提升至地市级或者更高级统筹，拓宽基本医疗保险基金的来源和渠道，在基金充足的前提下适度提升基本医疗保险制度的补偿水平。

第二，制定合理的城乡居民大病保险起付标准，强化差别补偿方式。过高的城乡居民大病保险起付标准将导致居民受益水平的下降，不利于实现预期保障效果。据此应制定合理的城乡居民大病保险起付标准，提高城乡居民大病保险保障水平，充分发挥城乡居民大病保险对居民疾病经济风险的保障作用。同时，城乡居民大病保险补偿水平应按照保险费用情况对不同的费用等级设定不同的补偿比例。

第三，适当控制政府对城乡医疗救助的财政投入，拓宽城乡医疗救助范围。本研究的分析结果显示，民族地区针对城乡低保和城乡特困供养等群体的城乡医疗救助补偿水平稍高于最优补偿水平，即已达到合理保障这两类弱势群体的

最优水平。据此，建议政府适度控制城乡医疗救助基金的财政投入，适度拓宽城乡医疗救助范围。同时，建议将其他特殊困难群体如收入较低的贫困边缘群体等纳入城乡医疗救助体系中，充分发挥城乡医疗救助制度对低收入、城乡弱势群体的保障作用。

第六章 民族地区医疗保障治理机制及其优化

行政效率是衡量行政管理水平的重要指标，也是政府行政机构进行管理改革的出发点和归宿点[①]。一个国家或地区的行政管理效率直接影响一项政策的实施效果，而民族地区的行政管理效率较低，不能达到政策实施的最佳效果。因此，把握民族地区行政管理的特征和规律，能够提高民族地区现代化治理能力，从而促进民族地区医疗保障事业的健康发展，对建立和完善医疗保障治理体系具有重要作用。

医疗保障治理体系由决策、执行、评价和监督四大部分组成[②]。本研究侧重于省级、地市级及县级三个层次的治理，主要从执行和监督两个层面来分析。其中，执行层面将从医疗保障经办体系和医保服务信息化建设方面展开。医疗保障经办体系直接为群众提供医保服务，是医疗保障政策体系执行的重要层面；医保服务信息化建设是医保经办服务水平提高的重要推动力。建立以防范风险为导向的医保运行监督管理体系则是医疗保障制度有效发挥作用的重要保障。因此，本研究从医保服务和管理长效高质量发展的角度，通过医疗保障经办管理、信息化管理以及监督管理三个方面对医疗保障治理体系省级、地市级及县级的实践进行分析，并基于存在的问题提出相应的优化对策。

第一节 民族地区医疗保障经办机制

2021年9月，国务院办公厅印发的《"十四五"全民医疗保障规划》明确要求"着力健全经办管理服务体系，提升医疗保障基础支撑能力，不断增强服务效能"[③]。医疗保障经办机制是指依法具体负责医疗保障制度实施的机构及其

---

①王正宇.基层政府如何提升行政效率[J].人民论坛,2018(2):44-45.

②温兴生.中国医疗保险学[M]北京:经济科学出版社,2019.

③国务院办公厅.关于印发"十四五"全民医疗保障规划的通知[EB/OL].[2021-09-29].http://www.gov.cn/zhengce/content/2021-09/29/content_5639967.htm.

运行方式，是医疗保障制度规范有序运行和健康发展的根本保障[①]。了解民族地区医疗保障经办机制的发展现状，探讨医疗保障经办机制优化路径，对于提高民族地区医疗保障经办管理效能和服务质量，促进民族地区医疗保障治理现代化具有重要意义。

一、民族地区医疗保障经办管理体制[②]

医疗保障经办管理在全民医保、推进健康中国建设中肩负着贯彻落实党和政府的决策部署、制度政策的重大使命，发挥着基本保障、筹资、推进支付改革和创新管理等重要作用[③]。医疗保障经办管理机构分为省（自治区、直辖市）级、地市级以及县（区）级。其中，县（区）级包含市辖区、县级市、旗、县、自治旗以及自治县。本研究将从民族地区医疗保障经办管理体制在省级、地市级及县级三个层次的实践情况出发，提炼出民族地区医疗保障经办管理体制的实践情况与主要特点。

（一）省级医疗保障经办管理体制

我国医疗保障经办机构经历了从"碎片化"走向整合统一的发展历程。国家医疗保障局成立以前，医疗保障经办工作分别由城镇职工和城镇居民基本医疗保险经办机构、新型农村合作医疗保险经办机构、城乡医疗救助经办机构和工会经办机构等承担，这些机构分别隶属于人力资源和社会保障部、国家卫生健康委员会、民政部和中华全国总工会。2018年，国家医疗保障局成立，整合了分散在多个部门的医疗保障职能，逐步将分散在多个部门的经办机构划转、整合到医疗保障部门，终结了不同医疗保障项目"多头管理"的现象。民族地区均已建立了以医疗保障局和医疗保险经办机构为基础的经办管理体系。

1.省级医疗保障经办机构行政隶属关系和单位性质

医疗保障经办机构负责有关医疗保障的各项业务，一般是全额拨款行政单位、参照《公务员法》管理的事业单位或公益一类事业单位，主要履行参保登记、基金的筹集和管理，与定点医疗机构、定点零售药店签订基本医疗保险服

---

①郑功成，申曙光.医疗保障蓝皮书：中国医疗保障发展报告（2020）：新机构、新成就、新挑战与新前景[M].北京:社会科学文献出版社,2020.

②本节数据来源于国家医疗保障局官方网站及各省区医疗保障局官方网站，经整理而得。

③唐霁松.医保经办管理与时俱进的几点意见——基于建立"四更"全民医保推进健康中国建设的思考[J].中国医疗保险,2016(12):30-35.

务合同，协议管理医疗服务行为等，并对其履行情况进行监督等职责。

民族地区的省级医疗保障经办机构都按照统筹区内属地管理原则提供参保人登记、定点药店管理等经办管理和服务。医疗保障经办机构的单位性质都是事业单位，大致可分为两类：一是属于正处级的公益一类事业单位性质，例如内蒙古自治区、宁夏回族自治区和广西壮族自治区的医疗保障经办机构；二是属于当地医疗保障局直属的事业单位，为参照《公务员法》管理的事业单位性质，如新疆维吾尔自治区、西藏自治区、青海省、云南省和贵州省的医疗保障经办机构。

2.省级医疗保障经办机构的数量和名称

民族地区医疗保障经办机构数量存在差异。表6-1反映了民族地区医疗保障经办机构数量。整体来看，广西壮族自治区、云南省的医疗保障经办机构数量远远高于其他民族地区，青海省仅有10家医疗保障经办机构。省级医疗保障经办机构设置数量大体相同，其中内蒙古自治区和青海省的医疗保障经办机构有2家。民族地区地市级医疗保障经办机构设置数量参差不齐，但都与当地的行政区域划分数量保持一致，其中县（区）级基层医疗保障经办机构设置数量差异较大，机构数最少的是青海省，县（区）级医疗保障经办机构数量为0；机构数量最多的是云南省，县（区）级医疗保障经办机构有118家。

表6-1　民族地区医疗保障经办机构数量　　　　（单位：家）

民族省区	内蒙古自治区	西藏自治区	宁夏回族自治区	广西壮族自治区	新疆维吾尔自治区	青海省	云南省	贵州省
省级	2	1	1	1	1	2	1	1
地市级	12	7	5	14	14	8	16	9
县（区）级	76	11	10	88	75	0	118	67
合计	90	19	16	103	90	10	133	78

数据来源：国家医保服务平台，https://fuwu.nhsa.gov.cn/nationalHallSt/#/search/agency－inquiry.

民族地区省级医疗保障经办机构名称不一，有的机构名称为"医疗保险"，有的为"医疗保障"，有的为"医疗保障事务"，有的为"医疗保障事业"。所用机构名词也不尽相同，有的用"服务中心"，有的用"管理中心"，有的用"发展中心"。例如，内蒙古自治区的医疗保障经办机构名称为医疗保险服务中心和异地就医结算服务中心；宁夏回族自治区和青海省为医疗保障经办服务中心，其中青海省还有医疗保障信息中心，它的单位类型是异地就医结算服务中心；西藏自治区为医疗保障服务中心；广西壮族自治区和新疆维吾尔自治区分别为医疗保障事业管理中心和医疗保障事业发展中心；贵州省为医疗保障事务中心；云南省则为医疗保险基金管理中心和医疗保险异地费用结算中心。这种状况不仅影响医疗保障经办系统的统一形象，而且会导致公众的认知障碍，不利于医疗保障经办管理体制的标准化、统一化。

3.省级医疗保障经办机构内设部门

民族地区省级医疗保障经办机构的内设部门不统一，主要分为两类：一类是按险种设置，如宁夏回族自治区医疗保障经办服务中心分为城镇职工保险科和城镇居民保险科，用以处理经办事务；另一类是按业务流程设置，如新疆维吾尔自治区医疗保障事业发展中心、贵州省医疗保障事务中心、内蒙古自治区医疗保险服务中心和西藏自治区医疗保障服务中心。

即使是同一级别不同地区的经办机构，其内设部门也存在差异。如新疆维吾尔自治区的医疗保障经办机构名为医疗保障事业发展中心，设有综合业务部、医疗保障基金财务部、定点机构管理服务部、异地就医部、社会服务部、基金监管事务部6个部门；西藏自治区的医疗保障经办机构名为医疗保障服务中心，设有办公室、待遇审核科、基金支付科、服务管理科4个部门；内蒙古自治区医疗保障经办机构名为医疗保险服务中心和异地就医结算服务中心，分别设有办公室、基金管理科、医药服务科、综合业务科、待遇保障科、公共服务科、信息统计科7个部门和综合科、结算科2个部门。贵州省的机构名为医疗保障事务中心，设有综合科、基金财务科、参保管理科、稽核管理科、协议管理科5个部门。

（二）地市级医疗保障经办管理体制

本研究对内蒙古自治区兴安盟和贵州省黔东南苗族侗族自治州进行实地调研，考察地市级医疗保障经办情况。

1.地市级医疗保障经办机构区域布局

查询国家医保服务平台可知，兴安盟和黔东南苗族侗族自治州的医疗保障经办机构数量差别明显：兴安盟现有医疗保障经办机构6家，黔东南苗族侗族自治州共有11家医疗保障经办机构。辖区内县级等行政区域数量的不同是两地医疗保障经办机构数量存在差别的重要原因。其中，兴安盟医疗保障经办机构的设置数量与当地的行政区划数量一致，这说明当地的医疗保障经办机构区域布局不合理，可能会影响医疗保障制度的有效运行和发展。

2.地市级医疗保障经办机构单位性质

1）兴安盟医疗保障经办机构单位性质

即便是同一地区的医疗保障经办机构也存在着机构性质界定不统一、配备岗位差距过大、机构级别不统一等问题。表6-2反映了2022年兴安盟医疗保障经办机构设置和人员结构。

表6-2　2022年兴安盟医疗保障经办机构设置及人员结构

地区	项目				
	单位性质				经办机构人员情况
	财政拨款的行政单位	公益一类事业单位	参照《公务员法》管理的事业单位	编制人员数	实有人员数
兴安盟	0	2	0	46	38
乌兰浩特市	0	1	0	44	45
阿尔山市	0	1	0	12	10
科尔沁右前旗	0	0	1	41	37
科尔沁右中旗	0	1	0	41	39
扎赉特旗	0	0	1	32	32
突泉县	0	1	1	37	36
总计	0	6	3	253	237

从单位性质角度看，兴安盟内部的医疗保障经办机构有些属于"公益一类事业单位"，还有些属于"参照《公务员法》管理的事业单位"。其中突泉县医疗保障局有"公益一类事业单位"和"参照《公务员法》管理的事业单位"这两种机构性质。辖区内不同医疗保障经办机构人员配置存在明显差别，如2022年，阿尔山市医疗保障经办机构仅有10名工作人员，而科尔沁右中旗则有39名工作人员。

2）黔东南苗族侗族自治州医疗保障经办机构单位性质

黔东南苗族侗族自治州的医疗保障经办机构设置的类型与兴安盟的医疗保障经办机构相同。表6-3描述了2022年黔东南苗族侗族自治州医疗保障经办机构设置及人员结构。

表6-3　2022年黔东南苗族侗族自治州医疗保障经办机构设置及人员结构

地区	项目				
	单位性质			经办机构人员情况	
	财政拨款的行政单位	公益一类事业单位	参照《公务员法》管理的事业单位	编制人员数	实有人员数
黔东南州	1	—	—	—	—
凯里市	1	—	—	—	—
雷山县	1	—	—	—	—
剑河县	—	—	—	—	—
台江县	—	—	—	—	—
天柱县	1	1	1	—	—
镇远县	—	—	—	—	—
锦屏县	1	1	0	—	—
黄平县	—	—	—	17	13
从江县	—	—	—	24	23
榕江县	1	—	—	—	—
施秉县	1	1	0	—	—
黎平县	1	2	0	35	41
丹寨县	0	1	0	16	15
三穗县	1	2	0	—	—
麻江县	1	1	0	14	14
岑巩县	1	1	0	31	29
总计	11	10	1	137	135

截至2022年6月，黔东南苗族侗族自治州共拥有医疗保障行政机构17个、经办机构24个；现阶段乡（镇、街道）医保业务主要由乡镇（街道）的干部分管，并协调配备兼职医保工作人员2名。黔东南苗族侗族自治州有219个乡镇，共配备医保经办人员449名。黔东南苗族侗族自治州下属的医疗保障经办机构也存在着机构性质不统一的问题，其中，属于财政拨款的行政单位有11家、属于公益一类事业单位的有10家，还有1家属于参照《公务员法》管理的事业单

位。黔东南全州各级医疗保障经办机构编制人员137人，实有人数135人，编制人员数多于实有人员数。

（三）县级医疗保障经办管理体制

县级医疗保障经办机构根据上级要求制定本地的医保经办服务事项清单，优化基层医疗保障经办服务，提升基层群众的获得感、幸福感。本研究以贵州省黔东南苗族侗族自治州的三穗县和河北省承德市的宽城满族自治县为例，探讨民族地区县级医疗保障经办管理的实践情况。

1.医疗保障经办机构设置情况

县级医疗保障经办机构数量较少，主要表现在三穗县和宽城满族自治县负责城乡居民医疗保险经办事务的仅有1个或2个经办机构。图6-1为2021年三穗县医疗保障局机构设置和职能分配图。三穗县医疗保障局内设综合股、待遇保障和基金监管股、医疗保险管理局和医疗保障事业服务中心4个部门①。其中，医疗保险管理局主要承担城镇职工的基本医疗保障经办工作，但在实地调研中发现，医疗保险管理局现在下设信息股和综合服务窗口，用于承担异地就医结算和发票报销等经办事务；医疗保障事业服务中心承担城乡居民基本医疗保障经办事务。

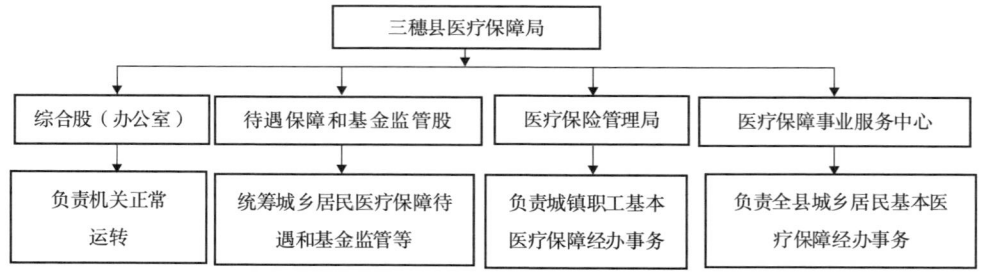

图6-1　2021年三穗县医疗保障局机构设置和职能分配图

查询国家医保服务平台可知，宽城满族自治县的医疗保障经办机构按照服务对象划分为宽城满族自治县城镇职工基本医疗保险服务中心和城乡居民基本医疗保险服务中心，但仅有1个经办机构负责处理全县城乡居民的医疗保障经办事务，经办机构设置数量也较少。

---

①三穗县人民政府办公室.三穗县医保局机构设置[EB/OL].[2021-10-11].http://www.gzss.gov.cn/zfbm/ybj/jgsz_5692562/.

2.医疗保障经办机构名称

民族地区县级医疗保障经办机构大体将以往的碎片化经办管理转变为集中统一管理，但同一级别、不同地区的医疗保障经办机构名称设置并未保持一致，如三穗县的医疗保障经办机构名称为医疗保险管理局和医疗保障事业服务中心；宽城满族自治县的医疗保障经办机构名称为城镇职工基本医疗保险服务中心和城乡居民基本医疗保险服务中心。但两个地方均按照城镇职工和城乡居民的险种来划分医疗保障经办机构。

二、民族地区医疗保障经办能力建设

（一）省级医疗保障经办能力建设

医疗保障经办机构的运行离不开财政资金的支持，医疗保障经办事务的财政支出在一定程度上反映了一个地区对医疗保障经办机构建设的重视程度。表6-4反映了全国和民族地区省级医疗保障经办事务一般公共预算支出的相关情况。医疗保障管理事务支出指医疗保障所有管理方面的支出，包括医疗保障经办事务支出、行政运行支出、信息化建设支出和事业运行支出。其中，医疗保障经办事务支出反映医疗保障基金核算、精算、参保登记、权益记录、转移接续等医疗保障经办事项的支出总和。

表6-4　全国和民族地区省级医疗保障经办事务一般公共预算支出

全国和民族地区	医疗保障管理事务支出/万元			医疗保障经办事务支出/万元			占比/（%）		
	2020年	2021年	2022年	2020年	2021年	2022年	2020年	2021年	2022年
全国	35601.19	12102.96	13651.92	1887.12	580.00	227.35	5.30	4.79	1.67
新疆维吾尔自治区	220306.30	3050.68	2973.26	13565.00	1481.00	1445.00	6.16	48.55	48.60
广西壮族自治区	6834.25	8478.89	11359.99	752.45	705.82	1095.31	11.01	8.32	9.64
西藏自治区	25762.31	34992.09	12274.39	230.50	18892.00	2655.38	0.89	53.99	21.63
云南省	1192.51	2398.74	2457.84	——	50.00	55.00	——	2.08	2.24
贵州省	907.40	11209.78	10233.48	——	164.00	——	——	1.46	——

续表

全国和民族地区	医疗保障管理事务支出/万元			医疗保障经办事务支出/万元			占比/(%)		
	2020年	2021年	2022年	2020年	2021年	2022年	2020年	2021年	2022年
青海省	5699.27	22401.42	5312.78	3571.30	3896.00	3792.00	62.66	17.39	71.38
宁夏回族自治区	10288.69	9882.41	21743.54	—	—	475.00	—	—	2.18
内蒙古自治区	12219.48	24095.58	12891.84	830.91	625.23	1686.57	6.80	2.59	13.08

分地区来看,广西壮族自治区、西藏自治区、内蒙古自治区以及青海省四个地区的医疗保障经办事务支出总体来看是增加的。2022年,除宁夏回族自治区及数据缺失的贵州省,其他民族地区的医疗保障经办事务支出与管理事务支出之比均高于全国平均水平。

统计数据表明,新疆维吾尔自治区、西藏自治区和青海省的预算支出占比波动较大,新疆维吾尔自治区的2020年和2021年预算支出占比相差较大,整体呈现递增趋势。西藏自治区的预算支出占比波动曲线呈现先上升后下降的"倒U形"。青海省的预算支出占比波动曲线则呈现先下降后上升的"正U形"。2021年和2022年的预算支出数据显示,云南省医疗保障经办事务支出呈现小幅增长,医疗保障经办事务支出与管理事务支出之比也在缓慢增加。宁夏回族自治区缺乏2020年和2021年的医疗保障经办事务支出数据,但从其医疗保障管理事务支出数据来看,宁夏回族自治区医疗保障管理事务支出呈现先下降后上升的变动趋势,2022年医疗保障经办事务预算支出仅占医疗保障管理事务支出的2.18%。

(二)地市级医疗保障经办能力建设

民族地区医疗保障经办管理经费主要来源于财政拨款,地市(州、盟)级的医疗保障经办管理经费也主要来源于财政拨款。从兴安盟和黔东南苗族侗族自治州来看,民族地区地市级医疗保障经办机构存在着经办管理能力不足的问题。

1.医疗保障经办机构运行经费情况

1)兴安盟医疗保障经办机构运行经费情况

2020年,国家医疗保障局医疗保障管理事务一般公共决算为29609.49万元，其中医疗保障经办事务支出2033.15万元，占比6.9%。内蒙古自治区医疗保障管理事务一般公共决算为3846.3万元，其中兴安盟医疗保障管理事务一般公共决算为577万元，占内蒙古自治区医疗保障管理事务一般公共决算约15%，属于中等偏上游水平。虽未有其医疗保障经办事务支出决算的数据，但由其所辖地区的经办事务支出比重推测，其比重远低于全国平均水平。

2）黔东南苗族侗族自治州医疗保障经办机构运行经费情况

2020年，黔东南苗族侗族自治州医疗保障管理事务的一般公共决算为596.5万元，其中医疗保障经办事务一般公共决算为33万元，医疗保障经办事务支出占医疗保障管理事务支出比例仅为5.5%。作为对比，国家医疗保障局同年度医疗保障管理事务支出29609.49万元，其中医疗保障经办事务支出2033.15万元，医疗保障经办事务支出占医疗保障管理事务支出比例为6.9%。这在一定程度上反映了黔东南苗族侗族自治州医疗保障经办服务经费投入相对不足，进而可能会影响医疗保障经办服务质量和服务能力。

2. 医疗保障经办人才队伍建设

2020年末，兴安盟共计139.3万人参加基本医疗保险，其中，城镇职工基本医疗保险参保人员23.5万人，缴费17.1万人，缴费人数占参保人数的72.8%。在职人员15.4万人，退休人员8.1万人，在职人员与退休人员之比为1.9∶1，在职人口供养退休人口压力大。兴安盟医疗保障经办机构编制人数共237人，经办机构工作人员与参保人员之比为1∶5878。

2020年末，黔东南苗族侗族自治州参加基本医疗保险的人数为451.85万人，其中参加城镇职工基本医疗保险的人数为31.21万人，参加城乡居民基本医疗保险的人数为420.64万人。黔东南苗族侗族自治州医疗保障经办机构编制人数为330人，经办机构工作人员与参保人员之比为1∶13692。

（三）县级医疗保障经办能力建设

1. 医疗保障经办管理经费情况

县级医疗保障经办机构的经办管理经费主要依赖于上级财政拨款。在实地调研中，三穗县医疗保障局的工作人员表示经办管理经费是财政部门按照职工人数进行预算，包括网费、监督检查费、国家每年投入的财政资金等。宽城满族自治县医疗保障局工作人员也表示经办管理经费主要来源于国家专项资金和地市级统筹资金，无单独经费。总体上说，机构的经办管理经费的上级拨款还是较为充足的，但受制于当地经济发展水平，民族地区医疗保障经办机构经办管理经费与东部沿海地区城市相比还存在差距。

2.医疗保障经办人才队伍建设

在实地调研中，笔者了解到三穗县医疗保障事业服务中心负责城乡医疗保险经办事务，该中心在编人员12人，年龄大多集中在30～50岁。在12个在编工作人员中，本科学历7人、大专学历4人、中专学历1人。该中心在处理全县城乡居民医疗保障经办事务的同时还需要处理单位行政工作、外派驻村以及医保审核等多方面工作，因此往往出现医疗保障经办工作人员不足的情况。

三、民族地区医疗保障经办实施效果

（一）省级医疗保障经办实施效果

医疗保障经办管理和服务是医疗保障治理能力和服务水平的具体体现[①]，是确保医疗保障制度有序运行和高质量发展的重要保障。2020年，国家医疗保障局印发了《全国医疗保障经办政务服务事项清单》，提出各省级医疗保障部门要按照"六统一"（统一事项名称、统一事项编码、统一办理材料、统一办理时限、统一办理环节、统一服务标准）和"四最"（服务质量最优、所需材料最少、办理时限最短、办事流程最简）的要求，全面完成本省清单及办事指南的发布，同步统一规范线上办理事项，确保2020年8月底前全面实施清单制度。此后，各省、自治区、直辖市医疗保障局不断简化医疗保障事项办理程序、规范服务标准、缩减办理时间，着力提升医疗保障经办服务能力和水平。

1.省级医疗保障经办政务服务事项

表6-5反映了全国和民族地区医疗保障经办政务服务事项清单数量。从医疗保障经办政务服务事项清单子项构成来看，2020年全国平均28项[②]，宁夏回族自治区和青海省28项、内蒙古自治区31项[③]、西藏自治区30项[④]、广西壮族

---

①严娟.提升医保治理能力　加强经办管理与公共服务建设[J].中国医疗保险,2021(12):17-18.

②国家医疗保障局.关于印发全国医疗保障经办政务服务事项清单的通知[EB/OL].[2020-05-12].http://www.nhsa.gov.cn/art/2020/5/12/art_37_3105.html.

③内蒙古自治区医疗保障局.关于印发全区医疗保障经办政务服务事项清单的通知[EB/OL].[2020-08-04].https://ylbzj.nmg.gov.cn/zwgk/zfxxgk/fdzdgknr/bmwj/202103/t20210326_1313914.html.

④西藏自治区医疗保障局.关于印发《西藏自治区医疗保障经办政务服务事项清单》和《西藏自治区医疗保障经办政务服务事项办事指南》的通知[EB/OL].[2020-11-03].https://ylbzj.xizang.gov.cn/zwgk/zwxxgk/zfxxgkzn/202107/t20210708_249893.html

自治区25项[①]、新疆维吾尔自治区28项[②]、贵州省28项[③]。内蒙古自治区和西藏自治区均细分了基本医疗保险参保人员医疗费用手工报销下的子项，但细分内容并不一致。

表6-5　全国和民族地区医疗保障经办政务服务事项清单数量　（单位：项）

项目	全国和地区							
	全国平均	内蒙古自治区	西藏自治区	广西壮族自治区	宁夏回族自治区	新疆维吾尔自治区	青海省	贵州省
主项数量	10	10	12	10	10	10	10	10
子项数量	28	31	30	25	28	28	28	28

从服务事项的具体内容来看，各民族地区医疗保障清单事项存在差别。西藏自治区在"全国清单"的基础上增加了离休干部和十八军（四路进藏）医疗费用报销、基本医疗保险参保人员统计两个主项，合并了生育待遇有关项目；内蒙古自治区与"全国清单"相比，在基本医疗保险参保和变更登记主项下增设了参保单位缴费基数申报和参保单位特殊待遇备案两个子项，并在基本医疗保险参保人员医疗费用手工（零星）报销这个主项下取消了住院费用报销，增加了转诊备案、外埠长期居住人员住院费用报销和探亲、公出急诊住院费用报销。这种差别主要是由各民族地区的医保政策和待遇不一致导致的[④]，它可能会对参保人员跨地区流动产生一定的不利影响。

2.省级医疗保障经办政务服务办结效率

民族地区省级医疗保障经办政务服务办结效率都有所提升，表6-6反映了民族地区医疗保障经办政务服务事项的办结情况。即时办结事项占比较大，内蒙古自治区和新疆维吾尔自治区最多，都有14项；不超过20个工作日办结事项中，广西壮族自治区和青海省相对多于其他民族地区；不超过30个工作日办结

①广西壮族自治区医疗保障局.关于印发全区医疗保障经办政务服务事项清单的通知[EB/OL].[2020-9-11].http://ybj.gxzf.gov.cn/xwdt/tzgg/t6211994.shtml.

②新疆维吾尔自治区医疗保障局.关于发布和实施新疆维吾尔自治区医疗保障经办政务服务事项清单及办事指南的通知[EB/OL].[2020-07-13].http://ylbzj.xinjiang.gov.cn/ylbzj/mlgkybjb/202011/160d1e071ad44aeba9e8535339389245.shtml.

③贵州省医疗保障局.贵州省医疗保障系统政务服务事项清单[EB/OL].[2020-11-13].http://ylbzj.guizhou.gov.cn/zwgk/xxgkxgzd/202011/t20201113_65208545.html.

④王聪,吕大伟,许宏，等.长三角生态绿色一体化发展示范区医疗保险经办一体化办法与实施进展[J].中国卫生资源,2021,24(4):361-365.

事项中，民族地区总体上较少，且新疆维吾尔自治区的清单中没有规定不超过30个工作日办结的事项。总体而言，民族地区医疗保障经办政务服务办结效率与全国基本保持一致。

表6-6 民族地区医疗保障经办政务服务事项办结情况 （单位：项）

项目		全国和民族地区							
		全国	内蒙古自治区	西藏自治区	广西壮族自治区	宁夏回族自治区	新疆维吾尔自治区	青海省	贵州省
办结事项	即时办结	11	14	13	7	11	14	12	11
	不超过20个工作日	9	8	8	11	9	8	11	9
	不超过30个工作日	5	6	6	4	5	——	2	5
	不超过3个月	——	——	——	——	——	2	——	——
	分类办理	1	1	1	3	1	——	1	1

（二）地市级医疗保障经办实施效果

1．兴安盟医疗保障经办实施效果

兴安盟在经办政务服务流程和经办政务服务质量两方面取得一定成效。在优化经办政务服务流程方面，兴安盟深化经办政务服务流程再造，推行"一网办、掌上办、一次办、帮您办"的"四办"服务模式，实现群众办事"一次不跑"或"最多跑一次"的目标。同时，开辟网上特色专区"蒙速办"，即"一网办、掌上办、一次办、帮您办"，简化服务流程。

在提升经办政务服务质量方面，兴安盟推行"五制""四公开""三亮明"服务，实施"好差评"制度，推行"一次一评"。截至2021年底，政府服务好评率99%，兴安盟公开发布医疗保障经办政务服务事项清单46项，并逐一编制规章制度，全面提升服务质量①。同时，兴安盟乌兰浩特市全面实施医疗保障一站式结算并提升医疗保障经办服务水平。截至2021年9月，为建档立卡贫困户实施医疗救助"一站式结算"，共计3902人次，优化医疗保障经办政务服务事

---

① 兴安盟医疗保障局关于2021年法治政府建设情况的报告[EB/OL].[2022-01-17].https://www.xam.gov.cn/xam/2022−01/17/article_202404141220529761 9.html

项12项，简化办理材料29个，压缩办理时限共30个工作日[①]。

2.黔东南苗族侗族自治州医疗保障经办实施效果

黔东南苗族侗族自治州在医疗保障经办政务服务流程和基层经办服务两方面取得了成效。在医疗保障经办政务服务流程方面，黔东南苗族侗族自治州推进实施综合柜员制，使医疗保障经办服务进驻政务服务大厅，推行"一门服务、一窗办理、一次办成"模式，显著提高经办服务效率和服务质量。截至2020年，医疗保障政务服务事项线上可办率达到30％[②]。

在基层经办政务服务方面，黔东南苗族侗族自治州推行医疗保障经办政务服务就近办理，合理下放医疗保障经办政务服务业务，通过县、乡镇（街道）、村（社区）三级医疗保障经办政务服务阵地建设，构建统一、规范、便捷、智慧的服务体系，切实打通医疗保障便民服务的"最后一公里"。同时，落实贵州省医疗保障局下发的28项医疗保障经办政务服务事项清单，并全部纳入"一网通办""全省通办"，持续推进"网上办""掌上办"医疗保障经办服务[③]。

（三）县级医疗保障经办实施效果

民族地区各基层单位在全国和省级医疗保障经办政务服务事项清单的基础上结合当地实际情况制定当地的医疗保障经办政务服务事项清单。表6-7描述了2021年全国、三穗县和宽城满族自治县的医疗保障经办政务服务事项数量。

表6-7　2021年全国、三穗县和宽城满族自治县的医疗保障经办政务服务事项清单

全国和地区	项目						
	主项	子项	即时办结	不超过20个工作日办结	不超过30个工作日办结	不超过3个月办结	分类办理
三穗县	10	39	13	14	13	2	—
宽城满族自治县	10	27	15	6	5	2	—
全国	10	28	11	9	5	—	1

①乌兰浩特市.乌兰浩特市四措并举推进医保服务精细化[EB/OL].[2021-09-02].https://www.xam.gov.cn:8030/xam/2021-09/02/article_2024041412220486857.html.

②黔东南州医疗保障局、黔东南州发展改革委.关于印发《黔东南州"十四五"全民医疗保障规划》的通知[EB/OL].[2022-04-18].https://ylbzj.qdn.gov.cn/zwgk_500425/zfxxgk/xxgkml/jhzj_5823570/202204/t20220418_73486862.html.

③黔东南州医疗保障局.黔东南州"五举措"持续提升医保服务能力[EB/OL].[2022-06-17].https://https://ylbzj.qdn.gov.cn/xwzx_500425/ybxw/202206/t20220617_75008302.html.

1. 三穗县医疗保障经办实施效果

三穗县在全国医疗保障经办政务服务事项清单的基础上提高办结效率，并在医保服务大厅窗口服务上取得了一定成效。

1）医疗保障经办政务服务事项清单

2021年三穗县医疗保障经办政务服务事项清单主项的数量与全国医疗保障经办政务服务事项清单一致，但主项内容有所变化。具体而言，三穗县将全国医疗保障经办政务服务事项清单中的"基本医疗保险参保和变更登记"这个主项一分为二，变成了基本医疗保险参保和基本医疗保险变更登记，这一变化增加了医疗征缴业务管理和即时办结项的占比，减少了医药机构申请定点协议管理这一主项，提高了服务效率。

2）医保服务大厅窗口建设

三穗县开设特色服务，打造文明医保窗口。三穗县撤销了原"职工医保""城乡医保""大病保险"专窗，统一设置为"医保窗口"，采取"一窗接单、后台处理、一窗通办"服务模式，使28项医保政务服务事项在任一窗口均可直接办理；同时，设置党员先锋岗，推行"微笑服务""政策解答一口清""首问引导全知道"等特色服务，统一规范医保服务行为。截至2021年6月，三穗县医保服务大厅窗口经办受理事项5000余件次，开展特色服务5件次；2021年4月底，医保服务大厅窗口连续四个月被三穗县政务服务中心评选为"红旗窗口"，并荣获"服务之星"3人次[①]。

2. 宽城满族自治县医疗保障经办实施效果

1）医疗保障经办政务服务事项清单

宽城满族自治县在全国的经办政务服务事项清单的基础上虽然减少了1个子项，还减少了"生育保险待遇核准支付"下的分项"产前检查费支付"，但是其即时办结事项占比大、不超过3个月办结事项占比小，医疗保障经办机构经办政务服务效率较高。

2）经办服务窗口

宽城满族自治县抓"窗口业务"，优化服务环境，倡导全民参保，利用发放"明白纸"、电视台游走字幕等多形式、多渠道的广泛宣传，增强群众参保的知晓率；推动入驻行政审批中心，全面优化"两个中心"服务，实现业务办理

---

① 三穗县人民政府.三穗县：精准发力推进医保事业高质量发展[EB/OL].[2021-06-21]. https://www.gzss.gov.cn/xwzx/bmdt/202106/t20210621_68725562.html.

"一次成";门诊慢性病服务优化方面,启动实施门诊慢(特)病网上随时申报、医疗机构认定工作,推动门诊慢(特)病由"跑腿办"拓展为"网上直接办理"[1],简化慢(特)病患者报销手续,提高医保报销效率;落实长期护理保险制度,有效满足失能群众的护理需求,医保经办业务成效显著。

四、民族地区医疗保障经办机制存在的问题及优化策略

(一)民族地区医疗保障经办机制存在的问题

国家医疗保障局自成立以来,各民族地区的医疗保障经办机构也随之建立起来,为当地居民提供多种类型的经办政务服务,提高经办政务服务办理效率,但民族地区的医疗保障经办管理制度仍存在不足。国务院办公厅印发的《"十四五"全民医疗保障规划》也对民族地区医疗保障经办管理提出了更高的要求。

1.医疗保障经办机构性质不一

法定医疗保险制度是一项国家制度安排,有效实施这一制度的经办机构在全国范围内也应属性一致,即各地各级医疗保障经办机构应当属于同一性质[2]。但民族地区的医疗保障经办机构涉及财政拨款的行政单位、公益一类事业单位和参照《公务员法》管理的事业单位等多种性质,导致经办机构之间的职责存在差异,影响经办机构工作人员的身份认定,有碍医疗保障制度的运行。同时,民族地区地域广阔,人口密度低,加之经济发展水平较低,导致基层的经办机构数量设置较少。

2.医疗保障经办机构名称各异

调研中发现,民族地区医疗保障经办机构名称五花八门,虽然大部分省份医疗保障经办机构均已实现整合,但仍有部分省份下辖县级医疗保障经办机构存在碎片化管理的现象,城乡居民基本医疗保险经办机构与新型农村合作医疗保险经办机构分设。原因可能在于我国医疗保障之前一直实行属地管理原则,各地根据当地特征制定了适应本地情况的管理制度、经办标准,但各地之间的

---

①宽城满族自治县人民政府.从"跑腿办"拓展"网上办"更深入民心——宽城满族自治县医疗保障局开展"我为群众办实事"[EB/OL].[2021-07-22].http://www.hbkc.gov.cn/art/2021/7/22/art_3671_782171.html.

②郑功成,申曙光.医疗保障蓝皮书:中国医疗保障发展报告(2020)——新机构、新成就、新挑战与新前景[M].北京:社会科学文献出版社,2020.

流程与标准既不统一，也不兼容[1]。例如，内蒙古自治区固阳县设立新型农村合作医疗管理办公室作为新型农村合作医疗保险经办机构[2]，后又设立医疗保险服务中心作为城乡居民基本医疗保险经办机构[3]。民族地区医疗保障经办机构的性质不统一，经办机构级别不统一，不利于实现统筹区域内经办机构的垂直管理。同时，民族地区下辖县乡等基层医疗保障经办机构还存在配备岗位差距过大的问题，基层群众的经办政务服务可及性较低。

3. 医疗保障经办机构财政经费不足

医疗保障经办机构的有效运行需要财政资金的支持，但民族地区的医疗保障经办机构的财政经费存在短缺问题，基层医疗保障经办机构尤为明显。民族地区的医疗保障经办管理经费主要来源于财政拨款，但由于当地经济发展水平相对有限，地方财政对医疗保障经办机构提供的经费支持相对有限，上级政府财政拨款不足以支持医疗保障经办机构的优化升级，难以支撑其高质量发展。比如，民族地区医疗保障经办机构建设标准化服务窗口需要较多经费支持。

> **【访谈案例1】**
>
> 宽城满族自治县，城乡居民基本医疗保险服务中心工作人员Y。他表示医疗保障局的经费来源主要是市级或县级拨款，城乡居民基本医疗保险服务中心日常办公经费由医疗保障局负责，没有单独的经费来源，所以医疗保障经办机构的运行经费有时还是比较紧张的。

4. 医疗保障经办人才队伍建设缺乏

医疗保障经办机构人才是医疗保障经办机构中直接面对群众的工作人员。受经办机构性质与编制的约束，民族地区医疗保障经办机构在人员配置上存在着人员配置不足、工作人员数量不满足业务发展需要等问题。统筹区域内医疗保障经办机构的工作人员数量较少，但需要处理很多的医疗保障经办事务，在

---

①严娟.提升医保治理能力　加强经办管理与公共服务建设[J].中国医疗保险,2021(12):17-18.

②固阳县新型农村合作医疗管理办公室.固阳县新型农村合作医疗管理办公室2021年度预算[EB/OL].[2021-03-25]. http://czt.nmg.gov.cn/yjs/business/page/content?contentId=c31794d2cfcf4400a525a5fda60e134b.

③固阳县医疗保险服务中心.固阳县医疗保险服务中心2022年度决算[EB/OL].[2022-02-14].http://czt.nmg.gov.cn/yjs/business/page/content?contentId=9508f60c180c8f2c005ce11dbe0cacb1.

基层医疗保障经办机构中往往会出现机构工作人员身兼数职的情况。此外，民族地区医疗保障经办机构的人员素质不一，高学历和专业性的医疗保障经办人才不足。这可能会带来两个方面的不利影响：一是现有工作人员超负荷工作；二是医疗保障经办服务供给小于需求，或是服务质量降低。

【访谈案例2】

三穗县，医疗保障事业服务中心工作人员D。他表示医疗保障事业服务中心的经办工作人手不够，主要表现在以下两个方面：一是经办工作人员数量与工作量匹配不合理，中心应有编制人数13人，但实有在编人数12人，他们需要处理机构内的行政管理、财务、医疗保障数据审核以及外派驻村等多项工作，人员不足；二是经办工作人员的专业性不足，专业素养有待提高。

（二）民族地区医疗保障经办机制的优化策略

民族地区医疗保障经办管理虽然取得了显著成效，但仍存在诸多问题亟须解决。此外，基于实施医疗保障制度的现实需要和实现医疗保障治理现代化的要求，优化民族地区医疗保障经办管理、健全医疗保障经办管理体系势在必行。

1. 统一经办机构性质和级别

受地理位置和社会环境影响，民族地区医疗保障经办机构设置存在一定差别。同一省区内部不同区县之间医疗保障经办机构级别不同、性质不一。为高效发挥医疗保障经办机构的作用，提升医疗保障服务效能与质量，民族地区应明确辖区内医疗保障经办机构性质，统一经办机构级别，强化经办机构内部统一性，打破区域内部医疗保障经办机构"碎片化"格局，尽快统筹地区内部医疗保障经办机构的垂直管理。

2. 扩大基层医疗保障经办机构覆盖范围

受行政区域和生活方式等的影响，民族地区基层医疗保障经办机构数量较少。因此，民族地区应积极建立覆盖县、乡镇（街道）、村（社区）的三级医疗保障服务网络。依托乡镇（街道）政务服务中心、村（社区）综合服务中心，切实加强基层医疗保障经办力量。对于受自然环境与生活方式影响，不利于设置稳定性经办机构的地区，可通过政府购买服务等方式，补齐基层医疗保障公共管理服务能力配置短板[①]。

3.强化医疗保障经办机构主体责任

民族地区医疗保障经办机构经费大多来源于财政拨款，且单设医疗保障管理事务一项来划转经办管理经费，这使得医疗保障经办管理存在资金不足、主体性缺失的风险。建议改革经办机构财政支出结构，不再单列经办管理经费，强化经办机构主体意识。例如，将上级财政拨款纳入财政对医疗保障基金筹资的固定分担比例中，同时赋予经办机构使用经费以及管理资产的权利，提高医疗保障经办机构内部主动性，增加经办机构提高效率的内生动力，解决因财政支撑而产生的主体责任缺失问题，使经办机构充分履行主体责任。

4.强化医疗保障经办队伍人才建设

民族地区经济发展水平与全国平均水平相比较低，难以吸引、留住人才，这会影响医疗保障经办队伍的稳定性。民族地区人口文化水平相对全国平均水平而言较低，辖区内经办机构人员专业化程度不高，难以为辖区居民提供高质量的经办服务。建议从实际出发，综合经办业务需要，设置医疗保障经办编制人员数量，减少外聘人员，做到医疗保障经办队伍统一标准、统一待遇、统一质量。同时，当地政府要利用"西部计划"政策，加大人才引进力度，充实经办机构人才队伍。

从民族地区医疗保障经办机构、经办管理经费和经办服务三个方面对民族地区医疗保障经办管理进行探究，了解当地居民的医疗保障服务需求和医疗保障经办机构的发展困境，有利于优化民族地区医疗保障经办管理体系，推动当地医疗保障服务的高质量发展，为实现全民医保高质量发展提供支持。

第二节　民族地区医疗保障信息化建设

国家医疗保障局成立以来，一直积极推进信息技术工程与医疗保障相结合，围绕"统一、高效、兼容、便捷"的目标全面推进医疗保障信息化建设，构建全国统一的医疗保障信息平台。民族地区也在国家政策的支持下积极运用信息技术推动当地医疗保障信息平台建设。医疗保障信息系统建立后，对涉及海量

[①]国务院办公厅.关于印发"十四五"全民医疗保障规划的通知[EB/OL].[2021-09-29].http://www.gov.cn/zhengce/content/2021-09/29/content_5639967.htm.

参保人的个人信息进行安全维护是整个医疗保障信息化建设可持续的重要保证。此外，对信息化建设效果进行总结也是下一步建设的重要环节。因此，本节从医疗保障信息系统建设、信息安全维护和信息化建设效果三个方面探讨不同行政级别下的民族地区医疗保障信息化管理体系。

一、民族地区医疗保障信息系统建设

国家高度重视医疗保障信息化建设工作。2003年以来，国务院有关部委多次印发相关文件，推动医疗保障信息化建设工作，涉及医院管理系统、电子病历、远程医疗和智慧医疗等多个方面。国家医疗保障局成立以后，有效整合并推进了医疗保障信息平台的建立。2021年，国务院办公厅印发的《"十四五"全民医疗保障规划》指出，我国已建立全国统一的医疗保障信息平台，医保电子凭证普遍推广，医保大数据和智能监控已全面应用[1]。到2025年，我国医疗保障政务服务线上可办率将达到80%。民族地区也积极将信息化管理建设引入医疗保障管理体系中，通过优化居民就医流程、提高医疗服务质量，推动本地区（省级）医疗保障高质量发展。

（一）省级医疗保障信息系统建设

2018年国家医疗保障局成立以来，国家在深化医疗保障改革的同时推动国家医疗保障信息平台建设，加大对医保信息业务编码的标准化和规范化建设力度。2019年，全国医疗保障信息化建设试点工作启动会召开，标志着医疗保障标准化项目正式进入实施阶段。2020年，医保药品分类与代码、医保疾病诊断手术操作分类与代码、定点医疗机构及人员代码等15项医保信息业务编码标准落地使用。2021年，国家医疗保障局举办全国医疗保障信息化标准化建设培训班，做实做细信息业务编码贯标，提升数据质量，严守安全底线，进一步推动医疗保障信息化标准化建设[2]。进一步完善标准化工作基础，形成医保标准清单并组建全国医疗保障标准化技术委员会，建设高水平医疗保障标准化智库是我国"十四五"时期医疗保障体系改革的重要任务。

目前，我国民族地区省级医疗保障系统均已实现医疗保障信息平台的上线

---

①国务院办公厅.关于印发"十四五"全民医疗保障规划的通知[EB/OL].[2021-09-29].http://www.gov.cn/zhengce/content/2021-09/29/content_5639967.htm.

②国家医疗保障局.全国医疗保障信息化标准化建设培训班成功举办[EB/OL].[2021-07-27].http://www.nhsa.gov.cn/art/2021/7/27/art_14_5649.html.

运行，同时也在不断完善医疗保障服务的标准化与规范化建设。标准化建设方面，各地在中央政策指引下，推动15项医疗保障信息业务编码标准的完善和落地使用，并积极展开针对医疗保障业务全流程标准化建设的培训，推动医疗保障业务标准化，从而形成以标准化为支撑，推动医疗保障标准化和信息化融合的发展格局。

规范化建设方面，各民族地区依托医疗保障信息平台，铺设区域内医保电子凭证终端，形成标准统一、数据一致、协同共享的医保公共服务，为居民提供"一码通用"的"一站式服务"。例如，截至2021年8月，西藏自治区已在当地163家医院铺设医保电子凭证终端，使全自治区居民获得规范化的"一站式"服务[①]；再例如，青海省各级医疗保障部门推行医疗保障经办政务服务事项清单管理和医疗保障报销集成套餐服务[②]。

（二）地市级医疗保障信息系统建设

各民族地区的地市级医疗保障信息化管理在省级统筹下持续推进，本研究以内蒙古自治区兴安盟和贵州省黔东南苗族侗族自治州两个民族州（盟）为例，探讨民族地区地市级医疗保障信息系统建设的发展情况。

1. 兴安盟医疗保障信息系统建设

兴安盟在上线国家医疗保障信息平台时，非常强调对15项医疗保障业务编码贯码的标准化建设，要求做到码码有项、条条有数、对应准确；同时，完善挂网药品医疗保障信息标识建设，并对线上互联网医院医生的诊断费用实行线上、线下的统一标准；加快推进"标准四统一"的工作，不断完善盟内的统一病案书写规范、统一疾病分页代码和统一手术操作代码等，在医疗保障标准化建设的基础上不断运用"互联网"实现医疗保障业务的标准化、智能化。

2. 黔东南苗族侗族自治州医疗保障信息系统建设

黔东南苗族侗族自治州首先通过各种媒介全方位宣传、多角度解读信息业务编码标准；其次，积极与各定点医药机构、各级医疗保障部门沟通协作，严格执行信息维护流程，及时解决工作中遇到的困难和矛盾，有力有序有效推进医疗保障编码信息采集、维护、审核、上报等各项相关工作；最后，开展动态

[①]西藏自治区医疗保障局.一码在手、医保无忧，西藏医保电子凭证上线啦！[EB/OL].[2021-08-02].http://ylbzj.xizang.gov.cn/xwzx/tpxw/202108/t20210802_252935.html.

[②]青海省医疗保障局.省医保局十项便民举措 持续推进医保经办服务[EB/OL].[2021-11-04].http://ybj.qinghai.gov.cn/2021-11/04/c_1211433174.htm.

维护，实施跟踪调查和检查评估，实现信息维护工作常态化、规范化、长效化[①]。

（三）县级医疗保障信息系统建设

民族地区县级医疗保障信息化管理在基层医疗保障信息化发展中发挥着重要作用，对下辖的乡镇医疗机构和村卫生室等基层医疗机构的医疗保障信息化发展具有促进意义。本研究采取贵州省黔东南苗族侗族自治州三穗县和河北省承德市宽城满族自治县的实证资料，探讨县级医疗保障信息化管理的情况。

三穗县和宽城满族自治县在国家政策支持下均已实现国家医疗保障信息平台的切换上线运行。在此过程中，三穗县和宽城满族自治县分别参加黔东南苗族侗族自治州和承德市医疗保障局组织的医保标准化培训，有力促进了当地的医疗保障标准化建设工作。同时，按照《全国基层卫生医疗机构信息化建设标准与规范（试行）》要求，三穗县和宽城满族自治县下辖各乡镇医疗机构和村卫生室对居民电子健康档案、电子病历进行了标准化处理，推进了基层医疗保障信息化、标准化工作。

二、民族地区医疗保障信息安全维护

随着信息技术不断引入各类公共服务中，我国逐渐形成"互联网＋医疗健康"新业态、新模式。但在医疗保障信息化和标准化快速发展的过程中，民族地区医疗保障信息平台安全运行、数据和网络安全等方面的问题也初步显现。推动医疗保障信息安全维护要从医疗保障基金、数据安全和内部控制三个方面入手。其中，针对医疗保障信息化中的数据安全，可制定医疗保障数据安全管理办法，规范数据管理和应用，用法律手段保障参保人的基本信息和相关参保数据安全。

（一）省级医疗保障信息安全维护

民族地区在全国发展中处于弱势地位，因而针对医疗保障的安全运用和维护的有效治理是优化完善医疗保障信息化和标准化建设中不可或缺的一个环节。目前，从民族地区医疗保障信息平台运行的安全维护来看，医疗保障信息平台建设虽然与全国其他地区相比较为缓慢，但已实现全部上线运行。医疗保障信

---

①黔东南州医疗保障局医药服务与价格管理科.黔东南州"四强"扎实推动医保编码信息维护工作显成效[EB/OL].[2021-08-07]. http://ylbzj.qdn.gov.cn/xwzx_500425/ybxw/202108/t20210807_69443940.html.

息平台的 14 个子系统全部通过等级保护测评和密码测评，全面实行 7×24 小时安全值守，全面拦截境内外网络攻击，网络和数据安全防护体系基本形成[①]。民族地区医疗保障信息平台的后期运行维护方面，与全国其他地方相比则存在维护力度不足、水平较低的问题。

（二）地市级医疗保障信息安全维护

我国民族地区各省区均积极推动医疗保障信息平台上线运行，大部分地区已实现区域内医疗保障信息平台省级、地市级和县级的全面上线使用。因此，各民族地区地市级医疗保障信息的安全维护也尤为重要，兴安盟和黔东南苗族侗族自治州在实现当地医疗保障信息平台的运用时，注意加强医疗保障信息平台的运行维稳和医疗保障数据的安全保障。

1. 兴安盟医疗保障信息安全维护

兴安盟医疗保障局大力推进当地医疗保障信息化建设，具体展开了以下工作：完善医疗保障数据分级分类认定，健全相关安全保护策略，加强安全队伍和技术能力建设以及重视核心数据和重要数据防护，并做好关键信息基础设施保护。同时，兴安盟定期开展网络和数据安全检查和安全风险处置演练，为医疗保障信息平台的平稳运行和数据安全提供保障。

2. 黔东南苗族侗族自治州医疗保障信息安全维护

黔东南苗族侗族自治州组织医疗保障局和全州定点医疗机构开展医疗保障数据安全专项检查，并进行视频培训，由此强化医疗保障数据安全保护、提升数据安全水平和网络运行安全水平。

总体来说，民族地区在医疗保障信息平台的维护和安全方面未设置专门部门，医疗保障信息化建设往往由医疗保障局中的其他部门分管。

（三）县级医疗保障信息安全维护

我国医疗保障信息平台建设需采用医疗保障专网，民族地区县级医疗保障局在传送医疗保障相关数据时，需严格按照要求设密发送。县级下辖的乡镇医疗机构和村卫生室通过对健康档案数据的访问控制、隐私数据字段加密保护、支持第三方服务接口、动态脱敏和动态加密数据保护四项功能保护参保人员的

[①]中国医疗保险.智慧医保——以信息化助力医保高质量发展[EB/OL].[2022-06-08].https://ylbzj.nmg.gov.cn/xwzx/dtxx/202206/t20220608_2068560.html.

隐私数据[①]。

总体而言，民族地区医疗保障业务数据和网络安全远未达到医疗保障信息化高质量发展的要求，医疗保障信息平台的上线运用提高了对医疗保障业务信息数据和网络安全的维护要求，尤其是民族地区的乡镇医疗机构和村级卫生室的医疗保障信息数据将面临更大的安全威胁。

> **【访谈案例3】**
> 三穗县，医疗保障局工作人员L。他表示医疗保障信息系统有被不法分子钻空子的可能性，因为有些乡镇的医疗机构办公能力不足，购买的办公设备陈旧，运行较慢，且只有一台电脑能够进入内网系统处理业务。同时由于经费不足，一台电脑需要处理多项事务，可能会出现一台电脑的数据信息交换到外网，导致网络病毒串网、内网信息泄露，最终系统崩溃的情况。

三、民族地区医疗保障信息化建设效果

随着"互联网＋"与医疗保障的深度融合，医疗保障信息系统也在民族地区的省级、地市（州、盟）级和县级地区上线运行，提升了当地医疗保障信息化服务水平和质量，推动了民族地区医疗保障信息化高质量发展。民族地区各级在医疗保障信息化建设方面也取得了较好效果。

（一）省级医疗保障信息化建设效果

1.医疗保障信息化公共服务成效

民族地区在医疗保障信息化管理方面取得了一定进展。各地区医疗保障信息平台都已实现省级上线运行并加快融入全国"医保通"。同时，借助医疗保障信息平台实现医疗保障业务数据信息在省级层面集中，形成标准统一、协同统一的数据服务。

民族地区省级政府积极推动医疗保障服务信息化，包括完善异地就医管理子系统，逐步推进异地就医互联网结算和跨门诊、跨地区直接结算服务，优化当地的医疗保障公共服务等。同时，民族地区运用信息技术，创新基本医疗保

---

①国家中医药管理局.关于印发全国基层医疗卫生机构信息化建设标准与规范（试行）的通知[EB/OL].[2019-04-12].http://www.natcm.gov.cn/guicaisi/zhengcewenjian/2019-04-28/9708.html.

险跨制度、跨统筹线上转移接续流程，在空间上实现地区内异地通办，使其不受地域限制，适应居民社会流动性增强的发展趋势；在时间上，业务办理时限缩短，办理过程简化，有效提升了医保服务效率。

2.医疗保障"互联网＋"新技术应用成效

民族地区在"互联网＋"新技术应用方面也在不断拓展。在医疗保障服务多部门协同方面，内蒙古自治区呼伦贝尔市政府于2021年提出将12345政务热线与医疗保障热线相衔接[①]；新疆维吾尔自治区则是开展医疗保障部门和税务部门联合试点，监督医疗保障服务和基金运行情况，同时运用区块链技术的"新疆方案"压缩医疗保障业务联办时间[②]。

在平台建设和新应用开发方面，云南省2016年在智慧医保方面推出"智慧医保"App，为当地居民提供便利。贵州省则从2019年7月起至2021年8月底，在医疗保障信息平台的基础上创新性建成医疗保障专网，由此确保医疗保障基金的安全性和个人信息的隐私性。省级、地市级医疗保障专网为骨干网络，经办机构通过骨干网络接入，已快速建成覆盖省份、地市、县、乡、村五级的独立医疗保障信息平台。新平台实现"一码支付"，促进医疗保障管理精细化和服务提质提速，实现医疗保障业务流程"网上办、码上办"[③]。

（二）地市级医疗保障信息化建设效果

民族地区地市级医疗保障信息化管理在推动"互联网＋医疗保障"的过程中，按照国家和省级部署，积极构建"统一、高效、便捷"的医疗保障信息平台、优化居民医疗保障信息化公共服务。兴安盟和黔东南苗族侗族自治州也取得了较好的效果，由此促进了当地医疗保障信息化的高质量发展。

1.兴安盟医疗保障信息化建设效果

1）医疗保障信息平台建设

兴安盟运用"互联网＋"技术，相继建立以国家卫生健康委"4631-2工

---

①呼伦贝尔市人民政府办公室.关于印发《呼伦贝尔市12345政务服务便民热线工作管理办法》的通知[EB/OL].[2021-06-10].http://www.hlbe.gov.cn/OpennessContent/show/32362.html.

②新疆维吾尔自治区医疗保障局.建设医保信息平台　推进智慧医保建设[EB/OL].[2022-01-25].http://ylbzj.xinjiang.gov.cn/ylbzj/ybdt/202201/a945997d684d48d586f9e476ccd6f585.shtml.

③贵州省医疗保障局.贵州融入全国医保一张网　参保群众看病买药更便捷[EB/OL].[2021-09-08].https://ylbzj.guizhou.gov.cn/gzcy/hygq/202109/t20210914_70404414.html.

程"①为指导的，集便民、共通、互享、服务、监管于一体的区域卫生健康平台、公共卫生服务管理系统、全民健康信息平台以及医疗保障信息国家平台等，推动基层电子健康档案的完善和平台之间的居民医疗信息对接。截至2021年底，兴安盟医疗保障信息平台注册居民584402人，二级以上医疗机构平台接入14家，乡镇卫生院和社区卫生服务中心全部接入；电子健康码覆盖医疗机构17家，乡镇卫生院和社区卫生服务中心接入103家；移动支付金额累计6097633.13元。

2）医疗保障信息化公共服务

兴安盟明确"互联网＋"医疗服务支付范围，将常见病、慢性病、"互联网＋"复诊项目纳入医疗保障基金支付范围，推广内蒙古"互联网＋"的医疗保障服务补充协议，将互联网医疗服务纳入医疗保障总额预算，并对居民就医实行即时结算，扩充居民的就医支付渠道。此外，兴安盟进一步扩大异地就医直接结算定点医疗机构覆盖范围，推动跨省门诊结算业务，减轻群众异地就医跑腿垫资压力。

截至2021年3月末，兴安盟异地就医7019人次，占总住院人数的20.8%，其中，异地直接结算3523人次，占异地就医人次的50.1%，直接结算率同比增长12%。2021年新增跨省域门诊直接结算业务，目前已结算16人次，医疗保障基金支付3492.15元②。

2. 黔东南苗族侗族自治州医疗保障信息化建设效果

1）医疗保障信息平台建设

黔东南苗族侗族自治州以该州中国移动和中国联通分公司两家运营商为医疗保障专网建设商，推动州内国家医疗保障信息平台上线运行，并推进原有医疗保障信息系统的迁移整合。截至2021年底，黔东南苗族侗族自治州全省范围内医疗保障专网接入情况：经办机构258家，医院（含卫生院）410家，村卫生室2802家，定点药店1450家，实现全覆盖，全州所有医疗机构的医疗保障专网

---

① "4631-2工程"，"4"代表4级卫生平台，分别是国家级人口健康管理平台、省级人口健康信息平台、地市级人口健康区域信息平台及区县级人口健康区域信息平台；"6"代表6项业务应用，分别是公共卫生、医疗服务、医疗保障、药品管理、计划生育、综合管理；"3"代表3个基础数据库，分别是电子健康档案数据库、电子病历数据库和全员人口个案数据库；"1"代表1个融合网络；"2"是人口健康信息标准体系和信息安全防护体系。

② 兴安盟行政公署.兴安盟医疗保障局多措并举推进异地就医直接结算工作[EB/OL].[2021-05-27].https://ylbzj.nmg.gov.cn/xwzx/msdt/202105/t20210524_1595580.html.

接入全部完成。2021年底，州内医保电子凭证激活率达到62％[1]。

2）医疗保障信息化公共服务

黔东南苗族侗族自治州核实州内异地就医直接结算医疗机构开通情况、清理异地系统中无效医药机构数据，及时清算历史遗留费用并实时动态维护异地医药机构信息，通过"一核、二清、三维护"推动当地异地就医结算由通到畅[2]。同时，州医疗保障局联合各部门以及微信、支付宝等运营商对州内医保电子凭证就医进行大量的推广，并依托贵州政务服务网、云上贵州多彩宝等政务服务平台，完善办事大厅、网上服务、移动服务、第三方互联网平台等多渠道一体化的服务功能。以医保电子凭证为入口，建成与医疗机构、药店、第三方渠道、参保群众等多方互通的公共服务平台，实现参保人线上线下综合服务共享[3]。

截至2021年4月，州内跨省域异地就医城镇职工直接结算73830人次，结算费用20017.91万元；城乡居民直接结算71738人次，结算费用74049万元。[4]截至2022年6月，全州235家定点医疗机构和1340家定点药店开通医保电子凭证结算。

（三）县级医疗保障信息化建设效果

民族地区的县、乡、村级医疗保障部门在上级政策的指导下，积极推动当地医疗保障信息化发展，完善医疗保障服务方式，提升医保服务水平，其中贵州省黔东南苗族侗族自治州三穗县和河北省承德市宽城满族自治县在医保服务信息化建设方面也取得了一定成效。

1.三穗县医疗保障信息化建设效果

1）医疗保障信息平台建设

三穗县全县乡镇卫生院都已接入国家医疗保障信息平台，且居民都已在平台注册。同时，笔者对三穗县下的两个乡镇和四个村进行调研，了解到两个乡

①黔东南州医疗保障局.贵州省黔东南州医疗保障局2021年度部门决算公开说明[EB/OL].[2022-10-12].https://ylbzj.qdn.gov.cn/zwgk_500425/zfxxgk/xxgkml/czjj_5823575/202210/t20221012_76711779.html.

②黔东南州医疗保障局.黔东南州医保"三步曲"谱写异地就医 由通到畅直接结算服务[EB/OL].[2022-05-05].http://ylbzj.qdn.gov.cn/xwzx_500425/ybxw/202205/t20220505_73706529.html.

③黔东南州医疗保障局,黔东南州发展改革委.关于印发黔东南州"十四五"全民医疗保障规划的通知[EB/OL].[2022-04-18].https://ylbzj.qdn.gov.cn/zwgk_500425/zfxxgk/xxgkml/jhzj_5823570/202204/t20220418_73486862.html

④黔东南州医疗保障局."我为群众办实事"——州医保局三举措破解为民服务难点痛点堵点[EB/OL].[2021-04-08].http://ylbzj.qdn.gov.cn/xwzx_500425/ybxw/202104/t20210408_67734300.html.

镇都已接入医疗保障信息平台，并且平时的医疗保障业务也在积极推进电子化、信息化办理。

2）医保电子凭证推广

三穗县采取"网格化＋划片包干"管理机制，推进医保电子凭证激活工作。同时，抽调业务骨干组成专项服务指导组，下沉到各乡镇（街道）、定点医疗机构和定点药店，协调处理激活、使用医保电子凭证时发生的各种问题，重点对"国家医保服务平台"App中家庭成员"一绑五"优势功能进行强化宣传，打破老年人及未成年人激活瓶颈，极大提升了全县参保群众激活使用率。截至2023年10月25日，全县医疗保障参保人数为216276人，医保电子凭证激活人数为197150人，激活率为91.16%。全县定点医疗机构使用医保电子凭证结算26.70万人次，定点零售药店使用医保电子凭证结算5.71万人次；总体结算占比39.65%[1]。

2. 宽城满族自治县医疗保障信息化管理效果

1）医疗保障信息平台建设

宽城满族自治县组织十五项编码对码培训，积极完成"定点医药机构接口改造对接、定点医药机构国家医保统一业务编码维护和对码、定点医疗机构基础信息维护、医疗保障信息平台用户使用培训"四项工作[2]，推动县级医疗保障信息系统平台切换和上线运行，全县乡镇卫生院也逐步接入国家医疗保障信息平台，推动基层医疗保障业务办理的信息化。

【访谈案例4】

　　宽城满族自治县，卫生院工作人员L。他表示卫生院已接入国家医疗保障信息平台，平时医疗保障业务办理采取人工和线上两种方式，但线上处理业务还在推广中，整体上处理的效率较低。

2）医保电子凭证推广

宽城满族自治县医疗保障局聘请第三方讲师开展线上线下综合培训会并深

---

①三穗县融媒体中心.三穗县："三强化"提升医保信息化水平.[EB/OL].[2023-10-27]. https://movement.gztv.com/news/detail/HJyj6D/.

②宽城满族自治县人民政府.宽城满族自治县医疗保障局全面安排部署十五项编码对码工作[EB/OL].[2021-03-13]. http://www.hbkc.gov.cn/art/2021/3/13/art_3671_703240.html.

入各乡镇，在乡镇卫生院培训村卫生室的村医。同时，依托医疗保障信息平台信息技术和线上 App，根据县级医疗保障经办政务服务事项清单，完善办事指南，明确申请条件、申请材料、办理程序、办理时限、收费依据及标准、评价渠道等要素，推进全省同一事项无差别受理、同标准办理[①]，由此提高基层医疗保障业务办理事项"网上办、掌上办"的服务质量。

四、民族地区医疗保障信息化建设存在的问题及优化策略

从民族地区的医疗保障信息系统建设、信息安全维护和信息化建设效果三个方面对民族地区医疗保障信息化管理建设的探索表明，我国民族地区将信息技术引入医疗保障各项服务，优化了医疗保障服务流程，提高了医疗保障服务效率；但与东部沿海等发达城市相比，民族地区医疗保障信息化建设依然存在诸多问题，有待改进。

（一）民族地区医疗保障信息化管理存在的问题

1. 基层基础设施建设不足

通过硬件设施搭建良好的网络环境是医疗保障服务信息化发展的重要基础。国家医疗保障局自成立以来，一直推进"互联网＋医疗保障"，全国医疗保障信息化建设发展态势良好。但民族地区受经济、环境影响，基础网络硬件设施建设薄弱，医疗保障信息化水平较低。

一方面，民族地区的地理条件差、人口规模小，使得当地医疗保障信息化基础设施建设成本远高于东部发达地区。一般来说，我国民族地区大部分分布在偏远地区和边疆地区，地形多以山地、高原和沙漠为主，加之区域内人口密度低，使其与东部和中部的农村相比，在医疗保障信息化建设过程中建设通信设施的人力成本较高、资金投入力度大、建设难度高、建设周期相对较长。另一方面，民族地区经济发展水平较低，当地财政对于医疗保障信息化建设的投入远低于东部发达地区，导致民族地区医疗保障信息化发展所需要的网络硬件设备建设投入较少，建设力度不足，基层医疗保障信息化基础设施建设投入力度尤为不足。

---

① 宽城满族自治县人民政府办公室.关于印发《宽城满族自治县政务服务"好差评"评价办法》的通知[EB/OL].[2020-07-27].http://www.hbkc.gov.cn/art/2020/7/27/art_5969_680086.html.

【访谈案例5】

宽城满族自治县盂子岭乡，村卫生室工作人员N。他反映该村卫生室的电脑设备比较老旧，在运行的过程中不时会出现卡顿、进不去系统和信息错乱等问题，办理医疗保障业务的时候比较慢，需要更新设备，但是现实条件并不允许。

2. 信息化建设自主性缺乏

受区域内经济发展水平的影响，民族地区的信息化建设依赖政府，很多信息化建设都依靠政府主导开发，各民族地区缺乏自主性，很少有适用于少数民族的个性化医疗保障信息化软件。同时，民族地区的医疗保障信息化建设的资金投入，主要来源于国家项目扶持资金和上级政府的拨款，对上级部门和国家的依赖程度较高，缺乏医疗保障信息化和标准化建设的内生动力和自主性。

【访谈案例6】

三穗县，医疗保障局工作人员Z。他表示目前医疗保障信息系统基本能够满足群众的就医服务需求，但是由于地方群众需求存在差异性，因此希望国家能够提供资金促进软件系统提供更加具有地方特色的个性化服务。

3. 人才队伍建设和保障机制匮乏

在医疗保障信息化和标准化建设中，民族地区普遍面临人才队伍建设不足问题，尤其是基层医疗机构的人才队伍建设严重不足。这主要表现在以下两方面：一是民族地区信息化技术人员数量缺乏；二是民族地区环境较为恶劣，难以吸引外地人才，而本地人才外流现象严重，当地受过高等教育的青年人才大多选择留在大城市发展，区域内精通信息技术的人员数量较少，不利于民族地区医疗保障信息化和标准化建设的可持续发展。

【访谈案例7】

三穗县，医疗保障局工作人员W。他表示信息化建设科室仅一个人负责医疗保障信息系统的运行，因为他不是信息学相关专业的，解决不了的问题有很多，需要寻求第三方公司的帮助，所以希望医疗保障局能够引进具备信息化技术知识的人才。

【访谈案例8】

三穗县雪洞镇，村卫生室工作人员Q。他表示在平时医疗保障信息系统的使用过程中，上级会安排专人培训，但因为自己年纪较大，学起来速度较慢，在实际操作中不够熟练。

（二）民族地区医疗保障信息化建设的优化策略

1.优化信息化设施和软件开发

民族地区地广人稀，地势开阔，人员分散，加之地理条件恶劣，信息化设备搭建成本高，难度大，建设周期长。因此，民族地区政府要加大光纤、电缆的资金投入力度，并根据当地具体情况，灵活多变选择网络接入技术，协调有限网络和无线网络的发展，由此提升信息化设备的搭建成效。同时，国家医疗保障信息平台在各民族地区上线使用，但受地理环境、经济和文化等因素的影响，各民族地区对于医疗保障信息平台的服务需求不尽相同，因此需要针对各民族地区医疗保障信息平台的个性化需求开发软件、系统，满足民族地区居民的多样化医疗服务需求。

2.激发民族地区内生动力

部分民族省区并未将国家提供的专项财政资金、支持政策以及东部省份的对口支援转变为内生动力，在医疗保障信息化发展过程中对外部依赖性较大。因此，应通过进一步完善国家转移支付和对口支援机制，加大对民族地区医疗保障信息化基础设施的投入力度，通过经济社会文化的协同稳步发展，推进"互联网＋医疗保障"深入实施。此外，民族地区要积极主动融入全国医疗保障信息化发展过程，拓展当地医疗保障信息化服务的发展空间，实现与全国接轨。

3.加强医疗保障服务人才队伍建设

民族地区应抓住国家实施少数民族和民族地区骨干人才培训项目的有利契机，加强对当地政府干部、群众开展长期有效的信息化技术培训，同时完善民族地区的高科技信息人才引进战略，提高对区外信息技术人才的吸引力。此外，还应加大对复合型高精尖信息技术人才的培训和引进力度，逐步建立起与医疗保障信息化发展相适应、相协调的干部人才队伍。通过对民族地区的医疗保障信息化技术人才的培训和引进，推动当地医疗保障信息化建设平台的维护和运营，促使民族地区医疗保障信息化管理的可持续发展。

4. 建立信息化发展长效制度

民族地区医疗保障信息化管理建设和发展并非短时间内能够完成的，必须建立医疗保障信息化发展长效制度，切实推进医疗保障信息化进程。同时，必须让民族地区广大群众切实感受到医疗保障信息化带来的生活便利，通过扶持信息化医院、树立信息化医疗保障服务先进典型等方式加强宣传，提升民族地区群众对医疗保障信息化的接受度和信任度。

总的来说，民族地区的医疗保障信息化和标准化建设取得了一定成效，在一定程度上有利于推动我国医疗保障服务的高质量发展。但民族地区受制于特殊的地理位置和社会环境，医疗保障信息化发展与全国或东部、中部地区相比存在一定差距，需要国家、当地政府以及社会多方协同参与，不断完善民族地区的医疗保障信息化服务。

第三节　民族地区医疗保障监督管理

作为一项重要的社会保障制度安排，医疗保障是现代社会保障体系的重要组成部分。在健康中国建设大背景下，为促进医疗保障高质量发展，要不断优化医疗保障监督管理模式以适应医疗保障制度。同时，医疗保障监管是影响医疗保障制度实施效果的重要因素，加强对医疗保障监管模式的完善策略是促进我国医疗保障政策更有效发挥作用的重要基石。其中，对医疗保障服务和医疗保障基金的监管是医疗保障监管模式中的重要内容，也是优化医疗保障监管策略的重要方向。本研究从医疗保障监管长效、高质量发展的角度，从医疗保障服务监管和医疗保障基金监管两个方面对省级、地市级及县级的医疗保障监督管理实践现状进行分析，并根据存在的问题提出相应的优化对策。

一、民族地区医疗保障服务的监督管理

医疗保障是一项重要的民生工程，需要科学有效地进行监督管理。为优化医疗保障的服务效果，民族地区都在完善当地医疗保障监管模式，以更好地适应现代医疗保障制度，其中对于医疗保障服务的监管主要从医疗保障服务提供方和医疗保障需求方双主体的视角切入。

（一）医疗保障服务提供方的监督管理

1. 省级医疗保障服务提供方的监督管理

我国民族地区按照国家医疗保障局颁发的《医疗机构医疗保障定点管理暂行办法》对医疗保障服务提供方进行监督管理。省级单位普遍强调动态监管且医疗保障行政部门依法依规通过实地检查、抽查、智能监控、大数据分析等方式对定点医疗机构的协议履行情况进行检查。

内蒙古自治区医疗保障局和卫生健康委共同组织定点医疗机构专项治理"回头看"，统筹利用好盟市、旗县检查力量，对可疑线索开展现场核查、病历审查、走访调查、突击检查，实现监督检查全覆盖①，强化对定点医疗机构及其工作人员的监督管理。

新疆维吾尔自治区将定点医疗机构的管理延伸至对定点医保服务医生的管理，将医生诊疗行为纳入医疗保障监管中，并将诚信档案引入定点医疗机构医务人员中，借此规范医务人员执行医疗保障政策的行为，纠正违规行为，引导理性诊治。

广西壮族自治区在医院实行医疗服务价格内部管理核查制度，设立与医疗服务价格管理工作相适应的内控机构，配备价格管理人员，加强内部管控。同时，广西壮族自治区探索实施多元化监管体系，在强调行政监督在医疗服务价格监管中的作用的同时，建立社会各界参与的全方位、多层次的医疗服务价格行为监督机制，鼓励公民、法人、消费者保护组织及其他社会组织对医疗卫生机构医疗服务价格行为进行社会监督，共同维护医疗服务价格秩序②，鼓励公民、法人、消费者保护组织及其他社会组织监督医疗服务价格。

西藏自治区通过实地检查、抽查、智能监控、大数据分析等方式监督医疗保障相关服务，积极推广使用满意度调查、第三方评价、聘请社会监督员等新型监督方式。

贵州省督促定点医药机构建立内审和分析机制，促使定点机构自我监督③。

---

①内蒙古自治区医疗保障局.内蒙古自治区医疗保障局、内蒙古自治区卫生健康委　召开定点医疗机构专项治理"回头看"工作视频会议[EB/OL].[2020-12-22].https://ylbzj.nmg.gov.cn/xwzx/dtxx/202012/t20201223_396215.html.

②广西壮族自治区医疗保障局.关于印发广西医疗服务项目价格（2021年版）的通知[EB/OL].[2021-11-30].http://ybj.gxzf.gov.cn/xxgk/zcfg/zcfg_9912/xzgfxwj/t18345923.shtml.

③贵州省医疗保障局.省医保局赴清镇市开展医保基金监管工作调研[EB/OL].[2022-01-05].https://ylbzj.guizhou.gov.cn/xwdt/ybyw/202201/t20220105_72249874.html.

同时，不少地方开始探索"互联网＋监管"模式。例如，广西壮族自治区利用互联网信息技术，动态记录定点医疗机构的医疗服务行为，实时监控医疗服务、医疗费用的真实性，对医疗服务实施事前提醒与控制机制；宁夏回族自治区将互联网纳入当地各级卫生健康部门的行政管理监督中，重点监管互联网医院人员的诊疗行为。

2. 地市级医疗保障服务提供方的监督管理

本研究以内蒙古自治区兴安盟和贵州省黔东南苗族侗族自治州两个地市级医疗保障的监督管理为例，探寻民族地区地市级医疗保障服务提供方的监督管理现状。兴安盟和黔东南苗族侗族自治州利用大数据信息技术开展智能监控、引入信用管理体系以及强化社会监管等多种方式，构建起对医疗保障服务提供方"事前监管、事中监管、事后监管"的全流程监督管理体系。

1）事前监管

兴安盟将医疗保障监管关口前移，强化事前提醒，着力加大医疗保障监管宣传教育、抓好信用监管，开展常态性医疗保障监管防控，筑牢安全防线。同时，将公立医疗机构纳入自治区采药平台，加强对辖区内部公立医疗机构药品集中采购工作的监管，部门间加强沟通协作，形成监管合力，确保医疗机构采购的药品质量安全、供应及时，采购价格总体上保持在合理区间内[①]。

黔东南苗族侗族自治州建立医疗保障信用管理制度，加强医疗保障医师管理，对医生违法违规行为实行积分制管理，并按规定给予相应处理，积极推动将医疗保障领域欺诈骗保行为纳入国家信用管理体系，以此规范医疗保障医师的诊疗行为。

2）事中监管

兴安盟医疗保障局联合其他部门加强对定点医疗机构的专项检查、飞行检查，形成监督检查合力，重点检查，清存量、控增量，提升监管广度与力度。同时，曝光典型案例，公开曝光定点医疗机构和医疗保障经办机构的欺诈骗保案例，强化定点机构工作人员的遵纪守法意识，促进医疗机构自纠自查。

黔东南苗族侗族自治州在对定点医疗机构的专项检查中采取"大数据＋现场检查"的方式，运用大数据筛查方式，导出备检定点机构诊疗数据，通过现场检查、数据比对、病历审查等方式，重点检查定点医疗诱导住院、挂床住院、

[①]兴安盟行政公署办公室.关于印发兴安盟公立医疗机构并入自治区药采平台集中采购药品工作方案的通知[EB/OL].[2021-04-09].https://www.xam.gov.cn/xam/2021-10/18/article_2024041412261860737.html.

重复住院、分解住院、串换项目、套项目收费、串项目收费、分解收费、重复收费、系统外收费、打包检查、过度医疗、过度检查、超限制用药、进销存不吻合等违规行为，严厉打击欺诈骗保行为，强化基金监管①。

3）事后监管

兴安盟拓宽医疗保障行政部门和经办机构的监督管理方式，通过满意度调查、第三方评价、聘请社会监督员等方式对定点医疗机构进行社会监督，畅通举报投诉渠道。同时，强化结果运用，情节严重的按照相关规定移交司法机关和纪委等部门处理，发挥联合惩戒威慑力②。

黔东南苗族侗族自治州实行问题清单和通报制度，根据国家、省医疗保障局飞行检查时发现的典型问题制定问题清单，指导各县市及医疗机构开展自查自纠，对于发现的违规问题进行全州通报处理；制定"会商＋申诉＋核实（审核）＋研判＋审定"的基金监管流程，实现监管全覆盖，提升对定点医疗机构的监督整改成效③。

3. 县级医疗保障服务提供方的监督管理

县级医疗保障监督管理在民族地区基层医疗保障监督管理中有着举足轻重的作用，本研究以贵州省黔东南苗族侗族自治州三穗县和河北承德市宽城满族自治县两个县为例，探讨其在对医疗保障服务提供方的监督与管理中的实践情况。

三穗县和宽城满族自治县也从"事前、事中和事后"三个阶段对医疗保障服务提供方进行监督管理。

1）事前监管

三穗县依托国家医疗保障信息平台，实现对定点医院和药店的网上智能审核与监控，做到"事前审核、事中审核与事后审核"全流程监督管理，并对药品进行统一的采购与分发，规范乡镇村等基层医疗机构的医疗服务。同时，建立约谈预警机制，建立协议医药机构约谈制度，对审查中存在异常数据等问题，组织业务骨干上门开展预警约谈，共同找准问题"症结"，对症"下药"，通过

---

①基金监管科.黔东南州医疗保障局五个"狠抓"高标准完成 2022 年第一季度专项检查工作[EB/OL].[2022-04-11]. http://ylbzj.qdn.gov.cn/xwzx_500425/ybxw/202204/t20220411_73281433.html.

②基金监管科.黔东南州医保基金监管关口前移强化源头治理[EB/OL].[2022-03-02]. http://ylbzj.qdn.gov.cn/xwzx_500425/ybxw/202203/t20220302_72806948.html.

③黔东南州医疗保障局.黔东南州"五举措"全面织牢医保基金监管网[EB/OL].[2022-06-29]. http://ylbzj.qdn.gov.cn/xwzx_500425/ybxw/202206/t20220629_75330530.html.

座谈及约谈，增进与医药机构的沟通，为进一步做好基金监管工作打下基础[①]。

宽城满族自治县有关部门制定医疗保险信用等级评定及管理办法，城乡居民基本医疗保险实行医疗机构定点管理，对定点医疗机构采取统一监管、分级负责的管理方式和信用等级评定、医保医师管理、准入退出机制等管理制度。加强医疗保险医疗服务监控系统建设，加大对定点医疗机构和医务人员医疗服务行为的监管力度，做好日常监督检查，促进定点医疗机构实现自我管理、行业自律[②]。

2）事中监管

三穗县医疗保障局及其下辖的乡政府对基层定点卫生机构进行线下的定点专项调查，审核病例，并根据黔东南州医疗保障基金监管检查工作机制要求，采取州与县、县与县"纵向联合、横向联动"的监管模式。2022年，三穗县、天柱县和锦屏县联合开展医疗保障基金监督检查，充分利用大数据筛查等优势，将基金使用率较高、住院率较高、住院人次和次均费用增长过快及资金使用量较多的医药机构作为重点检查对象[③]。通过飞行检查、随机抽查、专项督查等方式，建立"月督查、月通报、月调度"工作机制，全面开展对定点医药机构履行协议情况的检查稽核且每个月对村卫生院等进行全面检查[④]。

宽城满族自治县出台《宽城满族自治县关于改革完善医疗卫生行业综合监管制度的实施方案》，落实网格化管理机制，加强对医疗卫生机构的日常巡查、专项督查、专项整治、处罚后复查等，建立健全线上线下一体化监管方式。同时，组建专业化稽核队伍，深入开展医疗服务监管，规范医疗服务行为。

3）事后监管

三穗县积极争取卫健、市监、司法等多个部门的支持，加强部门联合执法与审计，严格费用审核，规范初审、复审两级审核机制，并加大对定点医疗机构违法违规行为的处罚力度。

宽城满族自治县建立"行纪衔接""行刑衔接"机制，与纪委监委、公安局

[①]三穗县医疗保障局.三穗县医保局：开创医疗保障基金监管新局面[EB/OL].[2021-03-19]. https://ylbzj.qdn.gov.cn/xwzx_500425/xqdt_5823019/202103/t20210319_67252755.html.

[②]承德市医疗保障局.承德市人民政府建立完善城乡居民基本医疗保险制度的实施意见[EB/OL].[2017-01-02]. https://ylbzj.chengde.gov.cn/art/2017/1/2/art_1120_154969.html.

[③]三穗县医疗保障局.三穗县天柱县锦屏县联合开展2022年医保基金监管检查[EB/OL].[2022-07-18]. http://www.gzss.gov.cn/zfbm/ybj/gzdt_5692564/202207/t20220718_75575168.html.

[④]三穗县人民政府，三穗县医保局：开创医疗保障基金监管新局面[EB/OL].[2021-03-19]. https://ylbzj.qdn.gov.cn/xwzx_500425/xqdt_5823019/202103/t20210319_67252755.html.

和卫生健康委同向发力，推进对欺诈骗保责任人的多重查处，形成"不敢骗""不能骗"的监管体制新格局。

（二）医疗保障服务需求方的监督管理

1. 省级医疗保障服务需求方的监督管理

医疗保障服务需求方主要是指医疗保障的参保人，对于医疗保障服务需求方的监督主要针对参保人违规购药、虚假住院、重复住院等不合理就医购药行为。首先，民族地区定点医疗机构工作人员应严格执行实名就医和购药管理的规定，核验参保人医疗保障凭证且要求参保人在就医过程中不得分解住院、挂床住院、冒名虚假就医和购药；其次，加大宣传力度，加强参保人对一系列违规违法医疗服务的认知，增强参保人的自我监督意识；最后，民族地区将参保人就医购药行为与信用体系挂钩，并且加大医疗保障行政处罚力度，利用法律手段对参保人员就医购药行为进行规范。

2. 地市级医疗保障服务需求方的监督管理

兴安盟和黔东南苗族侗族自治州在对医疗保障服务需求方的监督管理中，强调形成良好的社会监督氛围，开展医疗保障基金集中宣传月活动，通过政策宣讲、发放宣传单和张贴海报等方式加大对禁止欺诈骗保的宣传力度，强化参保人的责任意识，营造全社会尤其是参保人关注并自觉维护医疗保障基金安全的良好氛围，并且畅通举报投诉渠道，宣传举报案例办法，鼓励全民参与和监督。

3. 县级医疗保障服务需求方的监督管理

1）三穗县医疗保障服务需求方的监督管理

针对留守老人和儿童因为不了解政策导致的就诊购药行为不规范等情况，三穗县积极开展医疗保障基金宣传月活动，加大医疗保障基金相关政策的宣讲力度，规范居民的就诊和购药行为，强化居民保障医疗保障基金安全的意识。同时对基层卫生机构的患者信息、病历和购药记录等进行网上监督与审核，定期或不定期对定点医院的参保人情况进行检查，监控一人多次住院、意外事故住院情况，从线上线下两方面进行监管。

2）宽城满族自治县医疗保障服务需求方的监督管理

宽城满族自治县医疗保障局监督人员依据定点医疗机构上报的月出院登记

表，按10％比例随机抽查医疗机构上传的患者信息，核验这些信息并对可疑信息进行实地核查。核验内容包括起付标准、医疗计费、报销费用等。此外，县医疗保障局工作人员还定期或不定期对定点医院患者就诊情况进行检查，对多次住院、意外事故住院、冒名顶替住院、挂床住院等情况实施智能监控，将城乡居民缴费情况、遵守医疗保障规定、配合支持医疗保障检查，以及违法违规等情况记入个人医疗保险诚信记录，督促参保人履行诚信义务。

二、民族地区医疗保障基金的监督管理

医疗保障基金是老百姓的"救命钱"，对医疗保障基金的监督管理在医疗保障监管中必不可少。2021年5月1日，我国开始实施首部医疗保障监管条例[1]。《医疗保障基金使用监督管理条例》中要求医疗保障基金专款专用，首次明确参保人若以骗取医疗保障基金为目的，将暂停个人医疗费用联网结算3至12个月，并处骗取金额2倍以上、5倍以下的罚款。

（一）省级医疗保障基金的监督管理

民族地区根据国家政策，采取定期进行飞行检查、打击欺诈骗保专项治理等措施，加强医疗保障基金监管，确保医疗保障基金的安全性，并取得了一定成效。

首先，民族地区省级医疗保障机构按时开展医疗保障基金集中宣传月活动，通过线上短视频和线下宣传的方式，向大众科普医疗保障基金管理相关知识。同时，定期开展"双随机、一公开"的线下飞行检查活动，以此规范医疗保障基金的合理使用。例如，广西医疗保障局与当地公安、市场监管、纪检等十几个部门建立联合检查、联席会议、信用共享等工作机制进行联合监管，凝聚监管合力[2]。贵州省建立医疗保障基金监管联席会议制度并引入了第三方力量，动员多方主体，采取日常巡查、专项检查、飞行检查、重点检查等多种检查方式相结合的形式，按照全省医疗保障信息系统统一的行政执法规范进行医疗保障基金监督，提高基金监管效能。

其次，各省级医疗保障机构开展医疗保障基金智能监控，加快促进"互联

---

①国务院.医疗保障基金使用监督管理条例[EB/OL].[2021-2-19].http://www.gov.cn/zhengce/content/2021-02/19/content_5587668.htm.

②广西壮族自治区医疗保障事业管理中心.喜报！我区获评优秀国家医保局基金监管方式创新试点[EB/OL].[2021-10-18].http://ybj.gxzf.gov.cn/xwdt/bjdt/t10459305.shtml.

网＋"与医疗保障基金监管有机融合，强化医疗保障智能监控系统，对医疗保障基金实行全环节、全流程、全场景监控，实施基金运行全过程绩效管理。例如，云南省医疗保障局根据国家医疗保障局印发的《医疗保障基金智能审核和监控知识库、规则库管理办法（试行）》[①]，积极梳理"两库"内容，优化"两库"框架结构，推进云南省医疗保障基金智能审核和监控工作全面落实。

最后，各省级医疗保障机构增强医疗保障基金的多主体的社会监督，并建立医疗保障基金监管信用评价体系，将个人信用引入医疗保障基金监管中。例如，广西壮族自治区成立专责监管部门，建立由医疗保障基金监管行政执法人员、医药专家、财务专家、信息专家和法律代表组成的专家人才库，并建立联合稽核分队，夯实医疗保障基金监管基础；建立义务监督员库，鼓励和动员社会各界参与医疗保障基金监管[②]。宁夏回族自治区开展医疗保障基金监管信用体系建设，建立健全医疗保障基金监管信用信息采集、信用评定、信用发布应用、信用修复"全闭环"的制度框架体系，打造全流程、全方位的医疗保障基金监管"宁夏模式"[③]。

民族地区的医疗保障监管现状充分展示了"互联网＋"在医疗保障监管过程中发挥的重要作用。无论是在医疗服务监管方面，还是在医疗保障基金监管方面，这些地区都积极利用信息化手段，引入征信机构，进行全方位的智能监控。当然，各地区也各具监管特色，在医疗服务监管方面，新疆维吾尔自治区将监督管理延伸至医生层面，广西壮族自治区引入社会力量对医疗服务价格进行监督，贵州省采取"第三方监管＋自我监管"的全方位监管；在基金监管方面，内蒙古自治区引入第三方监控机制并与信用体系结合，广西壮族自治区和西藏自治区开展联合监管，贵州省新设社会监督员作为一种正向激励机制等。这些创新探索为我们提供了很多有用的经验借鉴。

（二）地市级医疗保障基金的监督管理

兴安盟和黔东南苗族侗族自治州从"事前监管、事中监管、事后监管"三个阶段对医疗保障基金进行全过程监管，并积极创新当地医疗保障基金监管的

①国家医疗保障局.关于印发医疗保障基金智能审核和监控知识库、规则库管理办法（试行）的通知[EB/OL].[2022-04-07].http://www.nhsa.gov.cn/art/2022/4/7/art_140_8555.html.

②广西壮族自治区医疗保障局.关于印发广西壮族自治区医疗保障基金社会义务监督员管理办法（试行）的通知[EB/OL].[2020-04-10].http://ybj.gxzf.gov.cn/xwdt/tzgg/t4690318.shtml.

③宁夏回族自治区医疗保障局.宁夏回族自治区医疗保障基金使用监管信用管理办法（试行）政策解读[EB/OL].[2021-12-10]. https://ylbz.nx.gov.cn/zfxxgk/fdzdgknr/zcjd/202112/t20211210_3718902.html.

管理方式和技术手段，取得了一定成效。

1.医疗保障基金全过程监管

首先，兴安盟医疗保障局积极开展医疗保障基金监管集中宣传月活动，增强正向引导并曝光典型案件形成震慑效应，强化遵纪守法意识，做到"事前防控"。其次，联合多部门着力加强对易发、多发医疗保障违法违规问题的自查自纠、日常检查、飞行检查、重点检查，清存量、控增量，提升监管广度与力度，做到"事中参与"。最后，推动医疗保障基金监管信息体系建设工作，坚持诚信建设和行政监督相结合的方式，对医疗保障基金进行监督管理，并加大行政处罚力度。

黔东南苗族侗族自治州注重对医疗保障基金的"事前、事中、事后"监管。首先，借助大数据分析方法，充分利用"智能监控＋大数据筛查＋研判分析＋现场核查"机制，采取线上线下相结合的方式，开展智能审核和人工现场审核，强化医疗保障费用大数据分析研判。其次，强化基金运行预测分析并定期向社会公开医疗保障基金的收支结余情况。最后，增强事后监督惩处力度，畅通举报渠道，积极引导社会力量参与医疗保障基金监管，并且综合运用司法、行政、协议等手段，加大对欺诈骗保行为的惩处。

2.医疗保障基金监管管理和技术创新

兴安盟利用大数据技术手段成立兴安盟医疗保障基金风险防控中心，各旗县以不同形式成立医疗保障监管机构，并聘请第三方机构参与监管，建立起第三方绩效评价机制。同时，聘请律师事务所作为法律顾问团队，多次在医疗保障执法监督和制度建设方面征询法律顾问团队的意见，由此把控执法程序、监督执法过程，做到了"事前风险评估、事中规范指导、事后合法审查"，在法治轨道上推进医疗保障基金监管工作行稳致远①。

黔东南苗族侗族自治州从医疗保障监管模式和监管方式两方面进行创新。在监管模式方面，实行季度专项检查机制，重点对基金使用率、住院增长率较大的定点医疗机构进行检查；在监管方式方面，强化联合检查，根据黔东南州医疗保障基金监管检查工作机制要求，按属地原则和区域划分原则，相邻县市（原则上3个县以上）组织开展联合检查，解决基层监管人员不足、技术力量薄

---

① 内蒙古自治区医疗保障局.我区医保基金监管试点获评国家医保局"双优秀"[EB/OL].[2021-10-09].https://ylbzj.nmg.gov.cn/xwzx/dtxx/202110/t20211009_1900192.html.

弱等问题，强化综合监管力量，保障监管成效[①]。

（三）县级医疗保障基金的监督管理

三穗县和宽城满族自治县通过对医疗保障基金的全过程监管、创新监管管理方式和技术手段，提升当地医疗保障基金的监督管理成效。

1. 医疗保障基金全过程监管

三穗县医疗保障局采用网格化分片管理模式，要求片区分管领导采取不定期上门指导方式，针对智能审核、平时督查、飞行检查中发现的问题，以及群众反映的意见，及时制止和纠正存在的问题，参与"事中监督"，进一步避免基金流失。同时，加强部门联合执法，加大对医疗保障违规违法案件查办力度；建立月督查、月通报、月调度工作机制，全面开展对定点医药机构履行协议情况的检查稽核；充分运用智能医疗保障审核系统，对系统提示的异常数据进行实时审查，做到"事前、事中和事后审核"，有效构建医疗保障基金安全全过程监管体系。强化定点医疗自我管理，引导医疗机构完善管理制度。

宽城满族自治县出台了《开展医疗保障基金全面排查整治工作方案》《医疗保障基金监管社会义务监督员管理办法》等文件，要求各医疗机构、医疗人员以及医疗保障部门认真贯彻落实，强化医疗保障基金监管的标准化、统一化以及制度化，并建立医疗保障信用评价体系和信息披露制度，为构建全过程的医疗保障基金监管体系做出制度保障；县医疗保障局专门成立基金监管股，专责医疗保障基金监管工作；建立部门联席会议制度，开展联合监管、联合惩戒。同时，县医疗保障局联合卫生健康局、财政局共同编制基本医疗保障基金预算，将医疗保障基金纳入预算管理，有效控制基金收支过程中的违法行为，提高了医疗保障基金监管的效率。

2. 医疗保障基金监管管理和技术创新

三穗县在医疗保障基金监管管理方面强化自我管理，引导医疗机构完善管理制度，如三穗县人民医院制定综合控费措施，设置具体控费指标，严格考核问责制，使该院城乡居民医保申报基金由2019年的6836.86万元下降到2020年

---

①黔东南州医疗保障局.州医保局"三新"监管，当好基金"守门员"［EB/OL].［2022-08-03].http://ylbzj.qdn.gov.cn/xwzx_500425/ybxw/202208/t20220803_75928140.html.

的 4574.03 万元，降幅达 33.09％[①]。

宽城满族自治县采用基金预算管理制度，由医疗保障局、卫生健康局、财政局三个部门共同编制基本医疗保障基金预算，以确保预算的科学性和准确性，将基金支出等过程与考核制度相结合，将医疗保障基金纳入预算管理，有效控制基金收支过程中的违法行为，提高了医疗保障基金监管的效率。

三、民族地区医疗保障监督管理效果

民族地区医疗保障经办机构通过对医疗机构开展一系列专项检查和飞行检查，加大对医疗服务行为的检查力度，规范医疗服务行为，有效保障了医疗保障基金安全。同时，民族地区根据国家医疗保障局颁布的《医疗保障基金使用监督管理条例》，积极开展相关医疗保障基金监管业务培训并聘请社会义务监督员，利用医保智能监控形成线上线下的综合医疗保障监督管理体系，取得了一定的监督管理成效。

（一）省级医疗保障的监督管理效果

民族地区省级医疗保障监督管理机构积极开展对定点医药机构的监管，依法查处各类医疗保障违法违规行为，严厉打击欺诈骗保现象，在医疗保障监管方面取得一定效果。

内蒙古自治区在 2021 年检查定点医药机构 1.83 万家，查出违规医药机构 0.66 万家，查处违规率 36.07％，追回医疗保障基金 2.8 亿元，其中通过对全区 43 家定点医疗机构开展飞行检查，追回医疗保障基金 6967.9 万元[②]。

2021 年，新疆维吾尔自治区全区各级医疗保障部门会同公安部门、卫生健康部门联合开展"三假"欺诈骗保专项整治行动，共查处案件 17 起，追回资金共计 152.2 万元。全年共曝光典型案例 798 起、举报奖励案例 48 例，发放举报奖励金 1.3 万元[③]。

①三穗县医疗保障局.三穗县医保局：开创医疗保障基金监管新局面[EB/OL].[2021-03-19]. https://ylbzj.qdn.gov.cn/xwzx_500425/xqdt_5823019/202103/t20210319_67252755.html.

②内蒙古自治区医疗保障局.内蒙古自治区医疗保障局2021年度法治政府建设工作情况报告[EB/OL].[2022-02-28].https://ylbzj.nmg.gov.cn/zwgk/zfxxgk/fdzdgknr/fzzfjxnb/202202/t20220228_2010885.html.

③新疆维吾尔自治区医疗保障局.自治区医保局召开2022年医保基金监管集中宣传月动员部署会议[EB/OL].[2022-04-02].http://ylbzj.xinjiang.gov.cn/ylbzj/qzpb/202204/21aa801fdb244d62bc5c4c035f9832d7.shtml.

广西壮族自治区在2021年共检查定点医药机构14386家，查处定点医药机构9517家，其中暂停服务协议310家，终止服务协议58家，移交纪检监察机关19家，移交司法机关8家；处理违法违规参保人员562人；累计追回（含拒付）医保资金12.12亿元。[①]

宁夏回族自治区在2021年现场检查定点医药机构共4874家，处理处罚定点医药机构1492家，处理违法违规参保人226人，罚没和追回违规基金1.29亿元[②]。

西藏自治区在2021年共检查1365家定点医药机构，处理违法违规医药机构381家，处理违规参保人员7人；追回医保基金4720.34万元，行政处罚109.15万元；累计收到举报线索5条，查实3条，查否2条；奖励举报人数1人，兑现举报奖励资金500元；主动曝光典型案例7起[③]。

贵州省在2021年共检查定点医疗机构16606家、定点药店13496家，暂停医疗保障服务510家，解除医疗保障服务33家，共产生违规金额4.58亿元[④]。

云南省在2021年通过对欺诈骗保行为保持高压态势，深入推进定点医药机构专项治理，共检查定点医药机构33498家，处理违规定点医药机构10178家，公开曝光典型案件579例[⑤]。

青海省医疗保障局在2021年联合省公安厅、省卫生健康委，开展专项行动方案，以打击"假病人、假病情、假票据"为重点，对辖区内所有定点医疗机构基金使用情况进行核查，查处违法违规定点医药机构1685家，追回违规使用医疗保障基金9963.23万元[⑥]。

①广西壮族自治区医疗保障局.2021年广西医疗保障事业发展统计公报[EB/OL].[2022-06-23].http://ybj.gxzf.gov.cn/sjkf20200520_/sjfbtjgb/t12800882.shtml.

②宁夏回族自治区人民政府.2021年宁夏基本医保参保率稳定在95％以上[EB/OL].[2022-01-27].https://www.nx.gov.cn/zwxx_11337/zwdt/202201/t20220127_3307237.html.

③西藏自治区医疗保障局.织密基金监管网，共筑医保防护线[EB/OL].[2022-04-08].http://ylbzj.xizang.gov.cn/zwgk/gggs/202204/t20220408_292527.html.

④贵州省医疗保障局.贵州省医疗保障局2021年法治政府建设年度报告[EB/OL].[2022-04-01].https://ylbzj.guizhou.gov.cn/ztzl/rdzt/pfzl/202204/t20220401_73214573.html.

⑤云南省医疗保障局.云南省医疗保障局2021年度法治政府建设情况报告[EB/OL].[2022-03-25].http://ylbz.yn.gov.cn/index.php?c=show&id=2473.

⑥青海省医疗保障局.青海省医疗保障局2021年度法治政府建设工作报告[EB/OL].[2022-02-10].http://ybj.qinghai.gov.cn/2022-02/10/c_1211564282.htm.

（二）地市级医疗保障的监督管理效果

兴安盟和黔东南苗族侗族自治州健全部门联动机制、深化第三方绩效评价机制，并利用新技术手段构建起全领域、全过程的医疗保障监督管理防控机制，形成以法治为保障，信用管理为基础，多形式检查、大数据监管为依托，党委领导、政府监管、社会监督、行业自律、个人守信相结合的全方位监管格局，推动当地医疗保障工作高质量发展。

1. 兴安盟医疗保障的监督管理效果

兴安盟不断强化日常监管、飞行检查、第三方监管，高质量完成国家医疗保障基金监管创新试点工作，初步构建起全领域、全流程的基金安全防控机制。2021年，开展定点医药机构自查自纠，收回违规医保基金43万元。配合自治区医疗保障局开展飞行检查，追回违规医疗保障基金376万元，对11家定点医药机构进行医疗保障基金抽查复检，追回违规医疗保障基金158万元。开展医疗保障基金运行分析10期，对基金异常增长进行研判预警，防风险、堵漏洞、保安全[①]。2021年国家卫生健康委下达"双随机，一公开"抽查任务731家，兴安盟监督完成676家，监督完成率92.48%，完结率100%[②]。

2. 黔东南苗族侗族自治州医疗保障的监督管理效果

黔东南苗族侗族自治州依托国家医疗保障信息平台，加强对医疗保障基金运行情况分析，开展医疗保障基金安全评估，并实行季分析、季通报制度，监测基金使用率、住院率、次均住院费用和基金流向等指标。医疗保障经办机构通过动态监测，规范就医用药，打击欺诈骗保。截至2021年，查处涉及违规基金951.77万元，检查了713家定点医疗机构和定点药店，暂停医疗保障协议19家（其中民营医疗机构1家，定点药店18家）[③]。

（三）县级医疗保障的监督管理成效

1. 三穗县医疗保障的监督管理成效

三穗县医疗保障局于2020年开展日常巡查43次、专项检查3次，覆盖全县

①兴安盟医疗保障局.兴安盟医疗保障局关于2021年法治政府建设情况的报告[EB/OL].[2022-01-17].https://www.xam.gov.cn/xam/2022-01/17/article_2024041412205297619.html.

②兴安盟卫健委.奋进2021·兴安盟卫生健康工作大盘点[EB/OL].[2022-01-01].http://wjw.xam.gov.cn/mwjw/2022-01/05/article_2024041402352865124.html.

③黔东南州医疗保障局.黔东南州"多措并举"强化医保基金监管[EB/OL].[2021-06-23].http://yl-bzj.qdn.gov.cn/xwzx_500425/ybxw/202106/t20210623_68792069.html.

170家定点医药机构，共审核住院病案3300份，查处小病大治、不合理收费等违规资金105万余元，扣减违约金8.8万元，提醒约谈医疗机构主要负责人15人次[①]。截至2021年2月，"回头看"专项治理行动共检查了辖区15家定点医疗机构，筛查可疑结算数据2514人次，入户走访258人次，发现诱导住院1人次、虚构医疗服务4人次，追回违规资金22753.2元，对2家医院予以收缴2倍违约金的处罚，约谈其主要负责人，并在全县范围内通报批评[②]。

2. 宽城满族自治县医疗保障的监督管理成效

宽城满族自治县医疗保障局开展宣传，增强医患双方遵守医疗保障管理规定的自觉性，实现源头防范，共悬挂标语71条，印制发放宣传手册2000余份。同时，宽城满族自治县人民政府办公室印发《宽城满族自治县关于改革完善医疗卫生行业综合监管制度的实施方案》[③]，开展医疗乱象专项整治活动，加强交叉督查力度，严厉打击欺诈骗保行为。

四、民族地区医疗保障监督管理存在的问题及优化策略

通过对民族地区省级、地市级和县级的医疗保障监督管理探究，本研究发现我国民族地区在医疗保障监督管理方面实行了较为全面的监管办法，较好提升了当地医保监管水平，有力地遏制了医疗保障违法行为，在医疗服务和医疗保障基金两个方面取得了较好的监管成效，查处整改了多家医药机构的违规行为，追回多笔违规医疗保障基金，提高了医疗服务质量，健全了医疗保障监管制度。但民族地区医疗保障监管过程中仍存在亟待解决的问题。

（一）民族地区医疗保障监督管理过程中存在的问题

1. 医疗保障监管部门权责划分模糊，缺乏联动性

医疗保障基金监管主要由各地医疗保障局内设部门承担，由于行政主体权

---

①三穗县医疗保障局.三穗县：开创医疗保障基金监管新局面[EB/OL].[2021-03-19]. https://www.gzss.gov.cn/xwzx/bmdt/202103/t20210319_67247111.html.

②三穗县人民政府.开展专项治理"回头看"，当好医保基金"警卫员"[EB/OL].[2021-02-05].http://www.gzss.gov.cn/zfbm/ybj/gzdt_5692564/202102/t20210205_66692829.html.

③宽城满族自治县人民政府办公室.关于印发宽城满族自治县关于改革完善医疗卫生行业综合监管制度的实施方案的通知[EB/OL].[2021-09-10]. http://www.hbkc.gov.cn/art/2021/9/10/art_5967_826108.html.

责划分不明，监管成效未能得到有效发挥。现阶段我国民族地区医疗保障监管开展部门联动，多部门协调统一监管，但存在跨部门沟通不畅的问题，典型体现为对医疗机构监管脱节，比如，医疗保障部门负责对医疗保障基金使用情况进行监管，医疗机构诊疗行为则又主要由卫生健康部门负责，这种"双重管理"为医药机构违规骗取医疗保障基金留下了空间。

2. 基层医疗保障监管人员不足

民族地区基层医疗保障监管存在人员不足的情况，主要表现在两个方面：一是民族地区医疗保障监管机构的人员规模小，监管力度不足；二是对基层医药机构进行线下定点专项调查的监督检查执法人员较少，无法实现对各医药机构的全面有效监管。

> **【访谈案例9】**
> 　　三穗县，医疗保障局工作人员DJ。他表示，整个科室在编14人，但科内有一部分人员负责财务、药品采购、大病保险和医疗救助等方面的工作，真正负责医保审核监管的只有2名工作人员，他们需要审核全县乡镇卫生院和村卫生室的病历，工作量较大，审核工作人员短缺。

3. 基层医疗保障信息化监管欠缺

　　受经济发展水平影响，民族地区当地的医疗保障信息化建设与东部发达地区相比存在一定差距，医疗保障监管工作中运用互联网＋技术开展智能监控效果受到限制，这在县级医疗保障监管中尤为突出。例如，宽城满族自治县在医疗保障中引入信息技术，构建智能平台，但具体工作仅停留在人员数据信息和线上业务办理等层面，其他应用相对较少。而且，由于相关信息录入不规范等问题，监管部门难以实现对医疗保障基金的动态长期监管。

> **【访谈案例10】**
> 　　宽城满族自治县，医疗保障局工作人员J。他表示希望医疗保障局多引进一些信息技术人才，因为他们的工作人员大多是临床和护理等医学专业，要负责全县乡镇和村卫生室的医疗数据审核，如果有懂

信息技术的专业人员参与数据审核、开展大数据审计工作，他们的工作就能事半功倍。

（二）民族地区医疗保障监督管理的优化策略

综合以上分析，本研究结合实地调研地区的具体案例，从服务监管、基金监管和监管方式三个方面对民族地区医疗保障监督管理进行了分析，在此基础上，提出以下优化策略。

1.加强医保监管部门监管权限

大部分民族地区的医疗保障监管部门都依托当地医疗保障局，医疗保障监管部门受行政部门管理，使得部门权限受本级或上级行政机构限制，无法充分发挥其自有权力、履行自身职责，导致其主体责任缺失，造成医疗保障制度监管的低效率和不可持续性。因此，需充分发挥医疗保障监管部门的作用，建立健全专职医疗保障基金监管机构，充分发挥监管主体的监管权限。此外，也需加大财政支持力度，使医疗保障监管部门有充足的资金保障其落实监管责任、发挥监管权限、履行监管职能以及处理监管事务，减少地方行政部门干预，从而节约基金监管的成本，使得业务相对独立，在统筹地区的范围内将医疗保障统筹基金的调剂使用功能最大限度地发挥出来。

2.利用"互联网＋"推进智能监控体系

首先，需大力完善医疗保障智能监控子系统建设，建立信息交换共享机制，推动监控系统信息的交换共享，充分发挥医疗保障智能监控系统在医疗保障监管中的促进作用。其次，重视智能化医疗保障监管机制创新，保证医疗信息得到更加完善和具体的记录，采取信息化技术完善医疗系统网络体系，加强对医疗信息的监管。最后，还需构建统一标准，完善医疗保障审核系统，制定审核规则，延伸监管内容，以促进审核业务的优化发展。

3.增加民族地区医疗保障基金监管部门的人力配备

首先，利用现有资源，尽量增加监管队伍人员数量。如可向机构编制委员会办公室申请，增加监管人员数量，对专业性强的岗位，积极实施人才引进策略，增强专业人才的入职意愿。其次，可进一步加大对现有医疗保障工作人员的继续教育和培训力度，强化其思想意识，增强医疗保障监管工作人员的使命感、责任感。再次，加强关于医疗保障政策法规、医保基金监管流程等基础业务的培训。最后，还需进一步推进"互联网＋医保监管"工程，加大对工作人员的信息技术技能培训，提高医疗保障监管工作人员的素质。

通过监管权限、监管手段和监管队伍三个方面对民族地区医疗保障监督管理的有效完善，有助于提高当地医疗保障监管效能，减少恶性事件的发生，构建完备的医疗保障监管体系，营造绿色的医疗保障环境。

第七章　研究结论与优化策略

本研究采用深入访谈和问卷调查形式开展实地调研，在收集微观数据、宏观数据和政策文件等相关资料的基础上，综合运用多种研究方法，对民族地区医疗保障的外部环境、筹资机制、补偿机制和治理机制进行深入分析，最后得出以下结论。

一、正确认识民族地区所处的外部环境

民族地区医疗保障制度建设应遵循差异性与统一性相结合的原则。较为恶劣的自然环境、相对落后的经济发展水平、长期形成的社会环境是民族地区医疗保障体系运行的外部环境，这决定了民族地区医疗保障制度设计的差异性。这种差异性设计是现阶段过渡性的措施。目前，部分民族省区医疗保障制度已实现省级统筹，随着医疗保障制度体系不断完善，最终将实现全国统筹，民族地区与其他地区的差异性也将逐步消失。

二、重塑健康导向型民族地区医疗保障体系

（一）民族地区居民的健康水平相对较低

民族地区居民的健康水平不断提升，但与全国平均水平相比还存在较大差距。2000—2020年，民族地区居民的人均预期寿命逐年提高，婴儿死亡率和孕产妇死亡率均逐年下降，地方病防治也取得巨大成效，但民族地区的这些指标与全国平均水平仍有差距。

（二）民族地区居民健康素养亟须提升

民族地区居民的健康素养远低于全国平均水平。民族地区居民在健康知识

知晓、健康技能具备和健康行为形成三个方面的具备率均偏低。虽然全国居民健康素养水平稳步提升，从2013年的9.48％增加到2021年25.40％，但是与《"健康中国2030"规划纲要》提出的到2030年全国居民健康素养水平达到30％的目标还有一定的距离，而民族地区居民的健康素养水平更差，因此，提升民族地区居民健康素养水平显得尤为迫切。

（三）民族地区医疗保障对居民健康未能发挥有效作用

民族地区医疗保障未能和全国医疗保障一样，有效发挥促进居民健康的作用。一方面，全国范围内居民参加基本医疗保险和商业医疗保险能促进健康水平的提高，但民族地区居民参加基本医疗保险和商业医疗保险对其健康的影响并不显著。另一方面，全国范围内居民参加多重医疗保障制度能促进居民健康水平的提高，而且促进作用大于只参加单一医疗保障制度的作用。但是民族地区的居民参加多重医疗保障制度对其健康的影响并不显著。因此，应将健康理念融入民族地区医疗保障制度体系中，重构以健康为导向的民族地区医疗保障体系，充分发挥医疗保障对健康的促进作用。

三、建立稳健持续的民族地区医疗保障筹资机制

（一）民族地区医疗保障筹资机制存在地区差异

民族地区医疗保障筹资机制存在明显的地区差异，各项医疗保障制度在缴费率和筹资标准等方面存在较大差异。2010—2020年期间，青海省和云南省城镇职工基本医疗保险的缴费率差距较大，两省缴费率最大差距为4％。同一民族省区内不同城市之间缴费率也存在明显差异，如同属于云南省的曲靖市和临沧市，两地缴费率相差3.5％。2022年，内蒙古自治区、广西壮族自治区、新疆维吾尔自治区和云南省城乡居民基本医疗保险的筹资标准一致，宁夏回族自治区、西藏自治区和贵州省城乡居民基本医疗保险筹资标准存在较大差异。2020年中央对民族地区城乡医疗救助财政补助一般公共预算资金总量最高的是贵州省，城乡医疗救助财政补助一般公共预算资金总量最低的是西藏自治区。

（二）民族地区医疗保障筹资责任分担机制不合理

民族地区医疗保障筹资责任分担机制不合理，筹资结构有待进一步优化。城镇职工基本医疗保险筹资方式中用人单位缴费率普遍较高，职工个人缴费率偏低；城乡居民基本医疗保险筹资方式中政府财政补助比重较大，居民个人缴费比重较小；城乡居民大病保险筹资渠道单一，民族地区之间的筹资标准差异

较大；城乡医疗救助筹资方式中，中央财政补助负担过重，地方财政补助比重较小。

（三）民族地区医疗保障实际筹资水平低于最优筹资水平

利用障碍期权定价法测算得出民族地区医疗保障最优筹资水平，而实际筹资水平低于最优筹资水平。城镇职工基本医疗保险实际筹资水平比最优筹资水平低929.59元；城乡居民基本医疗保险实际筹资水平比最优筹资水平低3083.31元；城乡居民大病保险实际筹资水平比最优筹资水平低39.14元；城乡医疗救助实际筹资水平比最优筹资水平低33.13元。因此，可适度提高民族地区医疗保障筹资水平，以达到最优状态。

（四）在各方承受能力范围内适度提高筹资水平

通过调整起付线、补偿比例和最高支付限额形成不同组合，得到三种民族地区医疗保障政策模拟方案。模拟方案一、模拟方案二和模拟方案三的筹资水平由低到高依次排列，且这三种模拟方案的筹资水平均高于现阶段计算得出的最优筹资水平。随着经济发展水平的提高，用人单位和个人的承受能力也会随之提高，不同医疗保障制度在不同阶段适合的最优方案也会不同。

四、制定公平合理的民族地区医疗保障补偿机制

（一）民族地区医疗保障补偿制度"碎片化"特征明显

民族地区医疗保障补偿方式和补偿效果存在较大差异。一方面，不同民族地区医疗保障采取不同的补偿方式。民族地区城镇职工基本医疗保险补偿模式有"医疗机构等级"模式、"医疗机构等级＋药品目录"模式和"医疗机构等级＋医疗费用分段"模式；民族地区城乡居民基本医疗保险补偿模式有"医疗机构等级"模式和"比例＋医疗机构等级"模式；民族地区城乡居民大病保险补偿模式有"双高"模式、"双低"模式和"一低一高"模式；民族地区城乡医疗救助补偿模式有"1＋1"模式、"2＋1"模式和"二次"模式。另一方面，不同民族地区医疗保障补偿效果如在基金人均支出和基金使用率上存在较大差异。大多数民族地区基金人均支出和基金使用率均低于全国平均水平。

（二）民族地区医疗保障补偿水平尚未达到最优

从三重医疗保障体系整体上看，民族地区医疗保障体系实际总补偿水平低于最优总补偿水平。从单个制度看，民族地区城镇职工基本医疗保险、城乡居民基本医疗保险和城乡居民大病保险的实际补偿水平均低于最优水平，而民族

地区城乡医疗救助对于特困供养人员和城乡低保对象的实际补偿水平略高于最优补偿水平（19.9％），达到了21.5％。

（三）民族地区医疗保障补偿结构有待进一步优化

无论是个人自付费用与医疗保障体系总体补偿费用之间的结构，还是医疗保障体系内部不同层次医疗保障制度之间的补偿结构，都存在一定问题。一方面，对调查地区实际情况进行深入调查后发现，在医疗总费用中，个人自付费用所占比例不稳定，容易受外部因素的影响。"十四五"时期，我国医疗保障发展指标要求为，到2025年个人卫生支出占卫生总费用的比例为27％。调查地区2018—2020年的数据显示，个人卫生支出占卫生总费用的比例有时在国家约束线范围之内，有时会超过国家约束线。另一方面，从三重医疗保障体系内部补偿结构上看，不同层次的医疗保障最优补偿水平所占比例应为6∶2∶2，即基本医疗保险制度最优补偿水平为60％，大病保险制度最优补偿水平为20％，医疗救助制度最优补偿水平为20％。

五、构建高效协同的民族地区医疗保障治理机制

（一）民族地区医疗保障经办管理体制不统一

民族地区医疗保障长期实行属地管理原则，各地根据当地特征制定了适应本地情况的管理制度、经办标准。因此，不同民族地区医疗保障经办管理体制存在较大差异，主要表现在以下四个方面。一是民族地区医疗保障经办机构数量存在差异，布局不合理。原因可能是各地的行政区划数量不一样。二是医疗保障经办机构性质不同，主要有财政拨款的行政单位、公益一类事业单位、参照《公务员法》管理的事业单位等多种性质。三是医疗保障经办机构名称各异，如西藏自治区的医疗保障服务中心、贵州省的医疗保障事务中心、内蒙古自治区的医疗保险服务中心和青海省的医疗保障经办服务中心等。四是医疗保障经办机构内设部门不统一，主要分为两类：一类是按险种设置，如宁夏回族自治区；另一类是按业务流程分类，如新疆维吾尔自治区、贵州省等。

（二）民族地区医疗保障管理经费过度依赖财政支持

民族地区医疗保障的经办管理、信息化建设和监督管理都离不开财政资金的支持，但民族地区在这三个方面都存在运行经费短缺的问题，特别是在基层医疗保障治理中尤为明显。民族地区医疗保障治理经费主要来源于财政拨款，具有一定的依赖性。同时，当地经济发展水平相对有限，地方财政对医疗保障

治理提供的经费支持也相对有限。因此，上级政府的财政拨款不足以支持医疗保障治理的优化升级，难以支撑其高质量发展。

（三）民族地区医疗保障人才短缺

民族地区在医疗保障的经办管理、信息化建设和监督管理过程中，往往出现人才队伍建设不足的问题，主要表现在两个方面：一是民族地区医疗保障治理的现有工作人员数量较少，地市级医疗保障经办机构的人员配比不足，使得现有工作人员超负荷工作、服务供给小于需求，影响服务质量的提高；二是医疗保障治理的人才素质整体上相对较低，专业技术人才较为缺乏，在医疗保障信息化建设和智能监督管理过程中，常会出现信息化专业人才短缺的现象。

第二节　健康中国战略下民族地区医疗保障体系优化策略

综合以上分析，民族地区医疗保障制度建设在功能定位、筹资机制、补偿机制和治理机制等方面还有待进一步优化。

一、促进民族地区医疗保障健康效应的优化策略

（一）进一步提升民族地区居民的健康水平

民族地区居民健康水平的进一步提升，依赖多层次医疗保障体系的健全和健康素养水平的提高。

一方面，进一步提升民族地区居民的健康水平需建立健全民族地区多层次的医疗保障体系，充分发挥商业医疗保险对民族地区居民健康水平的促进作用。国家财政也应加大在民族地区医疗卫生方面的投资，缩小地区间医疗卫生资源的差距，实现民族地区基层医疗卫生技术的创新和医疗服务水平的提升，在外部保障到位的情况下，积极发挥参保者健康管理的主观能动性。

另一方面，多管齐下、多方参与，提升民族地区居民的健康素养水平。首先，政府和健康教育队伍通过讲授、"互联网＋"、医疗建档立卡等多种形式宣传、普及健康教育知识，提升居民对健康知识的知晓水平。其次，基层医疗机构借助多媒体，播放健康预防小技能，引导居民健康知识向健康行为转化，以防病为中心向健康促进为中心转变，培养民族地区居民良好的生活习惯。最后，推动民族地区重点人群参与健康干预计划，帮助居民养成自主学习健康知识、

自觉关注健康状况、积极培养健康技能、自发参与全民健身的生活方式，从而促进民族地区居民健康素养水平的逐步提高。

（二）发挥民族地区医疗保障制度对居民健康的促进作用

本研究发现，民族地区医疗保障制度未能发挥对居民健康的促进作用，因此，建议采取以下三个方面的措施，充分发挥其对居民健康的促进效应：首先，提高民族地区医疗保障基金的统筹层次，充分落实民族地区医疗保障的异地报销政策；其次，优化民族地区的大病保险制度，减轻民族地区居民的医疗负担，缓解大病给一般家庭带来经济、健康的双重冲击；最后，积极推进健康资源的合理配置，促进民族地区居民健康，缓解民族地区因多种因素共同作用导致的健康资源的供需不平衡。

二、提高民族地区医疗保障筹资机制的优化策略

（一）合理划分民族地区医疗保障筹资主体责任

完善民族地区医疗保障基金筹资的责任分担机制，应综合考量社会经济发展水平、人口结构、企业成本、政府财政承受能力等因素。适度调整城镇职工基本医疗保险制度中用人单位和职工个人的缴费率，明晰城乡居民基本医疗保险的筹资责任，优化个人缴费和政府补助结构。为城乡居民大病保险建立单独的筹资渠道，并完善配套的筹资标准、筹资费率和筹资责任等。同时，应拓宽城乡医疗救助筹资渠道，合理划分中央政府和地方政府的财政责任，使筹资主体更加多元化。

（二）提升民族地区医疗保障筹资水平

进一步提高民族地区医疗保障筹资水平，逐步达到最优筹资水平。民族地区医疗保障筹资水平的调整要坚持适度性原则，应根据经济发展水平和居民个人收入水平，衡量用人单位、个人和政府的承受能力。筹资水平既要能够满足人民的医疗需求、保障人民生命健康，又要考虑筹资主体的承受能力。应适度调整城镇职工基本医疗保险中的职工个人缴费率，根据经济发展水平逐步提高城乡居民基本医疗保险中居民个人缴费金额，建立符合城乡居民大病保险可持续发展的筹资增长机制，鼓励更多的慈善机构和社会力量投入城乡医疗救助的筹资中来。

三、完善民族地区医疗保障补偿机制的优化策略

（一）逐步提高医疗保障统筹层次

医疗保障的统筹层次是决定医疗保障补偿水平的关键因素。民族地区医疗保障补偿方式具有碎片化的特征，这使得补偿效果存在较大的区域差异。因此，建议逐步提高民族地区医疗保障的统筹层次，使医疗保障基金实现省级甚至全国统筹，加强医疗保障基金的互助共济能力，进而缩小民族地区医疗保障补偿水平的区域差异。

（二）适度提升民族地区医疗保障补偿水平

适度的补偿水平是充分发挥医疗保障体系效用的前提，也是实现医疗保障社会福利最大化的必要之举。本研究的分析结果显示，民族地区医疗保障的实际补偿水平均低于最优补偿水平。因此，应从合理设置不同医疗总费用下的补偿比例、调整不同等级医疗机制的补偿政策两方面着手，提升民族地区各项医疗保障制度的补偿水平，充分发挥医疗保障制度的补偿功能。

（三）合理设定民族地区医疗保障补偿结构

应从以下两个方面着手优化民族地区医疗保障的补偿结构：一方面，优化医疗费用中医保支付和个人自付的结构比例，逐步将个人自付比例控制在总费用的27%；另一方面，科学设置各项医疗保障制度的起付线和封顶线，促使基本医疗保险、城乡居民大病保险和医疗救助的补偿水平达到6∶2∶2的最优补偿水平。

四、创新民族地区医疗保障治理机制的优化策略

（一）统一民族地区医疗保障经办管理体制

从三个方面着手对民族地区医疗保障经办管理体制进行改革创新：一是改变原有的按照行政区划数量设置医疗保障经办机构的方式，可考虑在统筹区域内按照所辖区域的人口数量、参保人员及基金规模等情况，合理布局经办机构；二是明确辖区内医疗保障经办机构性质、统一级别，强化经办机构内部统一性，打破区域内部医疗保障经办机构的碎片化格局，加快统筹地区内部医疗保障经办机构的垂直管理；三是加快医疗保障经办机制统一化进程，统一医疗保障经办机构性质、名称和部门设置，确保医疗保障制度按照统一

规制规范，有序运行。

（二）拓宽民族地区医疗保障治理经费来源

民族地区医疗保障在经办管理、信息化建设和监督管理三个方面都存在经费不足、来源有限的情况。一方面，国家应加大对民族地区医疗保障治理的财政倾斜力度，为其提供较多的财政拨款支持，改善经费不足的情况；另一方面，完善医疗保障治理经费的来源渠道，如合理调整民族地区医疗保障治理财政支出结构，不再单列运行经费，将医疗保障治理与运行经费从来源于财政转变为从医疗保障基金中统一提取，促使医疗保障制度筹资主体合理分担责任。

（三）加强医疗保障人才队伍建设

民族地区经济发展水平与全国平均水平相比较低，难以吸引、留住人才，影响医疗保障人才队伍的稳定性。首先，利用现有资源，尽量增加民族地区医疗保障治理队伍人员数量，如可向编办申请，增加医疗保障的经办、信息化和监管人员数量；其次，抓住国家实施少数民族和民族地区骨干人才培训项目的有利契机，加强对当地政府干部、群众开展长期有效的技术培训；最后，完善民族地区高学历、专业性人才的引进战略，提高对地区外人才的吸引力，增强他们的入职意愿，提高民族地区医疗保障治理人才队伍的整体素质。

参 考 文 献

[1] 安艳芳.我国优质医疗资源分布特点与改善策略[J].中国卫生质量管理，2011，18(5)：110-113.

[2] 白晨.转移还是消化：省级政府基本公共服务筹资策略及其效果分析——来自医疗救助服务的证据[J].中国软科学，2020(1)：95-103.

[3] 包晓岚.内蒙古地理环境的结构及其地域分异规律[J].内蒙古民族师院学报（自然科学版），1997(1)：84-86.

[4] 鲍震宇，赵元凤.农村居民基本医疗保险的最优支付水平研究[J].保险研究，2017(10)：102-117.

[5] 陈文，应晓华，胡善联，等.补充医疗保险的需求研究[J].中国卫生经济，2002(12)：17-21.

[6] 仇雨临，冉晓醒.大病保险创新发展研究：实践总结与理论思考[J].江淮论坛，2019(6)：156-162.

[7] 仇雨临，张忠朝.贵州少数民族地区医疗保障反贫困研究[J].国家行政学院学报，2016(3)：69-75.

[8] 崔明德，温欣.中国民族文化研究述评[J].烟台大学学报（哲学社会科学版），2021，34(1)：67-85.

[9] 崔乔，辛存林，何彤慧.1960—2015年西藏气候舒适度时空分布特征[J].宁夏工程技术，2019，18(3)：260-264＋270.

[10] 戴卫东，徐谷雄.农村医疗救助的扶贫效果及其制约因素的实证研究——基于"国家扶贫改革试验区"丽水市的调查[J].中国软科学，2020(4)：56-69.

[11] 单纬东.青海省地貌区划的初步研究[J].青海师范大学学报(自然科学版)，1988(4)：79-84.

[12] 邓大松，李芸慧.新中国70年社会保障事业发展基本历程与取向[J].改革，2019(9)：5-18.

[13] 邓胜利，付少雄，陈晓宇.信息传播媒介对用户健康信息搜寻的影响研究——基于健康素养和信息检索能力的双重视角[J].情报科学，2017，35(4)：126-132.

[14] 丁少群，苏瑞珍.我国农村医疗保险体系减贫效应的实现路径及政策效果

研究——基于收入再分配实现机制视角[J].保险研究，2019(10)：114-127.

[15] 丁一磊，杨妮超，顾海.中国农村居民重大疾病保障制度评价指标体系构建及运行效果分析——以东中西部101个医保统筹地区为例[J].南京农业大学学报(社会科学版)，2017，17(6)：48-58＋163.

[16] 董恩宏，李国红，蔡雨阳，等.医疗卫生资源配置区域差异化研究综述[J].中国卫生资源，2016，19(5)：390-393.

[17] 董曙辉.关于大病保险筹资与保障范围的思考[J].中国医疗保险，2013(4)：9-11.

[18] 杜军林.对西北少数民族宗教信仰与政治文化建设的现实思考[J].世界宗教文化，2010(2)：68-70.

[19] 段迎君，李林.我国多层次医疗保障体系及其衔接——基于5个典型城市的分析[J].中国卫生事业管理，2013，30(1)：29-31.

[20] 樊长佳，黄葭燕，梁笛.西部某地区居民卫生服务利用研究[J].中国医院管理，2021，41(7)：37-42.

[21] 封进.社会医疗保险的财政需求与财政支付能力探究[J].中国医疗保险，2019(3)：14-18.

[22] 封进，余央央.中国农村的收入差距与健康[J].经济研究，2007(1)：79-88.

[23] 顾昕，白晨.中国医疗救助筹资的不公平性——基于财政纵向失衡的分析[J].国家行政学院学报，2015(2)：35-40.

[24] 高梦滔，顾昕.城市医疗救助筹资与给付水平的地区不平等性[J].南京大学学报(哲学·人文科学·社会科学版)，2007(3)：34-41.

[25] 高原，何丽.我国餐饮从业人员健康素养现状分析[J].中国健康教育，2018，34(6)：553-556.

[26] 郭振友，石武祥，张丽华，等.西部民族地区某高校大学生城居医保参保情况及影响因素分析[J].郑州大学学报(医学版)，2013，48(1)：109-111.

[27] 顾海，朱晓文，钱瑛琦.大病保险政策评价指标体系构建与效果评价——以江苏省为例[J].中国卫生管理研究，2016,1(00)：63-83＋198.

[28] 韩志强，董强，杨发相，等.新疆公路工程地貌类型划分探讨[J].公路交通科技(应用技术版)，2011，7(7)：62-65.

[29] 何兴强，史卫.健康风险与城镇居民家庭消费[J].经济研究，2014，49(5)：34-48.

[30] 胡军霞，唐红，李春燕，等.2013年西安市农村居民健康素养现状及影响因素分析[J].中国健康教育，2016，32(1)：41-44＋53.

[31] 胡科益.我国个人所得税制度的收入再分配效应研究[D].上海：上海海关学院，2019.

[32] 何文炯，徐林荣，傅可昂，等.基本医疗保险"系统老龄化"及其对策研究[J].中国人口科学，2009(2)：74-83＋112.

[33] 黄瑞芹，谈睿.基于知识图谱可视化分析的医疗救助制度研究[J].社会保障研究，2021(2)：83-91.

[34] 贾洪波.中国基本医疗保险适度缴费率模型与测算[J].预测，2010，29(1)：54-59.

[35] 贾洪波.补充医疗保险迎来难得的发展机遇——我国补充医疗保险参保的影响因素研究[J].价格理论与实践，2015(5)：13-16.

[36] 贾洪波，阳义南.中国补充医疗保险发展：成效、问题与出路[J].中国软科学，2013(1)：81-92.

[37] 江里程，林枫.论医疗保险和服务制度的可持续发展[J].中国卫生经济，2004(2)：42-44.

[38] 姜文娟，吕伊然，毛阁琦，等.新型医疗体制改革后我国卫生人力资源现状分析[J].中国卫生产业，2021，18(3)：192-194.

[39] 姜兆秋.我国医疗保险基金支出水平的影响因素研究——基于2011-2017年省级面板数据的实证分析[D].济南：山东大学，2019.

[40] 蒋谨慎.民族地区新型农村合作医疗制度运行现状实证分析——以贵州省黔东南为例[J].贵州民族研究，2017，38(9)：59-62.

[41] 焦克源，冯彩丽.藏区农牧民医疗救助体系运行效果评价及其指标设计——以甘肃省甘南藏族自治州为例[J].内蒙古社会科学(汉文版)，2012，33(1)：85-89.

[42] 金维刚.重特大疾病保障与大病保险的关系解析[J].中国医疗保险，2013，(8)：47.

[43] 赖诗卿.标准化是医保信息化的灵魂[J].中国医疗保险，2019，(9)：40-41.

[44] 赖志杰.城乡医疗救助制度的现状、主要问题与建设重点[J].当代经济管理，2014，36(7)：53-56.

[45] 李春根，赖志杰.论城乡一体化社会救助体系的构建[J].财政研究，2010，(3)：31-35.

[46] 李强谊，钟水映.我国财政医疗卫生支出的空间差异及分布动态演进——基于Dagum基尼系数分解与Kernel密度估计的实证研究[J].财经论丛，2016，(10)：19-28.

[47] 李琼.发展和巩固西部贫困地区新型农村合作医疗制度的路径探讨——以湘西土家族苗族自治州为例[J].中南民族大学学报(人文社会科学版),2010,30(4):105-108.

[48] 李琼,吴兴刚.发展补充医疗保险完善保障制度[J].保险研究,2001(5):31-33.

[49] 李秋心,尹记远.浅析云南少数民族医药文化的特质[J].医学与哲学(A),2013,34(4):86-88.

[50] 李宛桐.西南民族地区疾病认知与医疗实践研究——基于玉溪那诺乡哈尼族田野调查[D].兰州:兰州大学,2019.

[51] 李文沛.关于城镇基本医疗保险的筹资问题[J].理论探索,2010(1):96-97+102.

[52] 李鑫梅,李跃平.基于卫生资源供给结构视角对新型农村合作医疗制度受益公平性的研究[J].中国社会医学杂志,2022,39(2):234-237.

[53] 李亚青.城乡居民基本医疗保险筹资动态调整机制的构建[J].西北农林科技大学学报(社会科学版),2018,18(5):86-93.

[54] 李亚青.医疗保障对健康平等的影响机制和精准化改进路径[J].社会保障评论,2022,6(2):59-73.

[55] 李亚青,申曙光.论建立社会医疗保险筹资的长效机制:基于社会公平的价值理念[J].中国卫生经济,2011,30(6):5-6.

[56] 刘文,王若颖.我国试点城市长期护理保险筹资效率研究——基于14个试点城市的实证分析[J].西北人口,2020,41(5):29-45.

[57] 刘玉娟.社会医疗保险对商业医疗保险的挤出效应[J].学术交流,2011(12):99-102.

[58] 李志新,李朗悦.2014年四川省居民健康素养现况及影响因素分析[J].预防医学情报杂志,2017,33(10):1032-1041.

[59] 马颖颖,申曙光.引入市场力量促进医保科学控费的机制与实现路径研究——基于公私合作(PPP)的视角[J].学术研究,2018(1):91-98+178.

[60] 梁涛.商业健康保险发展现状与展望[J].中国金融,2010(15):39-41.

[61] 刘国恩,蔡春光,李林.中国老人医疗保障与医疗服务需求的实证分析[J].经济研究,2011,46(3):95-107+118.

[62] 刘欢,戴卫东,向运华.公共服务均等化视角下城乡居民基本医疗保障受益公平性研究[J].保险研究,2020,(5):110-127.

[63] 刘建钊，王莉，蔡光正，等.羌医药中周论——传统文化学视域内羌医药基本理论的探析[J].中国民族民间医药，2017，26(3)：1-5.

[64] 刘卓，谢伦芳，项茹，等.风湿性疾病患者健康素养研究进展[J].中国全科医学，2018，21(5)：512-516.

[65] 柳建文.防控能力建设、资源优化配置与国际协作：我国民族地区公共卫生治理研究[J].云南民族大学学报(哲学社会科学版)，2021，38(1)：102-109.

[66] 罗健，郭文.我国医疗保险基金面临的问题及对策[J].湖南师范大学社会科学学报，2014，43(4)：84-88.

[67] 马得汶.西北民族地区医疗过程中的疾病与文化——基于西宁市田野调查的医学人类学研究[D].兰州：兰州大学，2017.

[68] 毛涛，曲晨，张凤云，等.江苏省小学教师健康素养状况及影响因素分析[J].中华疾病控制杂志，2017，21(7)：706-709.

[69] 穆怀中.社会保障国际比较[M].北京：中国劳动社会保障出版社，2007.

[70] 聂选华.民俗医疗与本土医药传承研究——以傈僳族的疾病认知及治疗实践为例[J].原生态民族文化学刊，2022，14(4)：140-152＋156.

[71] 宁健.关于完善广西农村社会救助体系的思考[J].广西社会科学，2011(10)：22-26.

[72] 宁亚芳.滇西边境农村社会救助减贫成效及其制约因素——以澜沧县为例[J].云南民族大学学报(哲学社会科学版)，2016，33(4)：111-117.

[73] 尼玛次仁，王多吉.藏医学概述[J].中国藏学，2007(3)：102-108＋128.

[74] 聂雪琼，王夏玲，李英华，等.高血压患者与一般人群健康素养水平比较研究[J].中国健康教育，2021，37(5)：387-391.

[75] 浦吉存，黄中艳，高敏.云南气候特征与主要经济作物种植适宜性的关系[J].气象研究与应用，2021，42(1)：53-57.

[76] 彭浩然，岳经纶.中国基本医疗保险制度整合：理论争论、实践进展与未来前景[J].学术月刊，2020，52(11)：55-65.

[77] 钱骏.山地土家族体质特征及动态分析[J].湖北体育科技，2014，33(11)：976-981.

[78] 钱莉莉，贺中华，梁虹，等.基于降水Z指数的贵州省农业干旱时空演化特征[J].贵州师范大学学报（自然科学版），2019，37(1)：10-14＋19.

[79] 秦川，何洁琳，李艳兰，等.2021年广西气候概况[J].气象研究与应用，2022，43(1)：84-89.

[80] 秦美婷.健康传播对提升国民健康素养的理论运用与实证分析——以新加坡为例[J].现代传播（中国传媒大学学报），2011(12)：51-56.

[81] 李妍君，陆甲，李艳兰，等.2020年广西气候概况[J].气象研究与应用，2021，42(2)：100-104.

[82] 荣宁.建国40年来西部民族地区自然灾害的初步研究[J].青海民族研究，2007(2)：144-148.

[83] 申曙光.我们需要什么样的医疗保障体系?[J].社会保障评论，2021，5(1)：24-39.

[84] 盛文萍，李玉娥，高清竹，等.内蒙古未来气候变化及其对温性草原分布的影响[J].资源科学，2010，32(6)：1111-1119.

[85] 时媛媛，李林贵，杨丹琳.大病补充保险该由谁做：商业保险和社会医疗保险的博弈[J].中国卫生事业管理，2013，30(12)：907-909.

[86] 孙翎.我国新型农村合作医疗制度地区差异分析[J].调研世界，2013(2)：30-33.

[87] 孙菊，秦瑶.医疗救助财政支出实证分析：规模、结构与地区差异[J].中国卫生经济，2014，33(11)：18-21.

[88] 唐霁松.医保经办管理与时俱进的几点意见——基于建立"四更"全民医保推进健康中国建设的思考[J].中国医疗保险，2016(12)：30-35.

[89] 田翀，杨孟姝，方鹏骞.特定地理环境下远程医疗服务的体系安排与模式创新[J].中国医院管理，2022，42(7)：10-12.

[90] 田文华，段光锋.上海市城乡居民大病保险补偿的微观模拟分析[J].同济大学学报（社会科学版），2020，31(5)：114-124.

[91] 汪应洛.系统工程[M].北京：机械工业出版社，2005：27-40.

[92] 王聪，吕大伟，许宏，等.长三角生态绿色一体化发展示范区医疗保险经办一体化办法与实施进展[J].中国卫生资源，2021，24(4)：361-365.

[93] 王东进.合理稳定的筹资机制是医疗保险制度持续发展的前提[J].中国医疗保险，2010(7)：8-10.

[94] 王建伟，严锦航.民族地区健康促进与医疗保障研究述评[J].西藏民族大学学报（哲学社会科学版），2018，39(2)：120-126.

[95] 王剑林，陈建军，高龙龙.宁夏气候时空变化特征分析[J].河南农业，2017(32)：35-36.

[96] 王俊，龚强，王威."老龄健康"的经济学研究[J].经济研究，2012，47(1)：134-150.

[97] 王琬.大病保险筹资机制与保障政策探讨——基于全国25省《大病保险实施方案》的比较[J].华中师范大学学报（人文社会科学版），2014，53(3)：16-22.

[98] 王希隆，贾毅.东乡族自治县农村医疗救助问题研究[J].西北民族大学学报（哲学社会科学版），2012(2)：143-148.

[99] 王晓燕，宋学锋.老龄化过程中的医疗保险基金：对使用现状及平衡能力的分析[J].预测，2004(6)：5-9.

[100] 王雄，姚落根，杨向群.欧式向上敲出看涨认购权证的鞅方法定价[J].经济数学，2003(4)：18-24.

[101] 王友成.试论网络时代思想政治教育活动中的社会文化环境因素[J].周口师范学院学报，2005(4)：71-73.

[102] 王昭茜，仇雨临.从"以收定支"到"以支定收"：论医疗保险筹资模式转变与可持续发展[J].社会保障研究，2020(4)：3-9.

[103] 王正宇.基层政府如何提升行政效率[J].人民论坛，2018(2)：44-45.

[104] 王宗凡，董朝晖.我国医疗保障体系面临的主要问题和完善建议[J].中国医疗保险，2015(5)：8-11.

[105] 温兴生.中国医疗保险学[M]北京：经济科学出版社，2019：101-108.

[106] 翁泽红.贵州民族医药文化的挖掘、保护与开发状况及思考[J].贵州民族大学学报（哲学社会科学版），2018(5)：1-34.

[107] 谢静，何冠谛，何腾兵.贵州气候因素对土壤类型及分布的影响[J].浙江农业科学，2015，56(4)：510-514.

[108] 熊林平.中国医疗保险制度微观模拟模型研究[M].北京：科学出版社，2014.

[109] 谢莉琴，秦盼盼，高星，等.中国城乡居民基本医疗保险制度发展历程、挑战与应对策略[J].中国公共卫生，2020，36(12)：1673-1676.

[110] 许雅，叶小华，曾转萍.广东高中生健康素养水平及相关分析[J].中国学校卫生，2011，32(12)：1432-1434.

[111] 薛清元，张楠，范艳存.基于内蒙古自治区城乡居民基本医疗保险一体化的政府与社会筹资额度及可行性研究[J].中国卫生经济，2018，37(6)：51-54.

[112] 严娟.提升医保治理能力加强经办管理与公共服务建设[J].中国医疗保险，2021(12)：17-18.

[113] 杨发相，陈晓光，雷加强，等.荒漠区公路建设引起环境退化及对

策——以新疆为例[J].环境科学与管理，2011，36(3)：127-133.

[114] 杨焕静，顾清，高皓宇，等.2012年天津市农村15—69岁居民健康素养水平分析[J].中国健康教育，2016，32(1)：28-31.

[115] 姚宏文，石琦，李英华.我国城乡居民健康素养现状及对策[J].人口研究，2016，40(2)：88-97.

[116] 叶明华.医疗服务于农民：奢侈品还是必需品？——基于1990—2009年城乡医疗需求收入弹性比较研究[J].农业经济问题，2011，32(6)：30-35＋110.

[117] 尹航，林闽钢.弱势群体医疗救助实施效果评估——基于"城乡困难家庭社会政策支持系统建设项目"调查数据的分析[J].社会保障研究，2017(1)：57-64.

[118] 于红，任刚.县域层面上新型农村合作医疗制度的地区差异——以苏皖川三省六县为例[J].财政研究，2013，(10)：30-33.

[119] 余宗贤，刘建钊，王莉，等.传统哲学视角下羌医基本理论的探讨——羌医中周论的研究[J].科技风，2016(19)：158-160.

[120] 袁蕊蕊，王韵华，喻娅妮，等.2018年甘肃省城乡居民大病保险运行现状研究[J].中国卫生经济，2020，39(12)：17-20.

[121] 再努尔·买买提.西部民族地区新型农村合作医疗实施效果分析——以新疆叶城县为例[J].贵州民族研究，2016，37(9)：64-67.

[122] 臧文斌，王静曦，周磊.居民参加大病补充医疗保险影响因素研究——基于成都市的实证分析[J].保险研究，2014(4)：94-101.

[123] 詹长春，郑珊珊.农村居民医疗保障"逆向"收入再分配效应形成机制及克服——以江苏省为例[J].农业经济问题，2018(10)：85-93.

[124] 王静，赵可惠，张丹，等.医学人类学视野下的藏羌彝走廊民族医药文化特色初探[J].中华中医药杂志，2017，32(1)：92-95.

[125] 张琳，刘延锦.糖尿病患者健康素养与自我管理现况及相关性分析[J].中国临床护理，2022，14(5)：312-316.

[126] 张淑芳.四川藏区新型农村合作医疗筹资问题研究[J].西北民族大学学报(哲学社会科学版)，2017(2)：63-68＋120.

[127] 宋月萍，张宪.宗教信仰与健康：对老年人就医用药行为的研究[J].社会学评论，2019，7(5)：71-83.

[128] 张小娟.我国医疗救助兜底保障问题的实证研究[J].卫生经济研究，2022，39(4)：1-6.

[129] 张瑜铄，屈伟.四川省医疗卫生资源现状及优化策略研究[J].重庆医学，2021，50(4)：711-713＋720.

[130] 张仲芳.精准扶贫政策背景下医疗保障反贫困研究[J].探索，2017(2)：81-85.

[131] 赵绍阳，臧文斌，尹庆双.医疗保障水平的福利效果[J].经济研究，2015，50(8)：130-145.

[132] 赵忠.我国农村人口的健康状况及影响因素[J].管理世界，2006(3)：78-85.

[133] 郑超，王新军，孙强.城乡医保统筹政策、健康风险冲击与精准扶贫绩效研究[J].公共管理学报，2022，19(1)：146-158＋176.

[134] 郑功成.理性促使医保制度走向成熟——中国医保发展历程及"十三五"战略[J].中国医疗保险，2015(12)：9-13.

[135] 郑功成，申曙光.医疗保障蓝皮书：中国医疗保障发展报告（2020）新机构、新成就、新挑战与新前景[M].北京：社会科学文献出版社，2020.

[136] 郑功成.全面深化医保改革：进展、挑战与纵深推进[J].行政管理改革，2021(10)：12-25.

[137] 郑红.医疗保险精算的期权定价理论及其应用[M].北京：清华大学出版社，2015：75.

[138] 周德水，党思琪.商业健康保险对居民健康的影响——来自CGSS数据的经验证据[J].中国卫生政策研究，2021，14(8)：8-15.

[139] 周坚，申曙光.社会医疗保险政策对医疗服务需求影响效应的实证研究——基于广东省云浮市参保群体的分析[J].保险研究，2010(3)：63-71.

[140] 周晋，金昊.大病医保体系内的制度差异及其公平和效率评价[J].大连理工大学学报（社会科学版），2016，37(1)：83-89.

[141] 周明华，张青锋，冯毅.贵州省少数民族地区卫生资源配置及服务利用差异性分析[J].中国卫生经济，2019，38(6)：45-48.

[142] 周强，张全红，蔡智全.农村医疗保险制度对居民收入差距的影响[J].中南财经政法大学学报，2021(4)：105-118.

[143] 朱坤，林玲.我国基本医疗保险筹资机制研究[J].卫生经济研究，2020，37(8)：17-21.

[144] 朱玲.农村医疗救助项目的管理成本与效率[J].中国人口科学，2006(4)：16-27＋95.

[145] 朱玲.青、甘、滇藏区农牧妇女健康问题的调查[J].管理世界，2010(10)：59-74.

[146] 朱盛萍，刘小红，刘怡钰，等.江西省财政支持医疗卫生区域差异研究——基于泰尔指数研究[J].卫生经济研究，2017(1)：14-17.

[147] 祝嫦娥，宋宝香.经济水平、户籍与医疗保险——基于CGSS2015的实证数据[J].中国卫生事业管理，2019，36(8)：587-591.

[148] 左克源.少数民族地区农村医疗保障现状及问题研究[J].贵州民族研究，2014，35(9)：13-16.

[149] BLOMQVIST A. Optimal non-linear health insurance[J].Journal of Health Economics,1997,16(3):303-321.

[150] BAILY M N. Some aspects of optimal unemployment insurance[J]. Journal of Public Economics, 1978,10(3):379-402.

[151] CHETTY R. Sufficient statistics for welfare analysis: a bridge between structural and reduced - form methods[J]. Annual Review of Economics, 2009,(1):451-488.

[152] CHETTY R, FINKELSTEIN A. Social insurance: connecting theory to data[J]. Handbook of Public Economics, 2013,5:111-193.

[153] CHETTY R. A general formula for the optimal level of social insurance[J]. Journal of Public Economics, 2006,90(10-11):1879-1901.

[154] CHOU W L, WANG Z. Regional inequality in China's health care expenditures[J]. Health Economics, 2009,18（S_2）:137-146.

[155] COSIC F, KIMMEL L, EDWARDS E. Health literacy in orthopedic trauma patients[J]. Journal of Orthopedic Trauma, 2017,31(3):90-95.

[156] BRONCHETTI E T. Workers' compensation and consumption smoothing [J]. Journalof Public Economics, 2012,96(5-6):495-508.

[157] EVANS R G. The economics of health and medical care[J]. Canadian Journal of Economics/Revue canadienne d'Economique, 1976,9(3):532-537.

[158] GRUBER J, YELOWITZ A. Public health insurance and private savings [J]. Journal of Political Economy, 1999,107(6):1249-1274.

[159] GHISI G L M, CHAVES G S S, BRITTO R R, et al. Health literacy and coronary artery disease: A systematic review[J]. Patient Education and Counseling, 2018,101(2):177-184.

[160] BUCHANAN J L , KEELER E B, ROLPH J E, et al. Simulating health

expenditures under alternative insurance plans[J]. Management Science, 1991,37(9):1067-1215.

[161] NYMAN J A . The value of health insurance: the access motive[J]. Journal of Health Economics,1999,18(2).141-152.

[162] COCHRANE J H . A simple test of consumption insurance[J]. Journal of Political Economy, 1991,99(5).957-976.

[163] ARROW K J. Uncertainty and the welfare economics of medical care[J]. The American Economic Review, 1963,53(5):941-973.

[164] HÆSUM L K E , EHLERS L H, HEJLESEN O K. The long-term effects of using telehomecare technology on functional health literacy: results from a randomized trial[J]. Public Health,2017,150:43-50.

[165] RUBINSTEIN M, REINER E. Breaking down the barriers[J]. Risk, 1991, 4(8):28-35.

[166] MERTON R C.An analytic derivation of the cost of deposit insurance and loan guarantees an application of modern option pricing theory[J]. Journal of Banking & Finance.1977,1(1):3-11.

[167] MEPPELINK C S, WEERT J C M, BROSIUS A, et al. Dutch health websites and their ability to inform people with low health literacy[J]. Patient Education and Counseling, 2017,100(11):2012-2019.

[168] NÁFRÁDI L, NAKAMOTO K, CSABAI M, et al. An empirical test of the health empowerment model: Does patient empowerment moderate the effect of health literacy on health status[J]. Patient Education and Counseling, 2018,101(3):511-517.

[169] PAULY M V. Overinsurance and public provision of insurance: the roles of moral hazard and adverse selection[J]. Quarterly Journal of Economics, 1974,88(1):44-62.

[170] HEYNEN R C, KAT H M. Partial barrier options[J]. Journal of financial engineering, 1994,3(3):253-274.

[171] PARKER R. Health literacy: a challenge for American patients and their health care providers[J]. Health Promotion International, 2000, 15(4): 277-283.

[172] PERRY E L, CARTER P A, BECKER H A, et al. Health literacy in ado-

lescents with sickle cell disease[J]. Journal of Pediatric Nursing, 2017, 36: 191-196.

[173] SOMMERS B D, OELLERICH D. The poverty-reducing effect of medicaid[J]. Journal of Health Economics, 2013, 32(5):816-832.

[174] MANNINGW G, NEWHOUSE J P, DUAN N, et al. Health insurance and the demand for medical care: evidence from a randomized experiment[J]. The American Economic Review, 1987, 77(3):251-277.

[175] ZECKHAUSER R. Medical insurance: a case study of the tradeoff between risk spreading and appropriate incentives[J]. Journal of Economic Theory, 1970, 2(1):10-26.

后　记

中共中央、国务院颁布实施的《"健康中国2030"规划纲要》要求把促进人民健康的理念融入公共政策制定实施的全过程，开启健康中国建设新征程。党的十九大报告将"健康中国战略"上升为国家战略。党的二十大报告中提出，要"推进健康中国建设"，"把保障人民健康放在优先发展的战略位置，完善人民健康促进政策"。在此背景下，本书通过实地调研、问卷调查和深入访谈等方式获得一手资料，采用文献计量分析法、障碍期权定价法、充分统计量估计法和政策模拟法等，剖析民族地区医疗保障体系面临的特殊外部环境，结合民族地区医疗保障体系运行机制，测算各个医疗保障制度的水平和结构，仿真模拟各个医疗保障制度方案，评估各个医疗保障制度的健康效应，从而提出以健康为导向的民族地区医疗保障体系的优化策略。本书是国家社会科学基金一般项目"健康扶贫导向的民族地区医疗保障体系优化策略研究"（编号：17BMZ080）的成果之一。

本研究使用的数据来源有三类。第一类是实地调研数据，课题组分别对内蒙古自治区兴安盟及其所辖乌兰浩特市、贵州省黔东南苗族侗族自治州及其所辖三穗县、湖北省恩施土家族苗族自治州的鹤峰县和建始县以及河北省承德市宽城满族自治县进行了实地调查。第二类是微观调查数据，主要包括2018年中国健康与养老追踪调查数据（简称CHARLS）和2020年中国家庭追踪调查数据（简称CFPS）。第三类是宏观统计数据。本研究使用数据时间截止到2022年8月。这些数据资料为本研究的顺利开展奠定了基础。

本书共分七章，研究生杨雪珂、蓝勇福分别对第四章、第五章的内容有较大贡献，谈睿、袁莉、郭淼、江禄豪、田惠隆、高雨晨参与了实地调研和资料收集整理等工作。中南民族大学韩俊强副教授、周娟副教授、陈云副教授，中南财经政法大学曾益副教授、中国地质大学（武汉）钱文强博士对本书提出了宝贵的意见，在此一并表示感谢。在本书出版之际，要特别感谢实地调研过程中相关政府工作人员给予的指导和支持；感谢华中科技大学出版社的饶静、田金麟，以及李娟娟和傅文对本书出版提供的帮助。

由于课题组研究能力、学术水平有限，本书内容如有不足之处，敬请各位专家学者和广大读者批评指正。

黄瑞芹

2024 年 7 月于南湖之滨